主编简介

李颖川

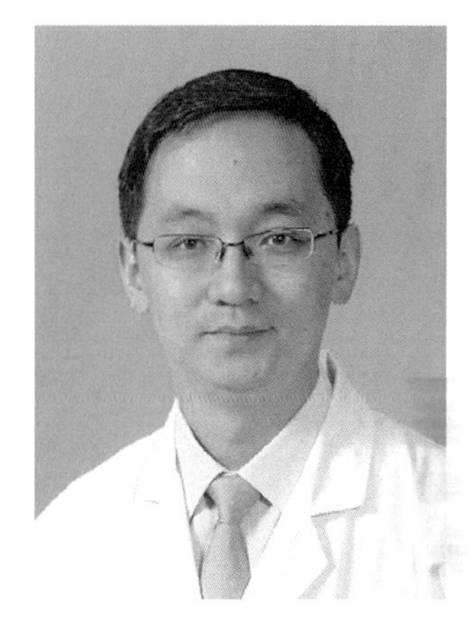

上海交通大学附属第六人民医院麻醉科，主任医师，硕士研究生导师。曾至比利时根特大学附属医院、澳大利亚 Royal Melbourne Hospital 及新西兰 Auckland City Hospital、美国宾夕法尼亚大学附属医院访问学习。目前主要从事急危重症患者的抢救与治疗，近几年作为危重孕产妇急救中心专家组成员之一，成功救治各类围产期危重症患者，在危重孕产妇救治方面积累了丰富的经验。主要研究方向为急性肺损伤的发病机制与防治，主持市级和国家级课题研究，参编临床专著 4 本：《肠屏障功能基础与临床》、《围术期液体治疗》、《心血管麻醉和术后处理》和《当代麻醉学》。

黄亚绢

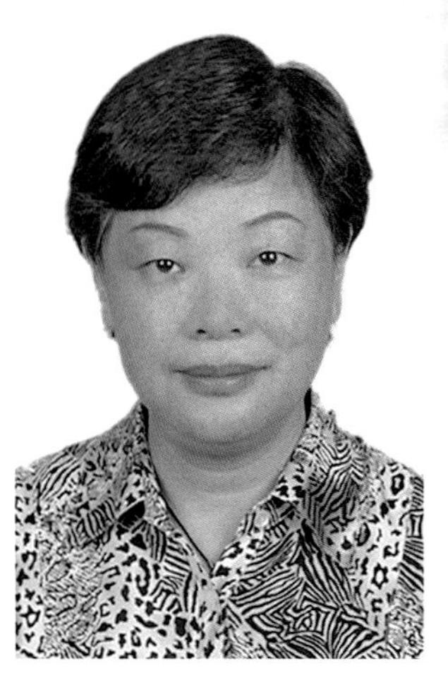

1983 年毕业于上海第二医科大学医学系。现任上海交通大学附属第六人民医院妇产科主任医师，上海市危重孕产妇抢救中心副主任。上海交通大学医学院和苏州大学医学院硕士研究生导师。学术任职：中华医学会感染学会产科肝病与感染学组委员、上海市医学会围产医学学会委员、上海医学会妇产科分会产科学组副组长、上海市产科质量控制组专家委员、第五届上海市优生优育科学协会理事。

长期从事妊娠期母胎疾病的基础和临床研究工作，在近 30 年的妇产科临床工作中，针对高危妊娠的诊断和安全处理策略、围产期高危孕妇的系统化管理，积累了极其丰富的临床经验。尤其在危重孕产妇的救治工作中，组建了一支临床经验丰富，抢救技能高的专家团队，在降低孕产妇死亡率、降低围产儿死亡率、降低剖宫产率等提高产科质量方面做了大量工作。参编《妇产科程序诊断》等 4 部专著，发表相关论文 50 余篇。

产科危重症监护及处理

——精选病例分析

李颖川　黄亚绢　主编

科学出版社
北　京

内 容 简 介

随着社会进步和医学发展，降低孕产妇和围产儿死亡率已成为越来越迫切的需求，产科危重症监护及处理也随之凸显出其重要性。本书精选了13例危重孕产妇监护及处理案例，采用独特的书写结构编写，通过病史简介，会诊抢救和治疗经过描述，以及对成因和结果的综合分析，介绍了危重孕产妇抢救过程中产科与多学科共同协作的诊治思路和方法。此外，本书还邀请临床各学科专家撰写相关诊断治疗和点评，旨在抛砖引玉共同探讨。希望通过这些成功案例的总结和推广，为各级临床医师在危重孕产妇的救治方面提供一定的借鉴和帮助。

图书在版编目(CIP)数据

产科危重症监护及处理：精选病例分析/ 李颖川，黄亚绢主编. —北京：科学出版社，2014.9

ISBN 978-7-03-041842-5

Ⅰ. ①产… Ⅱ. ①李… ②黄… Ⅲ. ①妇产科病-险症-护理 Ⅳ. ①R473.71

中国版本图书馆CIP数据核字(2014)第202401号

责任编辑：潘志坚 闵 捷
责任印制：谭宏宇 / 封面设计：殷 靓

科 学 出 版 社 出版
北京东黄城根北街16号
邮政编码：100717
http://www.sciencep.com

南京展望文化发展有限公司排版
广东虎彩云印刷有限公司印刷
科学出版社出版 各地新华书店经销

*

2014年9月第 一 版 开本：787×1092 1/16
2025年1月第十六次印刷 印张：12 1/2 插页1
字数：271 000

定价：56.00元

编委会名单

主　编　李颖川　黄亚绢

顾　问　滕银成　江　伟　周　明

编　委（按姓氏拼音排序）

艾　华（上海交通大学附属第六人民医院）
陈　俭（浙江大学医学院附属第一医院）
陈廷芳（上海交通大学附属第六人民医院）
陈亚文（上海交通大学附属第六人民医院）
陈　燕（上海交通大学附属第六人民医院）
陈贻梆（广西医科大学第一附属医院）
陈　影（上海交通大学医学院附属瑞金医院）
陈志勇（遵义医学院第五附属医院）
成少飞（上海交通大学附属第六人民医院）
达　炜（上海交通大学附属第六人民医院）
丁　佳（上海交通大学医学院附属仁济医院）
杜隽铭（上海交通大学医学院附属新华医院）
樊雅静（上海交通大学附属第六人民医院）
费　健（上海交通大学医学院附属瑞金医院）
冯子豪（昆明医科大学附属甘美医院）
傅一山（上海交通大学附属第六人民医院）
皋　源（上海交通大学医学院附属仁济医院）
高云翔（昆明医科大学附属甘美医院）
顾航超（上海交通大学医学院）
顾　杰（上海交通大学附属第六人民医院）
郭　辉（上海交通大学附属第六人民医院）
郭　倩（上海交通大学附属第六人民医院）
和　瑾（昆明医科大学附属甘美医院）
侯定均（大理学院昆明附属医院）
胡　志（四川大学华西医院）
黄亚绢（上海交通大学附属第六人民医院）
贾　苗（徐州医学院附属儿童医院）
菅　振（上海交通大学医学院）
江　来（上海交通大学医学院附属新华医院）
江　伟（上海交通大学附属第六人民医院）
姜立新（上海交通大学附属第六人民医院）
蒋荣珍（上海交通大学附属第六人民医院）
金秉巍（上海交通大学附属第六人民医院）
孔志斌（上海交通大学附属第六人民医院）
李华萍（上海交通大学附属第六人民医院）
李　明（上海交通大学附属第六人民医院）
李星华（中山大学附属第五医院）
李颖川（上海交通大学附属第六人民医院）
刘俊霞（遵义医学院附属医院）
吕　毅（上海交通大学附属第六人民医院）
罗　静（昆明医科大学附属甘美医院）
罗　艳（上海交通大学医学院附属瑞金医院）
毛燕飞（上海交通大学医学院附属新华医院）
钱　芸（南京医科大学附属杭州医院）
秦海燕（昆明医科大学附属甘美医院）
秦文静（汕头大学医学院附属粤北人民医院）
任荣荣（上海交通大学医学院附属新华医院）
阮正上（上海交通大学医学院附属新华医院）
上官晓辉（福建医科大学附属龙岩第一医院）
孙　杰（昆明医科大学附属甘美医院）
覃理盛（广东医学院第三附属医院）
汤维娟（上海交通大学附属第六人民医院）

汤正好（上海交通大学附属第六人民医院）
唐加华（遵义医学院附属医院）
唐明杰（上海交通大学附属第六人民医院）
滕银成（上海交通大学附属第六人民医院）
万　林（遵义医学院第三附属医院）
王冬实（大理市第一人民医院）
王全明（苏州大学附属第四医院）
伍　波（上海交通大学附属第六人民医院）
奚才华（上海交通大学附属第六人民医院）
徐　波（上海交通大学医学院附属新华医院）
杨学林（南京大学医学院附属鼓楼医院）
杨云霞（昆明医科大学附属甘美医院）
杨志雄（上海交通大学附属第六人民医院）
姚海军（上海交通大学附属第六人民医院）
姚为群（昆明医科大学附属甘美医院）
于浩永（上海交通大学附属第六人民医院）
张奉超（徐州医学院附属儿童医院）
张　俊（上海交通大学医学院附属瑞金医院）
张淑玲（遵义医学院珠海校区）
张文梅（上海交通大学附属第六人民医院）
张　艳（上海交通大学医学院附属新华医院）
张　毅（湖北医药学院附属人民医院）
张永军（上海交通大学附属第六人民医院）
章陈露（福建医科大学附属龙岩第一医院）
赵继先（湖北医药学院附属人民医院）
周　明（上海交通大学附属第六人民医院）
周　缜（南京医科大学附属无锡医院）
邹　龑（上海交通大学附属第六人民医院）

学术秘书

吕　毅（上海交通大学附属第六人民医院）
顾航超（上海交通大学医学院）

序

欣闻我科黄亚绢教授和麻醉科李颖川教授合作编著的《产科危重症监护及处理》一书即将付印，高兴之余，也回忆起产科危重症会诊抢救中心成立以来的点点滴滴。中心组织、参与危重孕产妇抢救的一幕幕场景清晰地浮现在我的眼前，那无数次惊心动魄、焦急心悬和如履薄冰的感觉终生难忘。危重孕产妇会诊与抢救充满挑战，其中的辛勤付出几乎不能用言语表达，有抢救成功的喜悦，也有不少失败的无奈和失落，甚至遭受不被理解的委屈。作为同事，我由衷敬佩黄亚绢教授对生命的敬畏、无怨无悔的担当和充满激情的坚持。也正是如此，才使得她在危重孕产妇会诊抢救领域得以展露才华，做出优秀的成绩。麻醉科李颖川教授是我非常欣赏的年轻医师，一直积极参与产科危重症的会诊和抢救工作，和黄亚娟教授合作默契，有许多抢救成功的经验。相信这次合作著书，也一定会带给我们惊喜。

随着社会进步和文明发展，降低孕产妇和围产儿死亡率已成为越来越迫切的要求，产科危重症监护及处理突显出其重要的地位。虽然近年来急诊和危重症医学进展迅速，也有相关的专著出版，但对于产科危重症章节的阐述由于篇幅限制等原因，常不够系统和全面。而在产科的一些专著中，对于产科危重症的监护和处理常注重原则，强调疾病发生的病理生理过程，关于抢救、监护和处理的细节则阐述得不够具体。这可能与产科危重症所具有的鲜明特点有关，如发病非常急骤，发病情况的个体差异大，监护和处理必须因人、因地、因条件等灵活决定，非常强调团队协作和行政部门领导参与等措施。另外，产科急重症患者年龄较轻、发病前重要脏器功能较好，如果抓住疾病发生发展的关键节点，多能迅速逆转病情的发展而得以康复。因此，必须在任何情况下竭尽全力进行抢救以挽救患者的生命。迄今，全面阐述产科危重症救治方面的专著还非常少，而产科临床实践又存在迫切的需要，即将出版的《产科危重症监护及处理》顺应临床需求，将对具有较好产科理论和实践基础的中高级医师在产科危重症监护和处理方面提供帮助。

该书根据产科危重症抢救和监护的特点，采用独特的书写结构编写。首先给出临床真实病例，然后由当时负责处理的产科专家对该病例的病情和处理从产科的角度进行分析、重症医学科专家从重症医学的角度对该病例监护和处理进行分析、接受邀请会诊该病例的专家对该病例的处理意见及分析，最后邀请与该病例有关疾病领域资深专家对整个监护与处理过程进行点评。相当于当时抢救现场的场景重现，展现了不同学科专家对同一个疾病从不同角度的思考和应急处理的异同，而特邀专家的点评则起到画龙点睛的作用，有利于读者深入理解和掌握产科危重症监护与处理的技能。

谨望该书的出版能为妇产科医师、麻醉科医师提供参考，提高产科危重症的处理能力，为降低我国孕产妇和围产儿死亡率作出贡献。

上海交通大学附属第六人民医院妇产科主任

上海市危重孕产妇抢救中心主任

上海交通大学附属第六人民医院生殖医学中心主任

2014 年 4 月

前言

孕产妇死亡率(maternal mortality ratio, MMR)是反映国民健康和社会发展水平的重要指标之一。随着经济的发展以及卫生服务水平的提高,许多国家的孕产妇死亡率不断地下降,孕产妇死亡已成为一个极低概率事件。危重孕产妇(maternal near miss, MNM)是指在怀孕、分娩或产后42天内濒临死亡,但被成功抢救或由于偶然因素而继续存活的孕产妇。任何患合并症或并发症的孕产妇都可因个人、家庭、医疗机构或社会等因素转变为危重孕产妇。我国孕产妇死亡率在发展中国家已处于较低水平,但是在当前国内的医疗和社会环境下,发生危重孕产妇死亡不仅涉及医疗质量问题,而且可能产生严重社会影响。因此,以产科合并症或并发症为重点,危重孕产妇为难点,做到早发现、早诊断、早治疗,从而降低危重孕产妇的发生率并提高救治成功率是提高产科质量的工作重点之一。

2011年原上海市卫生局(现上海市卫生和计划生育委员会)按照世界卫生组织Near Miss标准根据国内实际情况制定并颁发了危重孕产妇上报标准,包括产科出血(出血>2 000 mL,或出现休克、DIC者);妊娠期高血压疾病(心衰、肾衰、脑出血等);羊水栓塞;子宫破裂;妊娠合并心血管、呼吸、消化、内分泌系统疾病等。上海交通大学附属第六人民医院是上海市危重孕产妇抢救中心之一,近年来收治及指导院内外各类危重孕产妇抢救,有成功也有失败,积累了较多的临床经验。因此,本书精选13个危重孕产妇案例,通过病例资料简介、会诊抢救治疗经过描述,并请临床各学科专家撰写相关诊断治疗意见和点评,体现危重孕产妇抢救过程中产科和多学科共同协作的诊治思路和方法，期望通过这些成功的案例，总结和推广防治产科危重症的有效方法，为各级临床医师在危重孕产妇救治方面提供指导和帮助。

由于编者学识和经验有限，以及时间紧迫，可能会有很多不足和错误之处，还望广大读者批评指正，以利今后改进和提高。

在此，衷心感谢在百忙之中为本书撰稿的各专业的作者，感谢出版社的大力支持。

黄亚绢　李颖川

上海交通大学附属第六人民医院

上海市危重孕产妇抢救中心

2014 年 5 月

目录

第一章　妊娠合并蛛网膜下腔出血

【病史摘要】

患者，女性，30 岁，G_4P_1，孕 33 周，头痛半天，晕厥 20 min。

患者平素月经规律，末次月经时间记忆不清，入院 B 超提示胎儿双顶径 9.1 cm，故推算孕周为 33 周。孕期经过顺利，无正规产检，入院前两周有头痛 1 次，查血压正常，休息后头痛自行缓解。入院当天晨起再次头痛，当时无呕吐，未就诊，未处理，至下午 4 时情绪激动后突发晕厥 20 分钟，入某二甲医院检查治疗，测血压为 80/65 mmHg，予多巴胺升压治疗，急查头颅 CT 示蛛网膜下腔出血，予甘露醇脱水，尼莫地平扩张颅内血管治疗，病情无明显缓解，急诊转入我院。入院时孕妇呛咳剧烈，咳少量泡沫痰。留置导尿，色深稍混浊，600 mL。否认见红及阴道流液，否认腹痛及皮肤瘙痒。患者既往无慢性疾病史。4 年前足月剖宫产 1 次。

【体格检查】

T 36.3℃，P 149 bpm，R 36 bpm，BP 85/50 mmHg。神志尚清，简单对答，发育正常，平车推入产房。颈部稍有抵抗，气管居中，双侧甲状腺对称无肿大。胸廓对称，HR 150 bpm，律齐，双肺满布啰音，左侧明显。腹部膨隆，下腹正中见陈旧性手术瘢痕。腹软，无压痛。肝脾肋下未及，无肝区叩击痛，无肾区叩击痛。宫体无压痛。脊柱呈生理性弯曲，双下肢无凹陷性水肿。克氏征阳性，四肢肌力Ⅴ级，肌张力对称，右侧巴氏征阳性，左侧阴性，膝腱反射未做。

【产科检查】

腹围 100 cm，宫高 32 cm，胎儿估计 2 500 g，有胎动，胎心 158 bpm。先露头，未扪及宫缩，宫体无压痛。阴道指诊未查。

【辅助检查】

1. 入院初期

头颅 CT：蛛网膜下腔出血(图 1－1)。

头颅 MRA：脑血管狭窄，可见颅内动脉瘤。

心电图：窦性心动过速，ST－T 改变。

B 超：单胎，存活，BPD9.1 cm，胎盘Ⅱ级。

胸片：两侧中上肺野模糊影，考虑感染。

心脏彩超：左心室收缩功能减弱。

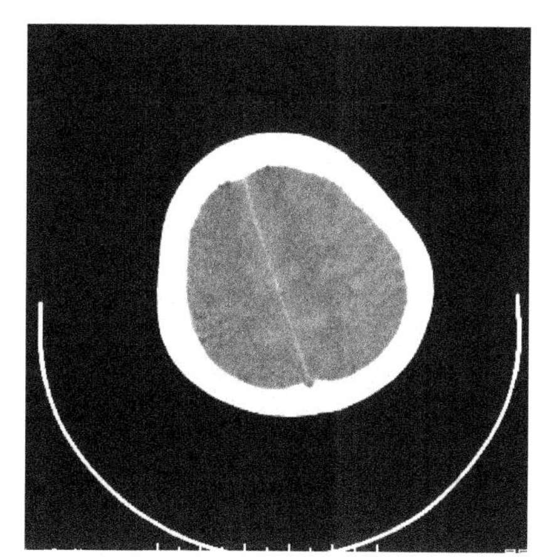

图 1－1　颅脑 CT

胸部CT：两肺炎症。

2. 出院前

胸部CT：双肺渗出性病灶明显吸收好转。

头颅CT：无明显异常。

胸部CT：右肺上叶、中叶、左肺上叶舌段炎症较前吸收。

头颅MRA：① 前交通动脉瘤介入术后复发或残留，左侧A1－2供血。② 右侧大脑前动脉A1－2段狭窄。

【治疗经过】

患者入院当天较烦躁，对答不切题，经利尿、强心、镇静治疗后孕妇心率有所下降，血压恢复正常。考虑继续等待颅内出血有可能进一步加重，危及母胎生命安全，与家属充分沟通后，于入院当天急诊全麻下行子宫下段剖宫产术及绝育术，术中患者生命体征平稳，娩一活婴，新生儿2 395 g，送儿科病房。患者术中插管后吸出大量泡沫痰，术中出血200 mL，输液500 mL。术毕带管入ICU。术后患者神志逐渐清醒，呼吸机支持中，考虑伴有急性左心衰，严格控制补液量，予利尿，并根据中心静脉压和尿量调整补液量。术后第3天，患者清醒状态予成功拔管，血气分析基本正常，监测生命体征正常，病情趋于稳定，术后第7天转入介入科，继续抗感染、镇痛、改善脑代谢、尼莫地平改善血管痉挛等治疗。病情稳定后再行头颅MRA示脑血管狭窄，可见颅内动脉瘤。继续支持治疗。术后第19天，病情进一步稳定，GCS评分15分，行前交通动脉瘤介入栓塞术，弹簧圈置入困难，后置入支架于右侧A1－2段，最后造影显示动脉瘤延迟排空，载瘤动脉通畅，术后行复苏术。复苏后行颅脑CT未见明确出血。术后给予抗炎、保肝、护胃、改善脑循环、抗血小板聚集、解痉、对症支持治疗。

术后第28天，患者病情稳定，再次行MRA检查，提示原先由右侧大脑前动脉供血为主的前交通动脉瘤在置入支架后基本不显影，术前压迫右侧颈动脉后造影显示左侧大脑前动脉少量参与供养前交通动脉瘤，呈线样血管。结合MRA所见，考虑动脉瘤可能主要由左侧A1供血，告知家属存在再次治疗的可能和脑血管造影复查的必要性（术后1月或3月）；若出院后存在剧烈头痛、恶心、呕吐等症状，建议立即到医院就诊（有颅内动脉瘤再增大或破裂出血可能）。

【最终诊断】

(1) G_4P_2，孕33周，剖宫产。

(2) 前交通动脉瘤。

(3) 蛛网膜下腔出血。

(4) 瘢痕子宫（前次剖宫产史）。

第一节　神经外科意见

蛛网膜下腔出血（subarachnoid hemorrhage，SAH）是指血液进入蛛网膜下腔后的一种病理改变，临床上将其分为创伤性和自发性两类，后者又分为原发性与继发性两种。一般原发性SAH中85%的病因为颅内动脉瘤破裂，形成动脉瘤性SAH（aneurysmal subarachnoid hemorrhage，ASAH)，10%为中脑周围非动脉瘤性 SAH，5%为其他罕见原因的 SAH。

一、动脉瘤性蛛网膜下腔出血的治疗原则

(1) 一般处理及对症治疗：即维持生命体征稳定，保持呼吸道通畅，降低颅内压，纠正水、电解质平衡紊乱，镇静、镇痛等对症治疗；并加强护理，预防并发症。同时需防止再出血，采用绝对卧床，控制血压，应用抗纤溶药物等。

(2) 防治脑动脉痉挛及脑缺血。

(3) 防治脑水肿。

(4) 外科手术治疗：Hunt-Hess 分级≤Ⅲ级时，多采用早期开颅手术夹闭动脉瘤或者介入栓塞治疗。

颅内蛛网膜下腔出血是妊娠期妇女罕见的并发症，孕妇及胎儿病死率极高。妊娠期蛛网膜下腔出血的发生率较普通人群高，达到 20/100 000 人。妊娠期发生动脉瘤破裂出血的概率为 0.01%～0.05%，病死率为 40%～83%，占孕妇死因的 5%～12%。此病需与子痫进行认真的鉴别诊断，避免因治疗方向错误而导致严重的后果。

妊娠期发生动脉瘤破裂时，保守治疗的母体及胎儿死亡率明显高于手术治疗。因此，积极行外科手术治疗可提高生存率，但需要多科室合作，综合评估，准确把握手术时机和正确选择手术方式。同时，对患者生理变化的了解亦非常重要。

二、该病例部分处理意见

(一) 诊断及鉴别诊断

患者孕期急性起病入院，外院 CT 提示蛛网膜下腔出血，虽然动脉瘤或动静脉畸形是妊娠合并颅内出血的最常见原因，占 50%以上，但此时尚不能立即确定是动脉瘤性蛛网膜下腔出血，应尽早完善检查，如 MRI+MRA+MRV、CTA 等。

(1) MRI 检查：有助于鉴别子痫与动脉瘤性出血。子痫是最容易与动脉瘤破裂出血相混淆的疾病。

(2) MRA：可明确是否为动脉瘤破裂出血，以及动脉瘤大小、位置、朝向、是否多发等，对手术方式的选择具有意义。

(3) MRV：可明确是否存在静脉系统栓塞引起的蛛网膜下腔出血以及排除动静脉畸形。此处特别指出，若为静脉系统栓塞引起的出血，治疗方向与动脉瘤破裂出血截然不同。

(二) 手术时机把握

该患者入院当天即行剖宫产手术，术后考虑急性左心衰、肺部感染，予以行动脉瘤一般处理及对症治疗，抗感染、镇痛，缓解血管痉挛等。入院第 4～8 天，生命体征平稳，在此期间可考虑行手术治疗。

(三) 手术方式选择

因术中弹簧圈置入困难，予以置入支架，未栓塞动脉瘤。针对该患者，可于早期积极

联合产科及神经外科进行综合评估及治疗，并选择直接开颅夹闭动脉瘤的术式。介入治疗过程中，可采用球囊扩张术等新技术，力求栓塞动脉瘤。该例患者出院后可根据复查情况，进行综合评估，必要时择期再次行动脉瘤夹闭术，以降低再次破裂的风险。

第二节　产 科 意 见

美国国家数据中心显示妊娠期蛛网膜下腔出血是导致孕产妇死亡的重要原因之一。

妊娠相关 SAH 的常见病因为动脉瘤、动静脉畸形、动脉夹层等。国内的一项研究发现，妊娠相关 SAH 最常见的病因是动脉瘤，且妊娠期动脉瘤破裂出血较非妊娠期人群高出 5 倍以上，这与妊娠期血流动力学及激素改变有关，可能机制为孕妇在妊娠晚期心输出量增加，血容量、血压增加达峰值，血管壁完整性破坏、弹性纤维减少以及内膜增生；另外，雌激素、孕激素、hCG、松弛素等激素的高水平暴露增加了 SAH 的形成、扩大和破裂的风险。

一、围产期 SAH 的主要危险因素

(1) 年龄：25 岁以下 SAH 的患病率为 3.6/100 000 例分娩，而 35～44 岁为 11.3/100 000 例分娩。随着高龄孕妇的增加，SAH 的患病率明显增加，提示高龄孕产妇要警惕妊娠相关性脑卒中的发生。

(2) 40%SAH 患者有妊娠期高血压疾病，SAH 发病风险增加 7 倍，可能继发于由高血压致脑血管失去自动调节功能，诱发动脉瘤破裂和软膜血管破裂，因此强调妊娠期需要适当控制血压。最近的调查表明，子痫前期或子痫患者收缩压超过 155～160 mmHg 需进行治疗以防止中风。妊娠相关 SAH 可发生在妊娠期也可发生在产后，临床表现缺乏特异性，容易漏诊、误诊。

二、本病例诊治提示

(1) 头痛是 SAH 的主要症状，特征为急性起病的剧烈头痛，起始数秒至数分钟，后进行性加重或持续头痛，既往无相似头痛史；若伴随局灶神经系统体征，意识障碍，呕吐，发热，脑膜刺激征，抽搐发作，应高度警惕妊娠相关性脑卒中。及时进行影像学检查(头颅 CT、DSA、MRI、MRV)是重要确诊依据，切忌因为妊娠期而拒绝进行检查。

(2) 加强院内急会诊，特别是神经内科、神经外科、麻醉科、ICU 等相关科室密切合作、积极救治尤为重要，注意生命体征监测及重要脏器功能的支持。

(3) 任何孕周，只要合并脑血管意外，应根据母婴状况权衡主次，树立整体观念，征得家属同意，果断处理。

(4) 终止妊娠的时机应依据病情进行个体化处理，胎儿的成熟度不是唯一影响决策的因素。

(5) 围产期动脉瘤性 SAH 的治疗措施包括手术夹闭或血管内栓塞，但手术时间和方

式取决于孕产妇的病情评估及血管瘤破裂的风险。

(6) 首次产检建卡时应详细询问既往史和家族史，对有高血压疾病、SAH 家族史、脑血管疾病史、肥胖、糖尿病、高血脂患者应早期预防。

(7) 既往有蛛网膜下腔出血、脑血管畸形或先天性动脉瘤史的患者，孕期特别是临产后，更易发生脑血管意外，应择期行剖宫产。

该患者入院时已明确蛛网膜下腔出血，伴有心脑综合征——急性左心衰，病情极为危重，治疗难点在于分娩时机的选择以及 SAH 治疗方法、治疗时机的确定。根据患者入院时的精神状况、神志表现，综合考虑在积极抗心衰的同时，行剖宫产术终止妊娠，为后续进一步有效诊治 SAH 创造了条件。产后病情相对稳定，MRA 明确颅内动脉瘤后，行颅内介入治疗。

第三节　重症医学科意见

妊娠和产褥期 SAH 是指发生于整个妊娠期及产后 6 周内的 SAH，是妊娠和产褥期少见而严重的并发症，其主要原因为合并脑血管疾病，以动脉瘤和动静脉畸形(arteriovenous malformations，AVM)最常见。妊娠是否增加动脉瘤和动静脉畸形的出血概率一直存在争论。一直以来，神经外科和妇产科医师对本病缺乏足够的认识及经验，易误诊为子痫，导致错误治疗。因此，增强对本病的认识及提高正确诊断率对降低孕妇和胎儿死亡率具有重要意义。

一、病因学

妊娠期，母体的血容量较孕前增加 30%～60%，每搏输出量和心率增加 30%～50%，动脉压、静脉压上升，导致血管壁压力升高。分娩时，每次宫缩均伴有心排出量增加、血压升高和颅内压增高。如果合并动静脉畸形、动脉瘤、高血压、血栓等，则血管容易破裂。研究表明，动脉瘤破裂的概率随着孕周的进展而增高，早期妊娠为 6%，晚期妊娠可达 55%，只有少数发生在产程中或产后。此外，在妊娠期多种激素增高，包括雌激素、孕激素、绒毛膜促性腺激素和松弛素等，其中部分激素对结缔组织和血管结构会产生影响，其具体机制仍有待进一步研究。

二、临床表现

妊娠期动脉瘤性蛛网膜下腔出血(ASAH)的临床特点与普通人群并无差异。初始的出血可能是致命性的，会导致灾难性的神经功能后遗症，或也可能仅产生相对轻微的症状。

(一) 症状

(1) 头痛：ASAH 典型临床表现为突然发生的剧烈头痛，呈劈裂般剧痛，遍及全头或前额、枕部。Willis 环前部动脉瘤破裂引起的头痛可局限在同侧额部和眼眶。屈颈、活动头部和 Valsalva 试验以及声响和光线刺激等均可加重头痛。

(2) 恶心、呕吐、面色苍白、出冷汗：约 3/4 的患者在发病后出现头痛、恶心和呕吐。

(3) 意识障碍：见于半数以上患者，可有短暂意识模糊甚至昏迷。

(4) 精神症状：表现为谵妄、木僵、定向障碍、虚构和痴呆等。

(5) 癫痫：见于 20%的患者。

(二) 体征

(1) 脑膜刺激征：约 1/4 的患者可有颈痛和颈项强直，在发病数小时至 6 d 内出现，但以 1～2 d 最多见。

(2) 单侧或双侧锥体束症。

(3) 眼底出血(Terson 综合征)：表现为玻璃体膜下片状出血，多见于前交通动脉瘤破裂，因颅内压增高和血块压迫视神经鞘，引起视网膜中央静脉出血。此征有特殊意义，因为在脑脊液恢复正常后它仍存在，是诊断 SAH 的重要依据之一。

(4) 局灶体征：通常缺少，可有一侧动眼神经麻痹、单瘫或偏瘫、失语、感觉障碍、视野缺损等。

三、并发症

(1) 再出血：ASAH 治疗的首要目标是预防再出血，后者是最致命的并发症，病死率达 50%～70%。在最初的 24 h 内，再出血的风险是 4%，而在第 1 个月则上升至 10%～20%。

(2) 脑血管痉挛：脑动脉痉挛可最终导致迟发性脑缺血(delayed cerebral ischemia，DCI)。在对包括 197 项研究的 10 445 例患者进行分析时发现，33%的患者发生 DCI，发作时间在 SAH 后的 2 d 至超过 14 d 不等，平均的发作时间约为 8 d。一旦发生后，DCI 在 1～4 d 内达到高峰。一旦诊断后，它的自然预后与脑中风很相似。

(3) 其他并发症：有研究报道，在 SAH 后，22%的患者发生肺部并发症，而低钠血症则出现于 10%～34%的患者。

四、诊断

对临床怀疑有 SAH 者，首选 CT 检查，在放射吸收剂量＜50 mGy 下不会增加胎儿畸形、生长受限和流产的概率。若 CT 平扫未能发现 SAH，可行脊髓穿刺检查，应注意当有较大颅内血肿时，脊髓穿刺放液可致脑疝。怀疑合并脑血管疾病时，应积极行 CTA、DSA 或 MRA 检查。

五、治疗

流行病学调查研究发现，妊娠期动脉瘤大多发生在 Willis 环，其中约 20%为复杂型动脉瘤。Martin 等报道，颅内动脉瘤在妊娠期更加容易发生破裂出血。颅内出血目前已是造成孕妇死亡的第 3 位因素。妊娠期一旦发生动脉瘤破裂，应积极行外科治疗。Dias 等报道，手术治疗后，母体和胎儿的病死率分别为 11％和 5％，而保守治疗则分别为 63％和 27％，可见积极手术治疗可以明显降低母体和胎儿的病死率。近年来，随着造影技术改进及腹部遮挡的运用，血管内治疗妊娠期动脉瘤的应用逐渐增多。

在产科处理方面，对于 Hunt-Hess 评分低于Ⅲ级、孕妇一般情况良好、手术易及的动脉瘤主张早期手术，手术困难者可选择栓塞治疗。如在妊娠晚期，胎儿已成熟，可在急诊剖宫产后开颅夹闭；胎儿未成熟者，可术后继续妊娠，如孕妇无明显并发症，分娩方式的选择上主张自然分娩。

六、监护要点

1. 预防再出血　动脉瘤修复前应尽早开始短疗程抗纤溶治疗。延迟(症状发作 48 h 后)或者延长(治疗时间超过 3d)抗纤溶治疗会增加治疗的不良反应，动脉瘤未经处理前，应该治疗过度升高的血压。平均动脉压＜110 mmHg 不必处理。既往高血压史的患者，应该把其平时的基础血压作为控制目标，避免低血压。

2. 迟发性神经功能恶化(delayed neurological deterioration，DND)　常见原因包括 DCI、脑积水、脑水肿、发热、抽搐和电解质紊乱。SAH 后 DCI 监测的策略和方法分为 3 个基本类型：临床表现、影像学和生理学指标。

(1) DCI 临床监测：包括多次的神经系统评估，以确定由于缺血或梗死导致的新的神经功能缺损。但对于反应迟钝或昏迷的患者，神经系统的评估是不可靠的。

(2) 影像学监测：包括传统 DSA、CT(包括 CTA 和 CTP)和 MRI。DSA 是检测动脉狭窄的金标准，但它不能判断脑灌注能否满足组织代谢的需求。CTA 具有高度特异性，且阴性预测值为 95％～99％，它可以作为一种筛查工具以减少 DSA 的使用。CTP 可以监测组织灌注，能提高 DCI 的多模 CT(平扫 CT＋CTA＋CTP)监测的预测率。

(3) 生理学监测：包括 TCD、EEG、脑组织氧监测和脑微透析监测等。长期以来，TCD 一直用于监测 SAH 患者，但 TCD 由于灵敏度和特异性的不同对血管痉挛和 DCI 的诊断准确率差异很大。总体而言，TCD 与 DSA 相比具有相当高的特异性，但敏感性只有中等水平。脑组织氧监测和脑微透析监测的生理参数直接反映了组织氧供和代谢，从而为影像学监测提供了补充信息。

3. 心脏并发症　SAH 后的心肌损伤被认为与交感神经活性增高和儿茶酚胺释放相关。SAH 患者中大约 35％出现肌钙蛋白Ⅰ水平增高，35％患者出现心律失常，25％患者在心超检查下发现室壁运动异常。对于妊娠期高血压病患者，本身多合并有不同程度的心功能不全。因此，监测心脏功能，尤其是心输出量(侵入性或非侵入性)，在血流动力学不稳定或心肌功能障碍的情况下是有益的，尽管没有证据支持其改善预后。标准化的心衰治疗流程中应该兼顾脑灌注压和平均动脉压，维持适当的神经系统的稳定。

4. 肺部并发症　超过 20％的 SAH 患者出现有症状性肺部并发症，而氧合障碍的发生率高达 80％。这些并发症与 SAH 不良分级和死亡率增高相关。患者可能出现肺水肿(心源性或神经源性)或急性呼吸窘迫综合征。肺功能受损的机制可能同样由于交感神经活性过度增高或心衰造成。存在肺水肿或者肺损伤者，目标性治疗应该包括避免过多的液体摄入，同时谨慎地使用利尿剂以维持液体平衡。

5. 血容量的监测　体液平衡可能无法准确反映血容量情况，因此有创和无创的监测方法可用于容量的监测。实际上，CVP 似乎不是血容量的可靠指标，而 PAC 尽管对血流动力学不稳定患者有作用，但常规应用的并发症可能超过其潜在的临床获益。虽然没有容量监测的首选方法，分层选择监测方法是常见的。首要评估应密切监测出入量。其他有创和无创的方法，根据临床情况，可提供额外的信息。但任何监测方法都不应单独使用和分析。目前临床工作中不推荐常规应用有创的 PAC 或依赖 CVP 结果管理容量。

6. 低钠血症的监测　低钠血症是 ASAH 患者最常见的电解质紊乱，发生率为 30%～50%。目前认为抗利尿激素异常分泌综合征（syndrome of inappropriate secretion of antidiuretic hormone, SIADH）是 SAH 患者引起低钠血症的最常见原因。目前限制水摄入，输注高渗盐水及使用氟氢可的松是最常用的方法。垂体加压素受体拮抗剂，如考尼伐坦在正常容量或高容量的低钠血症的治疗中是有效的。但这类药物可能导致血液浓缩，尿量显著增加，特别是在 DCI 的情况下，应予以重视。

参考文献

1. Bateman BT, Olbrecht VA, Berman MF, et al. Peripartum subarachnoid hemorrhage: nationwide data and institutional experience. Anesthesiology, 2012, 116(2): 324 - 333.
2. 颜晓晓，邵蓓. 中国大陆妊娠相关性脑卒中 314 例临床资料分析. 中国临床神经科学，2012，20(6): 665 - 667, 674.
3. Jeng JS, Tang SC, Yip PK. Stroke in women of reproductive age: comparison between stroke related and unrelated to pregnancy. J Neurol Sci, 2004, 221: 25 - 29.
4. Nelson LA. Ruptured cerebral aneurysm in the pregnant patient. Int Anesthesiol Clin, 2005, 43(4): 81 - 97.
5. Ventura SJ, Abma JC, Mosher WD, et al. Estimated pregnancy rates for the United States, 1990 - 2005: An update. Natl Vital Stat Rep, 2009, 58: 1 - 14.
6. Treadwell SD, Thanvi B, Robinson TG. Stroke in pregnancy and the puerperium. Postgrad Med J, 2008, 84: 238 - 245.
7. Shah AK: Non-aneurysmal primary subarachnoid hemorrhage in pregnancy-induced hypertension and eclampsia. Neurology, 2003, 61: 117 - 20.
8. Martin JN Jr, Thigpen BD, Moore RC, et al. Stroke and severe preeclampsia and eclampsia: A paradigm shift focusing on systolic blood pressure. Obstet Gynecol, 2005, 105: 246 - 254.
9. Stella CL, Jodicke CD, How HY, et al. Postpartum headache: Is your work-up complete? Am J Obstet Gynecol, 2007, 196: 318. e1 - 7.
10. Friedman BW, Lipton RB. Headache in the emergency department. Curr Pain Headache Rep, 2011, 15: 302 - 307.
11. Dias MS, Sekhar LN. Intracranial haemorrhage from aneurysms and arteriovenous malformations during pregnancy and the puerperium. Neurosurgery, 1990, 27(6): 855 - 865.
12. Salonen R H, Lichtenstein P, Belloccl R, et al. Increased risks of circulatory diseases in late pregnancy and puerperium. Epidemiology, 2001, 12(4): 456 - 460.

13. Fox MW，Harms RW，Davis DH. Selected neurologic complications of pregnancy. Mayo Clin Proc，1990，65(12)：1595－1618.

14. Ng J，Kitchen N. Neurosurgery and pregnancy. J Neurol Neurosury Psychiatry，2008，79(7)：745－752.

15. Brent RL. Utilization of developmental basic science principles in the evaluation of reproductive risks from pre-and postconception environmental radiation exposures. Teratology，1999，59(4)：182－204.

16. Sibai BM，Coppage KH. Diagnosis and management of women with stroke during pregnancy/postpartum. Clin Perinatol，2004，31(4)：853－868.

17. Martin JN Jr，Thigpen BD，Moore RC，et al. Stroke and severe preeclampsia and eclampsia：a paradigm shift focusing on systolic blood pressure. Obstet Gynecol，2005，105(2)：246－254.

18. Weir B. Unruptured intracranial aneurysms：a review. J Neurosurg，2002，96(1)：3－42.

第二章　妊娠合并急性单核细胞白血病

【病史摘要】

患者，女性，31 岁，孕 33 周，外院产检发现血象异常 3 月余。

患者孕 20 周于外省市医院产检发现血白细胞异常升高伴血小板显著降低，经骨髓穿刺明确诊断为急性单核细胞白血病部分分化型(M5b)。患者仅口服中药治疗(具体药物不详)。期间患者全身出现皮下出血点并逐渐增多，反复牙龈出血、鼻衄，多次予鼻腔填塞治疗，至入院前出现肉眼血尿。由于中药疗效欠佳，建议患者终止妊娠后化疗，由外省转入我院。入院时患者全身皮肤散在出血点、肤色苍白、贫血貌，腹部皮肤可见散在瘀斑，全身浅表淋巴结未触及肿大。入院时血常规：白细胞 $24.9\times10^9/L$，血红蛋白 69 g/L，血小板 $5\times10^9/L$，凝血功能、肝肾功能正常。入院后患者出现不规则宫缩，予硫酸镁抑制宫缩，地塞米松促胎肺成熟，同时输注血小板和红细胞悬液各 2 U，纠正低血小板血症和贫血。入院第 3 天全麻下行剖宫产术。术前输单采血小板 1 U。手术顺利，术中出血少。术中输单采血小板 2 U、红细胞悬液 4 U、冷沉淀 10 U，术毕带管入 ICU。患者意识清醒后予以拔管，术后治疗以抗炎、止血为主。患者术后病情稳定，血小板及血红蛋白无明显下降，故未予输血治疗。出院时血常规：白细胞 $12.5\times10^9/L$，血红蛋白 86 g/L，血小板 $30\times10^9/L$，有核红细胞 13/100 个白细胞，校正后白细胞数为 $11.1\times10^9/L$。可见大量原始细胞和幼稚细胞，部分原始细胞可见 Auer 小体。后记：患者出院后 1 年随访，在外地医院行骨髓移植成功。

【最终诊断】

(1) G_1P_1，孕 $33^{4/7}$ 周，剖宫产。

(2) 急性单核细胞白血病部分分化型(M5b)。

第一节　血 液 科 意 见

急性白血病是一类造血干细胞来源的恶性克隆性血液系统疾病。临床以感染、出血、贫血和髓外组织器官浸润为主要表现，病情进展迅速，自然病程仅有数周至数月。一般可根据白血病细胞系列归属分为急性髓系白血病(acute myelocytic leukemia，AML)和急性淋巴细胞白血病(acute lymphoblastic leukemia，ALL)两大类。急性单核细胞白血病部分分化型(M5b)属于 AML。

我国白血病发病率与亚洲其他国家相近，低于欧美国家。但随着工业的发展，白血病的发病率有所上升，这可能是由于其发病机制与工业化学物质如含苯的有机溶剂有关，但其具体病因尚不清楚，因此给白血病的治疗带来极大的困难，其临床治愈率除急性早幼粒细胞白血病外，相对较低，病死率高。

急性白血病的治疗包括支持治疗及抗白血病治疗。支持治疗包括利尿和纠正电解质紊乱、预防尿酸性肾病、发热及感染的防治以及血制品的输注，这些为抗白血病的治疗打下基础。抗白血病的治疗在我国目前使用较多的是化学治疗，根据不同分型选择不同的化疗方案。造血干细胞移植前应根据 MICM 分型并进行危险分层。诊断时有预后良好因素的，如伴有 t(8;21)、t(15;17)，inv(16)患者，可不考虑年龄，使用标准的诱导缓解后治疗。无预后良好因素者，尤其是骨髓细胞核型的病例，应在第 1 次缓解后选择自体或异体基因造血干细胞移植。

目前有些学者认为治疗白血病较为有效的方法是靶向治疗，但这一研究任务过程艰巨。

化学治疗应与非孕期一样，但易引起流产，胎儿死亡率也高。多数主张在妊娠最初 3 个月内使用肾上腺皮质激素和抗生素，并多次输新鲜血液，有助于胎儿的存活和降低孕妇死亡率，不应使用抗代谢类抗肿瘤药物。妊娠早期患急性白血病者，学者一致认为应终止妊娠。终止妊娠宜在联合化疗使病情获得缓解之后才能进行，因为白血病发作时做人工流产容易引发感染和出血。妊娠中、晚期患白血病的孕妇即使应用抗癌药物，一般也不会引起畸形，终止妊娠会使孕妇体内类固醇激素水平降低，导致白血病恶化，甚至死亡。但妊娠合并白血病的患者，胎儿生长受限的发生率为 40%～50%，且对贫血耐受差，出血概率增加。因此，多数学者认为妊娠中、晚期的白血病孕妇应联合化疗，并加强支持治疗，缓解病情，使产妇出血和感染的危险大大减少，并维持至足月，以求较高的新生儿存活率。

对于该例患者处理不足之处是只送检了骨髓常规，应同时送检骨髓病理、流式细胞免疫分型、染色体核型分析、白血病基因，做到 MICM 分型及白血病危险分层，针对不同的危险分层进行个体化的分层治疗。

第二节　产 科 意 见

妊娠不影响急性白血病的发展和病程，妊娠合并急性白血病的检查与非妊娠期患者无异。病情尚未控制的急性白血病，其危险在于感染和出血，实验室监测还包括血小板减少的程度以及是否有凝血因子耗竭及弥漫性血管内凝血的证据。支持治疗应该尽早进行，包括血浆、血小板和抗生素的使用。化疗是母体得以长期生存的唯一治疗手段，如果病情尚未完全缓解之前考虑分娩，则感染及出血是影响母体生存的主要危险因素。

建议急性白血病孕妇在病情缓解和停止化疗前严格避孕。虽然化疗可以导致染色体的断裂，但似乎并未增加子代染色体或遗传性疾病的发生率，妊娠前化疗似乎不增加流产、胎儿生长受限或胎死宫内的发生风险。对于曾经接受化疗的患者的子代，很多大规模的研究尚不能确定其是否增加儿童期癌症的发生率，但是一些小型的研究结果是否定的。无论孕期是否接受化疗，胎儿面临的风险主要为胎儿生长受限。孕早期接受化疗更易导致胎儿先天畸形，但实际上，任何时候用药对胎儿均存在影响。

合并急性白血病的孕妇应积极进行支持治疗和联合化疗，未经治疗的急性白血病对母儿都有致命的危害。如果可能的话，应对患者实施标准化的治疗方案，并对风险给予适当的咨询。目前对于孕期是否需要调整化疗剂量的问题尚无定论，但未对母体风险进行充分的知情讨论前，不能仅因为胎儿面临的风险而采用未经证实的非标准治疗方案。

有产科指征建议终止妊娠，对于促进胎儿肺表面活性物质分泌的皮质激素无禁忌，对新生儿应该进行评估以了解宫内暴露于化疗药物可能产生的影响。影响预后的最关键的因素是充分认识疾病、及时诊断和积极治疗。

本病例诊治提示

(1) 早期患者往往无明显的临床表现，血常规的检查中可见幼稚细胞。确诊主要依靠尽早行骨髓穿刺检查。

(2) 对于不明原因的口腔溃疡及牙龈肿胀、不明原因的出血，应当考虑存在妊娠合并白血病的可能。

(3) 妊娠期的处理取决于母体及胎儿的情况。早孕期及中孕期，化疗对胎儿影响大，建议终止妊娠后血液科治疗。晚期妊娠未足月者，充分告知患者及其家属利弊关系后，决定终止妊娠的时机，有产科指征者建议终止妊娠。

(4) 终止妊娠的方式可根据患者的病情严重程度、孕周大小及宫颈的成熟度，采用个体化的原则。

(5) 充分认识支持治疗的重要性，无论阴道分娩或剖宫产均须备有充足的血源。

本例患者来院时已明确妊娠合并急性单核细胞性白血病 3 个月，孕期未行正规治疗，有明显的血小板进行性降低，中度贫血，伴有全身皮肤黏膜出血，病情危重。且达妊娠晚期，随时面临临产，而白血病病情尚未经过有效治疗和控制。治疗难点在于：

(1) 白血病发病时间长，易发生凝血功能障碍，随时有全身各脏器出血、器官功能衰竭可能。

(2) 如何避免分娩中的手术创面的出血问题。

(3) 如何避免手术后感染发生的可能。

综合分析病情，需在积极支持治疗，适量补充血小板，纠正贫血的同时，予以剖宫产手术终止妊娠，术后加强抗感染治疗，使患者度过了手术出血的危险期，避免了术后感染，为后续白血病治疗创造了条件。

第三节　重症医学科意见

一、临床表现和诊断

妊娠期白血病的早期诊断常很困难，其症状常不典型，最常见的是易疲劳、体重减轻、食欲不振及疼痛等。而起病急骤者则表现为反复发热、进行性贫血、出血倾向和骨关节疼痛等，易被误诊。我们认为妊娠期出现无法解释的贫血、发热和出血倾向必须请血液科诊断。患者可出现皮肤、黏膜苍白；口、鼻腔出血及全身瘀斑，偶见致命的颅内出血、消化道出血的体征；50%以上的患者有肝脏肿大；亦可见淋巴结肿大，颌下、颈部、腋下、腹股沟等处常可触及直径<3 cm、质地较软且不融合的淋巴结(慢性白血病患者淋巴结肿大少见)。急性白血病时还出现胸骨、胫骨压痛及特异性皮肤损害，如斑丘疹、结节、红皮病、剥脱性皮炎。如果累及心肌和心包膜则可出现心包积液、心脏扩大及心力衰竭的体征。外周血涂片绝大部分表现为全血细胞减少和出现原始和早幼细胞，白细胞总数可减少至(0.2～0.5)$\times 10^9$/L 或增多至(300～500)$\times 10^9$/L，个别可达(600～700)$\times 10^9$/L。但是，有 10%的患者仅表现为轻度贫血和中度的血小板减少，而白细胞计数正常。外周血中无原始细胞的病例必须行骨髓病理诊断。其诊断依据为：骨髓象中至少有 30%的总有核细胞或非红系细胞成熟障碍(即原始细胞增生>30%)。对急性白血病的分型诊断主要依据细胞免疫学检查及遗传学检查。M5 特异性染色体异常为第 11 号染色体长臂 2 区 3 带的缺失或易位致 *MLL* 基因重排。

二、鉴别诊断

(1) 骨髓增生异常综合征：该病的 RAEB 及 RAEB－T 型除病态造血外，外周血中有原始和幼稚细胞，全血细胞减少和染色体异常，易与白血病相混淆。但骨髓中原始细胞不到 30%。

(2) 某些感染引起的白细胞异常：如传染性单核细胞增多症，血象中出现异形淋巴细胞，但形态与原始细胞不同，血清中嗜异性抗体效价逐步上升，病程短，可自愈。百日咳、传染性淋巴细胞增多症、风疹等病毒感染时，血象中淋巴细胞增多，但淋巴细胞形态正常，病程良性，多可自愈。

(3) 巨幼细胞贫血：有时可与急性红白血病混淆。但前者骨髓中原始细胞不增多，幼红细胞 PAS 反应常为阴性。

(4) 再生障碍性贫血及特发性血小板减少性紫癜：血象与白细胞不增多性白血病可能混淆，但骨髓象检查可明确诊断。

(5) 急性粒细胞缺乏症恢复期：在药物或某些感染引起的粒细胞缺乏症的恢复期，骨髓中早幼粒细胞明显增加。但该症多有明确病因，血小板正常，早幼粒细胞中无 Auer 小体，短期内骨髓成熟粒细胞恢复正常。

三、监护要点

对于妊娠合并急性白血病患者重症监护方面，应尽量兼顾母子。

1. *产前监护及检查* 监护母亲生命体征(血压、心率、呼吸频率、氧饱和度、体温)，定期检测血常规、凝血功能、电解质、血气分析、肝肾功能等，了解白血病的发展及母亲的出血倾向，对症处理，及时评估继续妊娠的风险。同时加强胎儿监护(胎心监护)，定期 B 超检查了解胎儿的发育情况。

2. *产后监护及检查* 监护母子生命体征，定期检测血常规、凝血功能、电解质、血气分析、肝肾功能等了解白血病的发展，并根据检测报告积极对症治疗外，进行进一步化疗或者骨髓移植，以便控制白血病的进展。

四、治疗方案及目标

妊娠合并白血病治疗的矛盾点也是难点是更好地保护母亲还是孩子？这也是目前争议的地方。邓家栋等认为，妊娠对白血病的自然过程无影响，而白血病对孕妇及胎儿不利：① 白血病所致贫血，功能正常的粒细胞及血小板减少，使分娩（或流产）时或产褥期有出血、感染，甚至有败血症及脑出血的危险；② 合并病理妊娠，如胎盘早剥、妊高征，大大增加出血、感染的危险，甚至导致母儿死亡；③ 胎儿自然流产、早产、胎死宫内及胎儿发育迟缓的发生率明显增高，高于正常妊娠的 3～4 倍。由于妊娠期人体血液系统处于高血容量、高凝状态，故合并白血病时，其预后不良，而妊娠合并白血病又以急性为主，病情发展迅速，自然病程仅几个月。Greenlund 等认为，妊娠本身对白血病的进程及化疗预后并无明显影响，妊娠期白血病患者中位生存期与其他白血病患者相似。资料显示，白血病患者妊娠期间病情可趋于稳定或暂时缓解，可能与孕妇内分泌水平变化相关。大量的临床实践证实，胎盘有一定防止白血病细胞进入胎儿体内的屏障作用。因白血病患者造血干细胞的恶性克隆增殖性使其停滞于细胞发育的不同阶段，多属于无功能性细胞，导致血象三系均以减低为主要表现，贫血、感染、凝血功能障碍均可对孕妇和胎儿造成不良影响。故母婴预后很大程度取决于妊娠期白血病能否取得完全缓解。2005 年，有报道称怀孕并不影响急性白血病的过程，在前 3 个月应慎重，因为有潜在的致畸因素；在 3 个月过后不建议终止妊娠，因为急性白血病缓解与正常婴儿可兼得。

化疗在孕妇中的应用应格外慎重，结合国内外的文献资料，总的原则建议如下：早期妊娠，应及时终止妊娠，然后化疗；中晚期妊娠，应积极标准化疗，支持对症治疗，争取短时间达到完全缓解，适时分娩。因此，临床上如果应用化疗，一定要与孕妇及家属沟通，详细说明化疗的一切后果。

参考文献

1. Suarez S，Ordonez A，Garcia-Paredes LM，Gonzales-Baron M，Montero JM. Acute leukemia and pregnancy. Cancer，1988，61：580－584.
2. F，Fretz P，Hunter SK，Yankowitz J. Leukemia in pregnancy and fetal response to multiagent chemotherapy. Obstet Gynecol，2001，97：809－812.
3. Li R，Ozkalemkas F，Ozcelik T，et al. Maternal and fetal outcomes in pregnancy complicated with acute leukemia：a single institutional experience with 10 pregnancies at 16 years. Leuk Res，2003，27：381－385.
4. Dragana Milojkovic and Jane F. Apperley How I treat leukemia during pregnancy. Blood Feb，2014，13：974－984.
5. WL，Liu JY，Kao WY. Management of pregnancy-associated acute leukemia. Eur J Gynecol Oncol，

2002，24：251－254.

6. J，Aviles A，Noriega L，Niz J，Morales M，Romero F. Treatment of acute leukemia during pregnancy：presentation of nine cases. Cancer Treat Rep，1980，64：679－683.
7. 王志启，王山米，于海珍，王建六，魏丽惠. 妊娠合并白血病 14 例临床分析. 中华妇产科杂志，2003，233－235.
8. 侍庆，王学锋. 妊娠合并白血病的诊治. 中国实用妇科与产科杂志，2004，20(5)：272－274.
9. Bene MC，Castoldi Get al. Proposals for the immunological classification of acute leukemias. European Group for the Immunological Characterization of Leukemias (EGIL). Leukemia，1995，9 (10)：1783－6.
10. 朱卫民，田培军，阎小英等. 妊娠合并白血病 2 例. 白血病. 淋巴瘤，2002，11：50.
11. 邓家栋，杨崇礼，杨天楹等. 邓家栋临床血液学. 上海：上海科学技术出版社，2001：1595.
12. Greenlund LJ，Letendre L，et al. Acute leukemia during pregnancy：a single institutional experience with 17 cases. Leuk Lymphoma，2001，41：571－577.
13. 张守娥，张振龙. 足月妊娠并急性粒细胞白血病 1 例. 白血病. 淋巴瘤，2001，10：133.
14. 冯翠，张华，李虎生等. 妊娠合并急性白血病六例临床分析. 白血病. 淋巴瘤，2012，21(10)：624－625.
15. Nomura RM，Igai AM，et al. Maternal and perinatal outcomes in pregnant women with leukemia. Rev Bras Ginecol Obstet，2011，33(8)：174－181.
16. Chelghoum Y，Vey N et al. Acute leukemia during pregnancy：a report on 37 patients and a review of the literature. Cancer，2005，104(1)：110－117.

第三章　妊娠合并血小板减少症

【病史摘要】

患者，女性，23 岁，G_2P_1，孕 35 周，口鼻、皮肤出血 2 d。

患者孕期在社区医院不定期产检 4 次。入院前 2 周，出现流涕、咽痛、咳嗽，无发热，入院前 2 d 鼻腔、口腔黏膜出血，伴全身多处皮下出血，查血小板 $1\times10^9/L$。2010 年 2 月因重度子痫前期在外省市医院行剖宫产术。否认糖尿病、高血压、慢性肾炎病史；否认血小板减少史；否认传染病史；否认药物过敏、输血史。拟诊"1. G_2P_1，孕 35 周；2. 血小板减少待查(ITP 可能)"由外院转入。

【体格检查】

T 36.8℃，P 95 bpm，R 20 bpm，BP 111/80 mmHg。基础血压不详，体重 50 kg，身高 155 cm。全身无浮肿，四肢、躯干见散在出血点，直径 0.1～0.3 cm；全身浅表淋巴结未触及，口腔、鼻腔未见活动性出血，右鼻腔内明胶海绵填塞中，心肺无明显异常；腹膨隆，无压痛、反跳痛，腹部皮肤见出血点，下腹见手术瘢痕；肝脾肋下未触及；双下肢无凹陷性水肿。

【产科检查】

腹围 80 cm，宫高 28 cm，胎儿估计 1 800 g，有胎动，胎心 150 bpm，无宫缩，宫体无压痛。

【辅助检查】

心电图：窦性心律，不完全性右束支传导阻滞。

B 超(上腹部)：1. 胆囊息肉可能；2. 脾稍大。

B 超(胎情常规)：双顶径 81 mm，股骨长 59 mm，胎盘Ⅱ级，胎心 145 bpm。

血常规及凝血酶原时间等主要指标见表 3－1。

表 3－1　主要血液指标的变化

	第 1 天	第 6 天	第 11 天	第 14 天
血红蛋白	83 g/L	78 g/L	69 g/L	74 g/L
血小板	$3\times10^9/L$	$45\times10^9/L$	$10\times10^9/L$	$9\times10^9/L$
凝血酶原时间	10.2 s	10.0 s	—	—
D-二聚体	1.34 mg/L	5.16 mg/L	—	—

【治疗经过】

入院后予以静脉输注单采血小板 3 U、甲强龙 80 mg 及丙种球蛋白 20 g×3 d，并监测血象及有无出血倾向。于血小板上升至手术安全范围后行子宫下段剖宫产术，手术经过顺利，出血不多。术后继续输注甲强龙及单采血小板，并予以大剂量免疫球蛋白静滴；重组人血小板生成素促血小板生成。术后第 17 天，患者皮肤黏膜出血点无明显增多，出血点颜色减淡。复查血常规提示白细胞 $3.8\times10^9/L$，血红蛋白 103 g/L，血小板 $16\times10^9/L$，病情稳定出院。

【最终诊断】

(1) G_2P_2，孕 35 周，剖宫产。

(2) 血小板减少待查(ITP 可能)。

(3) 瘢痕子宫(前次剖宫产史)。

第一节　血液科意见

妊娠期并发血小板减少症是指妊娠前无血小板减少的病史，妊娠期首次发现血小板计数低于 $100\times10^9/L$。

妊娠期并发小板减少症的原因大致分为以下几点。

(1) 血小板破坏增加：妊娠相关血小板减少、子痫前期、妊娠期高血压、妊娠期急性脂肪肝、HELLP 综合征、DIC、ITP、TTP、HUS、自身免疫性疾病、药物诱导、病毒感染。

(2) 血小板生成减少：骨髓疾病、营养缺乏、肝脏疾病及先天性血小板减少。

特发性血小板减少性紫癜(idiopathic thrombocytopenic purpura, ITP)是妊娠并发血小板减少症较常见的病因，是一种免疫性血小板减少性疾病。其诊断标准包括以下几个方面：① 至少 2 次化验提示血小板计数减少，血细胞形态无异常；② 脾脏一般不增大；③ 骨髓检查提示巨核细胞数增多或正常、有成熟障碍；④ 需排除其他继发性血小板减少症；⑤ 诊断 ITP 的特殊实验室检查。

该例患者多次血小板计数减少，结合凝血功能检测，可初步排除 DIC 及子痫前期、妊娠期高血压。要确诊 ITP，应进一步完善下列检查：① 骨髓检查；② 自身免疫病筛查；③ 肝功能、尿常规；④ 病毒筛查等。

该患者出院时血小板 $16\times10^9/L$，建议转血液科诊疗。

第二节　产科意见

正常妊娠期血小板计数是否变化存在争议。当自动全血细胞计数提示血小板低值时，需要排除假性血小板减少。任何血小板的减少都需要进行进一步的实验室检测。

妊娠期特发性血小板减少是排除性诊断，其特点为血小板下降轻微，产后快速恢复正常。往往很难与自身免疫性血小板减少相鉴别。当患者存在血小板减少时，应考虑胎儿或新生儿血小板的情况，无自身免疫性血小板减少的病史而孕期发生血小板减少的患者，其胎儿或新生儿发生血小板减少的概率与无血小板减少的孕妇分娩的新生儿血小板减少的发生率相比无明显差异。

妊娠期ITP往往孕期无须药物治疗，仅加强监护，分娩方式依据产科情况而定。产后检测血小板的变化，若产后迅速恢复正常，考虑妊娠期ITP，而产后仍持续性血小板减少则考虑是否是自身免疫性血小板减少。

本病例诊治提示

(1) 孕前无血小板减少，孕晚期仍有发生重度血小板减少的可能。

(2) 患者起病后来势凶猛，为急性重度血小板减少，血小板降至1×10^9/L，鼻腔、口腔黏膜出血，伴全身多处皮下出血，分娩时机的选择是处理的关键。分娩前的准备需充分。

(3) 妊娠晚期发生严重血小板减少，随时可能临产，病情危重又面临各脏器出血的风险，期待血小板恢复的时间不宜过长，短期内采用经典治疗方法(甲强龙静滴、输单采血小板、大剂量免疫球蛋白静滴)，减少血小板的进一步破坏，以安全度过分娩期。

(4) 此类患者虽在产前积极治疗，仍以剖宫产分娩为宜，避免产程中腹压增高引起颅内出血。手术中酌情继续输注血小板，有效加强子宫收缩，以减少手术创面及子宫胎盘剥离面的出血。

(5) 患者发病前有明显的上呼吸道感染史，以后出现进行性血小板减少，伴全身皮肤黏膜出血，虽经积极支持治疗度过分娩期，术后血小板计数的恢复仍是一个漫长的过程，有再出血的可能，故不可懈怠，术后继续维持激素治疗，适当静脉补充丙种球蛋白，观察有无活动性出血表现，适当延长腹部伤口拆线时间，确保患者恢复良好方可出院。

第三节　重症医学科意见

一、病理机制

特发性血小板减少性紫癜是由于机体免疫功能紊乱，产生针对血小板及巨核细胞的自身抗体(如针对膜表面糖蛋白分子Ⅱb/Ⅲ a、Ⅰ b/Ⅸ、Ⅰa/Ⅱ、Ⅳ和Ⅴ的自身抗体)，并结合于血小板及巨核细胞表面，其Fc段为单核巨噬细胞系统所识别，也可直接激活补体，从而破坏血小板和巨核细胞。此外，有文献报道调节性T细胞的减少也参与了ITP的发病。妊娠期，高水平的雌激素可增加脾脏对血小板的吞噬和破坏作用，促使巨噬细胞集落刺激因子(M-CSF)水平升高，进一步激活巨噬细胞活性，导致血小板破坏增加，从而诱发ITP。

二、诊断依据

妊娠合并ITP的诊断无特异性指标，主要是排除诊断：① 多次化验血小板计数＜100×10^9/L；② 骨髓检查巨核细胞增多或正常(目前国际上不推荐作为常规检查)；③ 脾脏不大或轻度增大；④ 排除继发性血小板减少，包括继发于系统性疾病和伴发于其他有血小板减少的妊娠并发症。血小板相关免疫球蛋白(PAIg)不能鉴别原发性和继发性免疫性血小板减少性紫癜,目前已不主张检测。

三、鉴别诊断

(1) 妊娠期特发性血小板减少:妊娠前无ITP病史,常于孕中晚期发现血小板减少,血小板计数多数在(70～100)×10^9/L之间,或血小板<50×10^9/L,但出血倾向不明显,分娩后产妇血小板计数短期内可回升至正常,新生儿血小板计数多数正常;产妇血小板抗体PAIgG、抗GP抗体阴性。

(2) HELLP综合征:是子痫前期的严重并发症,除血小板减少,还表现为溶血、肝酶升高;临床表现为乏力、右上腹不适或疼痛。

(3) 抗磷脂抗体综合征:是一组由抗磷脂抗体引起的临床综合征的总称,表现为血栓形成、习惯性流产、血小板减少等。根据患者病史、肝功能、抗磷脂抗体、狼疮全套、免疫全套的检查可鉴别。

(4) 血栓性血小板减少性紫癜:是一种以微血管病性溶血性贫血和血小板减少为主要特征,常伴有神经精神症状、肾脏损害、发热等症状和体征的血栓性微血管病。外周血中常有破碎、畸形红细胞。

四、监护要点

1. *一般监护及检查* 生命体征(血压、心率、呼吸频率、氧饱和度、体温)、血常规、电解质。

2. *特殊监护及检查* 出血症状、凝血功能、肝肾功能,目前骨髓穿刺及血小板抗体已不主张检测。

五、治疗方案及目标

妊娠合并ITP的治疗重点依然是治疗血小板减少的合并症和并发症,预防血小板减少所致的出血。同时应避免影响胎儿生长发育,并选择合适的分娩方式以避免因血小板减少导致母婴出血带来的危害。

1. *治疗指征* 妊娠合并ITP的治疗通常取决于血小板计数和出血程度,当出现以下情况时,予以治疗:① 血小板计数<10×10^9/L;② 血小板计数(10～30)×10^9/L伴有出血症状;③ 妊娠中晚期,且血小板计数(10～30)×10^9/L;④ 妊娠晚期,且血小板计数(30～50)×10^9/L,尤其是分娩前或预期有出血风险者。

2. *治疗方案*

(1) 肾上腺皮质激素和静脉注射免疫球蛋白是治疗妊娠合并ITP的一线药物。2010年国际共识认为大剂量激素应用对胎儿不利,短时、低剂量激素对母婴更为安全。ASH指南建议血小板计数低于10×10^9/L的妊娠晚期患者及血小板计数在(10～30)×10^9/L

合并出血的患者，选择注射免疫球蛋白。2010年国际共识指出快速提升血小板可应用免疫球蛋白治疗。

（2）妊娠合并ITP的二线治疗包括环孢素、促红细胞生成素、长春新碱等免疫抑制剂以及脾切除治疗。对于一线治疗失败的难治性患者，病情严重者可应用大剂量甲基泼尼松龙加免疫球蛋白或硫唑嘌呤进行治疗。脾切除可引起胎膜早破以及羊膜腔内感染，必要时在妊娠中期进行。免疫抑制剂存在致畸作用，不建议常规使用。

（3）原则上不予以输注血小板。只能作为临时性应急措施，用于血小板计数$<10\times10^9$/L或伴有出血者的术前准备（如剖宫产、脾切除）、产时以及控制颅内出血等致命性出血时。

3. *分娩方式* 目前仍存在争议。多数学者主张ITP不是剖宫产指征，需依据产科情况综合评估后决定。越来越多的证据表明剖宫产并不能给母婴带来更高的安全性。因此，BCSH指南和2010年国际共识一致建议：妊娠合并ITP的分娩方式单纯由产科情况决定，不应受母体及胎儿血小板数目的影响。

参考文献

1. Grzyb A，Rytlewski K，Domanska A. Pregnancy complicated with thrombocytopenia. Ginekologia Polska，2006，(10)：712.
2. Faridi AW. Differential diagnosis of thrombocytopenia in prengnancy. Zentralbl Gynakol，2001，123：80－90.
3. Kwon JY，Shin JC，Lee JW. Predictors of idiopathic thrombocytopenic purpura in pregnant women presenting with thrombocytopenia. International Journal of Gynecology & Obstetrics，2007，96 (2)：85－88
4. Crowther MA，Burrows R，Ginsberg J，et al. Thrombocytopenia in pregnancy：diagnosis，pathogenesis and management. Blood Rer，1996，10：8－6.
5. Levy JA，Murphy JD. Thrombocytopenia in pregnancy. JAM Board Fam Pract，2002，15：29－33.
6. Mccrae KR. Thrombocytopenia in pregnancy：differential diagnosis，pathogenesis and management. Blood Rer，2003，17：7－14.
7. 邓姗编译，盖铭英审校. 妊娠合并特发性血小板减少性紫癜的诊治. 国外医学妇产科学分册，2004，31：256－257.
8. Provan D，Stasi R，Newland AC，et al. International consensus report on the investigation and management of primary immune thrombocytopenia. Blood，2010，115：168－186.
9. British Committee for Standards in Haematology General Haematology Task Force. Guidelines for the investigation and management of idiopathic thrombocytopenic purpura in adults，children and in pregnancy. Br J Haemato，2003，120：574－596.
10. Sukenik-Halevy R，Ellis MH，Fejgin MD. Management of immune thrombocytopenic purpura in pregnancy. Obstet Gynecol Surv，2008，63：182－188.

第四章 妊娠合并子宫穿孔

【病史摘要】

患者，女性，28 岁，孕 22 周，难免流产后胎盘未娩出，发热伴下腹痛 6 d。

患者孕 22 周因无明显诱因下腹疼痛 1 小时至外院就诊并收入院，入院不久羊膜囊鼓出阴道口，未处理。次日凌晨出现寒战，体温升高至 39℃，予以刺破胎膜，脐带脱出阴道口外，伴右下腹不规则腹痛，行脐带回纳，体温持续升高，最高达 40℃，予氨曲南抗炎治疗后体温未见明显下降。入院后第 3 天因胎儿未娩出予米非司酮 4 粒口服，于当日下午 2 时娩出胎儿，羊水Ⅱ度，胎儿无明显头颅结构，羊水有臭味，胎盘未娩出，尝试清宫，未取出胎盘，予米索前列醇 400 μg 纳肛，1 h 后胎盘仍未娩出，行床旁 B 超示胎盘完全植入，距离浆膜层 4 mm，未再次清宫。由于体温继续升高，最高达 40.4℃，并腹痛剧烈，查血常规提示白细胞 23×10^9/L，N 80%，行血培养及宫腔培养后据药敏结果改为罗氏芬抗炎，症状仍未好转，于胎儿娩出后第 3 天自行要求转入另一家三甲专科医院进一步诊治。入院后在 B 超引导下行刮宫术，术中探查宫腔深 16 cm，卵圆钳进入宫腔，进入至 12 cm 有阻力，超声下见回声紊乱区，钳夹时感与子宫黏连致密，未夹出明显组织，反复尝试后，夹出少量组织，有异味，色暗红，可继续进入宫腔，沿宫腔矢状面夹取组织，手术较困难，夹出部分组织，子宫有收缩感，阴道出血少，宫腔占位未见明显缩小，考虑胎盘植入，停止手术操作，予罗氏芬、头孢拉定等对症治疗。术后腹痛不缓解，有肛门停止排气、排便，具体时间记忆不清。腹部平片示不完全性低位小肠梗阻，请外院感染科会诊，予留置胃管、留置导尿，泰能+拜复乐对症治疗，复查电解质考虑低钾血症，因病情严重，未得到控制，为进一步诊治，转入我院。

【体格检查】

T 39.4℃，P 114 bpm，R 31 bpm，BP 114/71 mmHg。神志清，心肺未见明显异常，呼吸音稍粗。腹部平，有肌卫，全腹压痛、反跳痛明显，宫底平脐，宫体压痛明显，未及明显肠鸣音。肝脾触诊不清。

【妇科检查】

外阴(—)；宫颈口见脓血性分泌物流出，有臭味；宫体增大如孕 5 月大小，压痛(+)，反跳痛(+)；附件触诊不清。

【辅助检查】

血常规：白细胞 20.7×10^9/L，血红蛋白 84 g/L，血小板 167×10^9/L，中性粒细胞百分比 84.9%。

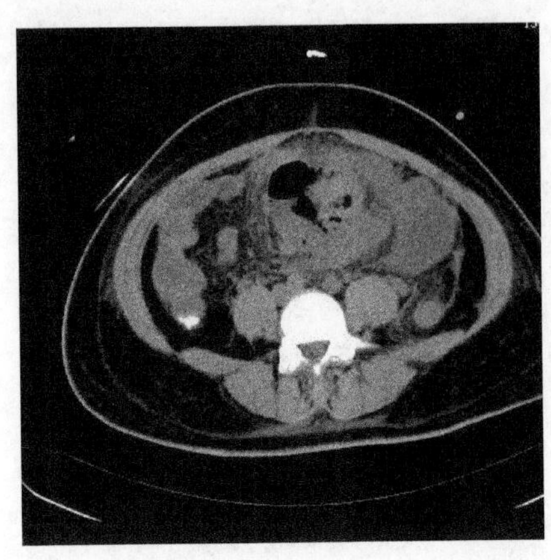

图 4-1　腹部 CT

肝功能：总蛋白 48 g/L，白蛋白 23 g/L，LDH246 U/L，谷丙转氨酶 6 U/L，血钾 2.9 mmol/L。

B超：子宫增大 107×67×101 mm，肌层回声欠均匀，宫腔内回声混乱，以大片强回声为主，盆腔积液 13 mm。意见：① 子宫增大、宫体右侧壁有长约 24 mm 带状强回声穿过，此部位宫腔内及子宫外等回声占位（子宫穿孔伴胎盘穿过不能除外）；② 腹盆腔积液，肠梗阻；③ 双卵巢边界不清。

【治疗经过】

患者入院后，完善相关检查（血常规、血培养、宫腔分泌物培养、MRI、腹部平片等），重新评估分析患者病情，并请普外科、感染科等会诊。考虑存在严重腹腔内感染，且感染来源系难免流产后，外院多次宫腔操作，未能取出胎盘，故以宫内感染为主，子宫穿孔不能除外，有肠道功能减弱，估计与低钾及感染性毒素吸收有关，予以加强抗感染治疗，观察病情变化。患者入院后第 2 天仍诉腹痛，阴道出血少。查体：T 38.0℃，HR 101 bpm，BP 100/70 mmHg，R 29 bpm。全腹压痛（+），反跳痛（+），宫底平脐，压痛（+），无阴道流血，肠鸣音未及，双肾区无叩击痛。腹部平片提示首先考虑不完全性低位小肠梗阻。腹部 CT（图 4-1）及 MRI 考虑子宫内胎盘滞留伴子宫破裂伴感染可能大，盆腔积液，腹膜炎。患者仍存在发热，腹痛症状无明显好转，查体腹膜炎体征依然明显，与患者及家属谈话后急诊于全麻下剖腹探查并行子宫部分切除修补术+肠管黏连分解术，术中见少量淡黄色混浊腹水，子宫如孕 4 月余大小，宫底部见大网膜及部分肠管黏连覆盖，表面可见少量脓性分泌物。打开大网膜见暗红色陈旧血液涌出，腥臭。吸除积血，见子宫后壁近宫底处 4×5 cm大小肌层组织呈灰白色坏死状，靠近左侧宫角处见一直径 1 cm 破口，有胎盘组织嵌顿，宫腔见内壁脓苔覆盖，取出胎盘后，甲硝唑清洗宫腔，切除部分受感染子宫壁，腹腔内放置引流管一根。术顺，术后继续抗感染支持治疗（纠正电解质紊乱，纠正贫血、低蛋白血症），术后 2 周出院。

【最终诊断】

(1) 子宫穿孔。

(2) 不全流产伴感染性休克。

(3) 弥漫性腹膜炎。

(4) 不完全性肠梗阻。

(5) 低钾血症。

(6) 中度贫血。

(7) 低蛋白血症。

第一节　普外科意见

子宫穿孔是指各种原因造成子宫壁的全层损伤，致使宫腔与腹腔或其他脏器相通。

根据子宫穿孔的情况分为两类：一类为自发性穿孔，由炎症或肿瘤所致；另一类为被动性穿孔，多为在子宫腔内手术操作器械损伤，最为多见，误诊概率高。

该例患者引起子宫穿孔的原因主要存在以下几个方面：① 患者存在容易引起子宫穿孔的因素：胎盘完全植入；② 操作者方面存在的因素：由于宫腔手术均在非直视下完成，由于术中经验不足致使探针、宫颈扩张器、吸管、刮匙或卵圆钳严重地损伤子宫，致使子宫穿孔；③ 患者子宫存在感染的情况下，特别是妊娠子宫较柔软脆弱，在此期易发生子宫损伤；④ 先后于两家医院进行反复清宫手术，且手术间隔时间较短，也易造成穿孔，同时上述这些情况未引起术者足够的重视。

有下列情况出现时应首先考虑子宫穿孔：① 流产手术后临床表现主要有恶心呕吐、腹肌强直、持续性腹痛、出汗、面色苍白、血压下降；② 腹部检查有压痛及反跳痛，个别患者可有明显内出血症状，严重者可造成休克。该患者手术后腹痛不见减轻，反而进行性加重，并且出现由于腹膜炎导致的肠功能紊乱——继发性麻痹性肠梗阻，伴有低钾血症，低蛋白血症。体温进行性升高，剧烈腹痛，应考虑子宫穿孔。

急性腹膜炎是由细菌感染、化学刺激或损伤所引起的外科常见的一种严重疾病。多数是继发性腹膜炎，源于腹腔的脏器感染、坏死穿孔、外伤等。其主要临床表现为腹痛、腹部压痛、腹肌紧张，以及恶心、呕吐、发热，白细胞升高，严重时可致血压下降和全身中毒性反应，如未能及时治疗可死于中毒性休克。由于腹膜炎所致麻痹性肠梗阻的突出表现是明显的腹胀。腹胀的范围往往是全腹，且常伴有呕吐胃内容物。患者可出现腹部胀痛不适，而无机械性肠梗阻的阵发性腹绞痛。由于腹胀严重，患者呼吸困难。因体液大量丢失，患者极度口渴，尿量减少。

根据腹痛病史，结合典型体征、白细胞计数及腹部X线检查等，诊断急性腹膜炎一般并不困难。明确发病原因是诊断急性腹膜炎的重要环节。治疗原则是积极消除引起腹膜炎的病因，并彻底清洗吸尽腹腔内存在的脓液和渗出液；或促使渗出液尽快吸收、局限；或通过引流而消失。为了达到上述目的，要根据不同的病因、不同的病变阶段、不同的患者体质，采取不同的治疗措施。

总的来说，急性腹膜炎的治疗可分为非手术治疗和手术治疗2种。

1. *非手术治疗*　应在严密观察及做好手术准备的情况下进行，其指征如下。

(1) 急性腹膜炎的初期，尚未遍及全腹，或因机体抗病力强，炎症已有局限化的趋势，临床症状也有好转，可暂时不手术。

(2) 急性腹膜炎病因不明，病情也不重，全身情况较好，腹腔积液不多，腹胀不明显，可以进行短期的非手术治疗并观察(一般4～6 h)。

2. *手术治疗*　通常适用于病情严重，非手术疗法无效者，其指征如下。

(1) 经保守治疗(一般不超过12 h)，腹膜炎症状与体征均不见缓解，或反而加重者。

(2) 腹腔内原发病灶严重者，如腹内脏器损伤破裂、绞窄性肠梗阻、炎症引起肠坏死、肠穿孔等。

(3) 患者一般情况差，腹腔积液多，肠麻痹重或中毒症状明显，尤其是有休克者。

(4) 弥漫性腹膜炎较重，病因不明，无局限趋势者。

本病例在外院2次清宫术后出现腹痛加重，体温上升等体征，血常规中白细胞总数和比例异常增高，而且超声和CT等影像学检查也提示子宫内胎盘滞留伴子宫破裂伴感染。经临床保守治疗后并未使得病情改善。通过手术探查，清除腹膜炎的病因是手术治疗的主要目的。感染源消除得越早，则预后愈好。另外，通过手术放置引流使腹腔内继续产生的渗液通过引流管排出体外，以便残存的炎症得到控制，能够局限和消失，防止腹腔脓肿的发生。

综上所述，笔者认为本病例处理基本符合急性化脓性腹膜炎的积极处理方法，且通过及时的手术取得了较好预后。建议出现子宫穿孔并发急性感染后，由资深医师指导，联合妇产科、感染科、胸外科、普外科、ICU等相关科室，制定具有预见性、整体性、时间性、科学性的治疗方案，并随着病程发展进行适当调整。

第二节　产 科 意 见

该孕妇孕22周出现腹痛，羊膜囊鼓出于阴道口，10多个小时后出现寒战高热，体温高达39℃，可能是孕妇感染（特别是绒毛膜羊膜炎）导致了晚期难免流产的发生。之后胎儿及其附属物未能尽快排出，妊娠物长期滞留在宫腔及宫颈管内，影响子宫收缩，导致出血量增多，感染加重。从出现宫缩至胎儿胎盘排出共7 d之久，期间进行了多次妇科及宫腔操作，包括人工破膜、脐带还纳、手取胎盘、钳夹清宫2次等，进一步使感染加重。而抗感染治疗效果欠佳，感染坏死的妊娠物黏连或植入于子宫壁，子宫壁组织高度炎性细胞浸润、广泛充血水肿、组织弹性差、脆性增加，极易发生子宫穿孔。

孕妇持续高热、宫体增大压痛、宫颈口脓性分泌物伴恶臭、白细胞高达20.7×10^9/L、中性粒细胞百分比84.9%，晚期流产伴感染的诊断明确。第1次宫腔操作后，腹痛剧烈，体温、血象进一步升高，可能已发生子宫穿孔。而次日在另一医院再次进行了清宫术，加重了子宫穿孔，腹痛加剧为持续性剧痛，全腹肌紧张，压痛、反跳痛，宫底平脐，宫体压痛明显，未闻及明显肠鸣音，影像学检查提示子宫增大，宫腔内回声混乱，以大片强回声为主，肌层回声欠均匀，宫体右侧壁有长约24 mm带状强回声穿过，此部位宫腔内及子宫外等回声占位，腹盆腔积液，肠梗阻。以上症状、体征、辅助检查均支持“子宫穿孔伴发腹膜炎，小肠不完全梗阻”的诊断。转入我院后行剖腹探查术确诊为左侧宫角处破口1 cm，有胎盘组织嵌顿，破口周围组织坏死4～5 cm，宫腔见内壁脓苔覆盖，行子宫部分切除修补术＋肠管黏连分解术，术后加强抗感染、支持治疗后恢复快，预后好。

本病例诊治提示

(1) 晚期流产或早产的常见原因之一，即为绒毛膜羊膜炎。

(2) 若流产不可避免，应尽快使妊娠物排出。虽然流产不像产程观察那样严格，亦切忌将流产的患者置之一旁，放任自流。

(3) 若流产或胎盘残留伴感染，应行血培养及宫颈、宫腔分泌物细菌培养加药敏，并迅速有效控制感染，尽快清除宫内残留物，刮出物应送病理检查同时进行细菌培养加药敏。

(4) 根据感染的程度及出血情况，选择清宫手术的时机。清宫时可用卵圆钳钳夹出残留组织，切忌用刮匙全面搔刮，以免感染扩散。

(5) 清宫手术时怀疑子宫穿孔者，应立即停止操作。若为探针穿孔，破口较小，无明显内出血和腹膜炎，可保守治疗，严密观察；若为刮匙或卵圆钳穿孔，破口大、出血多或并发严重感染，应高度重视，立即行剖腹探查术，去除感染源，修复子宫破口，必要时子宫切除。

(6) 积极有效抗感染治疗，警惕盆腔脓肿、血栓性静脉炎、感染性休克、急性肾功能衰竭、DIC 等的发生。

第三节　重症医学科意见

人工流产是目前较常用的终止妊娠的手术，而术中合并子宫穿孔是较严重的并发症，若穿孔后再伴有盆腔或腹腔脏器损伤、出血、感染等，则后果更为严重，甚至可危及生命。国外文献报道，人工流产导致子宫穿孔的发生率为 0.17%，而国内所报道的发生率可高达 2.9%。子宫穿孔的发生与孕周及操作技术水平有关，在妊娠 7～8 周时行负压吸宫流产，子宫穿孔的发生率最低，以后渐增。子宫穿孔的主要危险是出血、腹内脏器损伤及感染。其临床表现与穿孔的部位有关。子宫侧壁穿孔损伤子宫血管严重，可发生阔韧带内血肿而无腹腔游离出血；穿孔部位位于宫底部，可能不出血，无任何症状或症状较轻，难以被发现。

一、发生穿孔的主要因素

1. 子宫因素

(1) 曾做过子宫肌瘤切除或剖宫产及多次刮宫，使子宫内壁有瘢痕者。

(2) 在哺乳期受孕者，此时子宫壁较薄且很脆弱。

(3) 术中损伤两侧子宫角者，此处宫壁较薄，极易受损。

2. 手术操作因素

(1) 对子宫大小判断错误，将较小的子宫体当作较大的子宫体对待，从而使器械送入过深而造成穿孔。

(2) 对子宫位置了解不清，前位或后位子宫判断错误，器械送入方向相反而造成子宫壁损伤。

(3) 操作手法不当：宫腔手术手法要轻柔，稍稍过重就可能造成损伤。

(4) 在子宫内容物基本吸尽时，如吸管吸住宫壁，吸引压力较高也可造成宫壁损伤穿孔，甚至可将腹腔内容物吸入宫腔内。

3. 受术者因素　在手术进行过程中，如受术者配合不好、躁动不安，也可致使子宫穿孔。

二、临床表现和诊断

B 超和腹腔镜可协助诊断，临床中仍以术中出现的一些症状为诊断依据。如有下列症状应考虑子宫穿孔。

(1) 探宫腔或在宫腔内进行操作时,突然感到失去宫壁阻力,器械入宫腔深度与子宫大小不符,有“无底”之感。

(2) 术中钳夹或吸引时,患者突感剧烈的牵拉样疼痛,同时伴有恶心、呕吐。

(3) 吸引或钳夹出脂肪或其他异常组织。

(4) 术后阴道出血不止,腹痛及反跳痛明显,可触及子宫周围及附件区血肿形成。失血严重者可有面色苍白、皮肤湿冷、脉搏加快而细弱,甚至血压下降等休克表现。

(5) 一部分穿孔患者可在术后数天内出现发热,白细胞增高,腹部压痛、反跳痛,甚至肌紧张等急性腹膜炎症状。

三、子宫穿孔的预防

(1) 行人工流产手术前详细询问病史,并进行细致的妇科检查。了解颈管情况、子宫大小和位置。严格按照计划生育手术规范进行操作,动作要稳、准、轻、巧。

(2) 哺乳期或长期口服避孕药者,因为子宫质地软,可先宫颈注射 10～20 U 缩宫素后,再行宫腔内操作。

(3) 子宫过度倾屈者,可先用手法矫正成水平位,如不能复位,则在钳夹宫颈时,前位子宫夹后唇,后位子宫夹前唇,使宫颈与宫体尽量成一直线。子宫极度前屈者,可请一助手在受术者耻骨联合上方将子宫向上并向腹腔内按压,可达到子宫复位的目的。

(4) 宫颈口紧、扩张困难者,切忌强行扩张,可术前口服米索前列醇等药物以软化宫颈内口。

(5) 哺乳期、瘢痕子宫、子宫极度前屈或后屈等高危因素者行人工流产术时,应由经验丰富的高年资医师在 B 超监视下完成,对具有这些特征的早孕人流者也可采用药物流产,避免子宫穿孔的发生。

四、子宫穿孔的处理

一旦出现穿孔,应立即停止宫腔操作,根据具体情况,恰当选择保守治疗或手术治疗。

1. *保守治疗* 对于穿孔小,患者一般情况良好,无活动性出血,无邻近脏器损伤者,可严密观察血压、脉搏、体温、腹痛及阴道流血等情况,应用缩宫素促进子宫收缩,应用抗生素预防感染,严密观察 5～7 d。若人工流产手术未完成时发生子宫穿孔,可请有经验的医师立即或经观察治疗 7 d 后在 B 超监视下清宫。

2. *手术治疗* 有下列指征者需进行手术治疗。

(1) 穿孔较大,且为吸管或卵圆钳所伤,或穿孔部位不明确。

(2) 有腹腔内脏器损伤或可疑时,特别是吸出或钳夹出大网膜或肠管时。

(3) 有活动性内出血者。

(4) 保守治疗过程中,或因延误诊断而已出现严重感染且不能控制者,应在使用广谱抗生素的同时尽早行剖腹探查术。

3. 其他 除上述处理外，在有条件的情况下可行腹腔镜检查，观察穿孔的大小、位置、出血情况及损伤范围，同时用腹腔镜对出血少的小穿孔进行烧灼止血，需要完成流产者可在腹腔镜直视下完成流产手术。应用腹腔镜后，可减少不必要的剖腹探查及需要开腹而延误治疗的子宫穿孔患者。

五、监护要点

子宫穿孔后症状典型者不难诊断，处理及时多预后良好。但若观察不严密导致延误诊断，常可能危及患者生命。主要的致命因素多为穿孔损伤血管引起的失血性休克和穿孔后感染未控制而引起的感染性休克，一部分患者可同时表现为失血性休克和感染性休克，最终进展至多器官功能衰竭而导致死亡。

1. 生命体征 对于人流术中及术后怀疑并发子宫穿孔者应留院严密观察，症状轻者可定时测量心率、血压、脉搏和体温，症状较重者则应行持续性心电监护，若患者出现持续腹痛或阴道出血量增多，则应在加强腹部和妇科体格检查的基础上完善相关辅助检查，如血常规和B超检查等，以期尽早诊断和处理。

2. 失血性休克 对于人流术后早期即出现阴道出血不止，腹痛及反跳痛明显，可触及子宫周围及附件区血肿形成，甚至有面色苍白、皮肤湿冷、脉搏加快而细弱、血压下降等表现者，应高度怀疑子宫穿孔合并失血性休克。对于早期即出现休克的患者，首先应尽早开放深静脉通路，动态监测中心静脉压对容量复苏有一定指导作用。其次，与袖带式无创血压监测相比，进行有创血压动态监测更能准确、实时地反映血压变化及治疗效果。第三，单次的血常规并不能真实反映患者的失血情况，而动态的血常规检查能通过红细胞和血红蛋白的变化估计失血量。第四，动态测定血气分析和乳酸水平，通过碱剩余动态变化和乳酸清除率等指标了解全身微循环情况，对于容量复苏有一定指导意义。第五，短期内大量失血及输血可引起急性凝血功能障碍，甚至发生DIC，在治疗过程中动态监测血小板、纤维蛋白原、D-二聚体、凝血酶原时间等变化，可以监控DIC的演变情况并指导临床治疗，可通过输注新鲜冰冻血浆、凝血酶原复合物、纤维蛋白原、低温冷沉淀等血制品来解决。

3. 感染性休克 一部分子宫穿孔患者因早期未及时诊断，可在术后数天内出现发热，白细胞增高，腹部压痛、反跳痛、肌紧张等急性腹膜炎症状，甚至出现血压下降等感染性休克表现。

(1) 应尽早开放深静脉通路，除了有利于液体复苏和血管活性药物的使用外，通过动态监测中心静脉压对液体复苏有一定指导作用。

(2) 有创血压持续监测更能准确、实时地了解血压变化及治疗效果。若条件允许情况下可进行Swan-Ganz导管或PiCCO导管监测，它能同时获得血流动力学和容量两方面的动态参数，能够更加精确地指导液体复苏。

(3) 动态监测血气分析和乳酸水平，通过碱剩余的动态变化和乳酸清除率等指标了解全身微循环情况，有助于指导液体复苏。

(4) 感染性休克的早期目标导向治疗(early goal-directed therapy，EGDT)：应在治

疗的最初 6 h 内达到复苏目标：① 中心静脉压(CVP) 8～12 mmHg；② 平均动脉压(MAP)＞65 mmHg；③ 尿量＞0.5 mL/(kg・h)；④ $ScvO_2$或 SvO_2＞70%。第一个 6 小时液体复苏时，应不断评估复苏目标，并通过输注红细胞悬液使红细胞压积(HCT)达到30%，以及(或)给予多巴酚丁胺(最大值 20 μg/(kg・min))，以利于达到复苏目标。

(5) 血管活性药物的选择：应首选去甲肾上腺素，其次可选用或加用肾上腺素，亦可加用血管加压素(0.03 U/min)。多巴胺仅限于心律失常风险极低、心输出量低下或心率慢的患者。

(6) 抗感染治疗：① 在应用抗生素前，进行细菌学标本的采集；② 应在 1 h 内静脉使用抗生素进行抗感染治疗；在药物选择方面，应联合药物进行经验性抗感染，尽可能覆盖病原微生物，对于子宫穿孔的患者应常规覆盖革兰阴性菌和厌氧菌，必要时加用抗真菌药物；③ 每日评估抗感染治疗效果，一旦获得病原微生物证据，应降阶梯治疗，以优化抗生素治疗方案，避免耐药，减少毒性，降低费用。

参考文献

1. Lindell G, Flam F. Management of uterine perforations in connection with legal abortions. Acta Obstet Gynecol Scand, 1995, 74(5): 373-375.
2. 杨靖东，张春晖，周爱华. 人流致子宫穿孔的相关因素分析. 中国妇幼保健，2004，19(11)：85-86.
3. 叶淑范，孙琪. 人流术中发生子宫穿孔的常见原因及预防措施. 现代中西医结合杂志，1999，8(8)：1330-1331.
4. 魏丽惠. 妇产科急症诊断与治疗. 西安：世界图书出版公司，2002：121.
5. Rivers E, Nguyen B, Havstad S, et al. Early goal-directed therapy in the treatment of severe sepsis and septic shock. N Engl J Med, 2001, 345(19): 1368-1377.
6. Dellinger RP, Levy MM, Rhodes A, et al. Surviving sepsis campaign: international guidelines for management of sepsis and septic shock: 2012. Crit Care Med, 2013, 41(2): 580-637.

第五章　妊娠合并重症急性胰腺炎

【病史摘要】

患者，女性，26 岁，G_2P_1，孕 $26^{4/7}$ 周，中上腹痛伴恶心、呕吐 2 d。

患者入院前 2 d，早餐食用菜包 2 个后出现持续性左上腹痛伴恶心、呕吐。呕吐物为胆汁，无阴道流血、流液，无腹泻，无发热，无头晕、眼花，急诊至某二级中心医院。查尿常规提示尿糖＋＋＋，酮体＋＋，体温 38℃，给予奥曲肽、头孢替安抗炎，硫酸镁保胎，补液对症支持治疗 2 d，腹痛未缓解。腹部 MRI 提示胰腺尾部改变，考虑急性胰腺炎，遂转入我院。患者有糖尿病史 3 年，口服降糖药治疗，于孕 1 月停药。曾足月剖宫产 1 次。否认消化系统疾病史。

【体格检查】

T 37.0℃，P 138 bpm，R 38 bpm，BP 113/73 mmHg。急性病面容，无浮肿，皮肤无黄染、苍白、皮疹、散在出血点及瘀斑。双肺呼吸音清，呼吸急促，无点头样呼吸，未及啰音，心率 138 bpm，律齐，各瓣膜区无杂音。剑突下压痛，未及反跳痛，左侧季肋部叩击痛。肝脾肋下未及，无肝区叩击痛，无肾区叩击痛。

【产科检查】

宫底脐上 2 指，有胎动，胎心 150 bpm。

【辅助检查】

血常规：白细胞 24.2×10^9/L，N 91.6%，血红蛋白 137 g/L；CRP＞160 mg/L。

尿常规：尿葡萄糖＋＋＋＋，尿酮体＋＋＋＋。

肝功能：血浆总蛋白 62 g/L，白蛋白 30 g/L，总胆红素 9 μmol/L，乳酸脱氢酶 521 U/L。

其他：总胆固醇 21.59 mmol/L，甘油三酯 21.65 mmol/L，随机血糖 12.2 mmol/L，血淀粉酶 173 U/L，尿淀粉酶 649 U/L。

上腹部 CT：胰腺饱满，密度均匀，胰周及两侧肾间隙见少量渗出液，胰周及肠系膜根部脂肪间隙模糊，余无异常。意见：胰周及肾前间隙积液，筋膜增厚，考虑单纯性胰腺炎，请结合临床（图 5－1）。

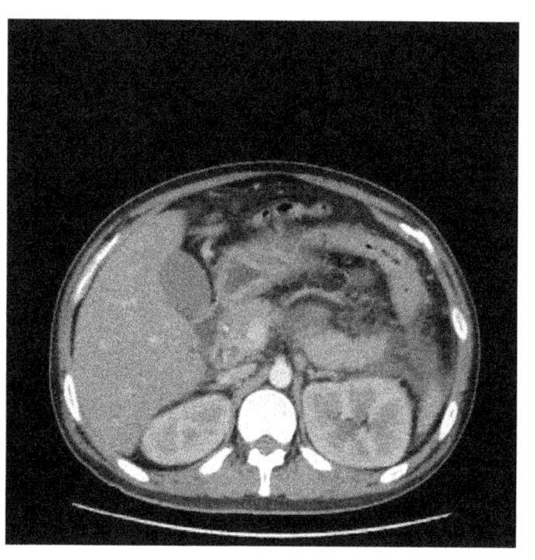

图 5－1　腹部 CT

【治疗经过】

入院后完善相关检查，告病危。予胃肠减压，禁食,随访血糖,调整胰岛素降血糖,泰能抗感染,思他宁抑制胰酶分泌,洛赛克制酸,白蛋白支持治疗,补充足够量的液体(3 000～4 000 mL/d)及一定能量支持。入院治疗 1 周,病情有所控制,但存在严重的低钾及胆红素的升高,同时患者连续多日高热、血象高。考虑酸中毒已纠正,继续妊娠易加重病情,将病情向家属交代,予米索引产,胎儿娩出后,症状、体征及生化指标明显好转,引产后继续巩固支持治疗 5 d 后出院。

【入院诊断】

(1) 重症急性胰腺炎。

(2) G_2P_1,孕 27 周,妊娠合并糖尿病。

(3) 酮症酸中毒。

第一节 普外科意见

重症急性胰腺炎(severe acute pancreatitis, SAP)是指急性胰腺炎伴有脏器功能障碍,或出现胰腺坏死、脓肿或假性囊肿等局部并发症,或两者兼有的临床综合征。急性胰腺炎是由于各种不同原因(如胆总管结石、酒精等)导致胰腺消化酶异常激活,进而引起胰腺组织自身消化和局部化学性炎症,轻症胰腺炎以间质水肿为主。急性胰腺炎的年发病率为 38/10 万人,其中有 20%～25%的患者由于局部炎症未得到控制进展为 SAP,出现严重并发症而危及生命,病死率高达 8.9%～16.5%。

妊娠合并急性胰腺炎较少见,可发生于妊娠的任何时期,以妊娠晚期为多,SAP 亦好发于妊娠晚期,且增加了胎儿死亡的风险。由于 SAP 发病急、病情重,严重威胁母婴生命,是妊娠期最危险的消化系统并发症之一,因此,孕妇出现上腹痛伴或不伴呕吐都应与急性胰腺炎进行鉴别诊断,诊断标准与非妊娠期急性胰腺炎相同。妊娠合并 SAP 最常见的病因为胆道疾病及高甘油三酯血症,这与孕妇妊娠期神经内分泌变化进而导致的解剖及生理学改变有关,且由于子宫增大的影响,孕妇的临床表现往往不典型,容易误诊、漏诊而延误病情,临床医师应提高警惕。

一、诊断

急性胰腺炎的诊断需至少符合以下 3 项中的 2 项。

(1) 突发的严重剑突下腹痛,向背部放射。

(2) 血清淀粉酶或脂肪酶至少超过正常上限值 3 倍。

(3) 影像学检查发现急性胰腺炎特征性表现。

若出现 1 个或以上脏器功能障碍,或影像学检查(增强 CT 为主)示胰腺坏死、脓肿、胰周积液或假性囊肿等表现,则诊断为 SAP。

研究显示 SAP 早期(<14 d)的死亡率高达 50%,因此早期诊断与干预是 SAP 治疗的关键。尤其是孕产妇,由于孕妇及胎儿的特殊性,除血清学检查外,经腹超声或超声内镜凭借其无射线风险成为首选影像学检查手段,超声无法明确诊断时可考虑无造影剂磁

共振胰胆管水成像(MRCP),CT及ERCP则须谨慎使用。

二、治疗

目前尚无针对胰腺炎的特异性治疗,SAP的治疗仍以辅助支持为主。与其他类型SAP相同,在妊娠合并SAP的早期,积极的液体复苏是常规治疗的基础,但需密切监测患者的生命体征。早期的肠内营养亦是营养支持的最佳途径,由于妊娠期血脂水平升高,低脂半要素的肠内营养更合适。

预防性抗生素的使用一直是胰腺炎治疗的争论焦点之一。虽然总体来看,预防性抗生素能降低坏死组织感染的发生率,但2项非妊娠期坏死性胰腺炎患者的随机对照的临床研究结果未显示预防性使用抗生素有益,有荟萃分析则认为仅亚胺培南能降低胰腺感染的风险,而亚胺培南/西司他丁属于妊娠用药分级C级。故在妊娠合并SAP非必要时可不使用抗生素,若出现胰腺坏死感染、脓肿或其他严重感染难以控制时,权衡利弊后选择合适抗生素。

生长抑素、奥曲肽等胰腺分泌抑制剂的使用也存在较大的争议。理论上它可能改善胰腺的病理生理变化,但目前关于生长抑素改善急性胰腺炎预后的临床研究得出相反的结论,且该类药物对胎儿有潜在危险性,因此使用该类药物时须慎之又慎。

针对高血脂诱发的SAP,使用胰岛素控制妊娠期高血糖,亦可降低糖尿病相关高脂血症的甘油三酯水平。小剂量肝素或低分子肝素能降低甘油三酯水平,降低胰性脑病的发生率及SAP的病死率。另外,必要时使用血脂吸附或血浆置换等手段能在较短时间内降低血脂水平。针对普通人群的胆源性SAP,存在胆道梗阻者必须及时解除梗阻,首选24 h内经十二指肠镜逆行胰胆管造影(ERCP)检查并行Oddi's括约肌切开取石及鼻胆管引流术。短期的临床研究显示妊娠期行ERCP是安全的,对胎儿无影响或非常小,但射线暴露对胎儿的长期影响仍需临床随访进一步研究。无射线ERCP能解决该难题,但操作难度及风险较大,需在有相关经验的中心进行。

由于孕妇的特殊性,通常使用硫酸镁抑制宫缩预防早产。若病情进展难以控制,为了保证母婴安全需终止妊娠。终止妊娠的指征包括:① 流产或早产的迹象明显;② 胎儿宫内窘迫或宫内死亡。若胎儿产后能存活,及时行剖宫产术,若为死胎,尽早引产。

三、本病例诊治提示

本病例患者因进食后腹痛伴恶心呕吐就诊,接诊医院在未明确诊断时即给予奥曲肽抗炎治疗是不合适的。患者转院后血、尿淀粉酶虽有升高,但未超过正常上限值3倍,结合MRI检查结果及临床表现,急性胰腺炎的诊断明确。同时,血清总胆固醇、甘油三酯明显升高,考虑为高脂血症性胰腺炎。入院时APACHE Ⅱ评分为7分,RANSON评分为3分,病情严重,可诊断为SAP。糖尿病酮症酸中毒诊断亦明确,但酸中毒未有生化指标支持。根据各项实验室结果,治疗的原则包括禁食、胃肠减压等减少胰酶分泌,积极液体复苏,纠正水电解质紊乱,胰岛素控制血糖等。此外,建议可加用小剂量肝素或低分子肝素联合胰岛素控制血脂并改善微循环。由于患者全身炎症反应综合征(SIRS)表现明显,白细胞及中性粒细胞显著升高，可考虑预防性使用头孢类抗生素。由于亚胺培南/西司他丁、生长抑素及质子泵抑制剂对胎儿的潜在风险，均须权衡利弊并告知患者及家属相关风险后方可使用。治疗全程密切监测孕妇及胎儿生命体征。本病例在积极药物治疗后病情仍无好转时考虑终止妊娠，并在引产后症状、体征及生化指标明显好转，提示去除妊娠的神经内分泌因素、减轻母体负荷能改善妊娠合并重症急性胰腺炎的预后。

第二节 产 科 意 见

急性胰腺炎(acute pancreatitis, AP)据病情严重程度，临床分2型：轻症急性胰腺炎(mild acute pancreatitis, MAP)和重症急性胰腺炎。

一、妊娠期急性胰腺炎的致病危险因素

妊娠期，母体各系统的代偿变化，使孕期胰腺炎的患病风险增加。

(1) 胆源性AP：占致病危险因素首位(40%～66%)，主要原因为妊娠使胆道系统平滑肌松弛，胆汁成分改变及胰液排出受阻。

(2) 高脂血症：占40%，孕妇血脂异常增高，可直接损伤胰腺的腺泡细胞及内皮细胞，再加上孕中晚期子宫压迫，胰腺组织易发生充血、水肿、渗出，多因素相互叠加诱发AP，并且使病情更凶险，后果更严重。因此，高脂血症是诱发孕期SAP的高危因素之一。

(3) 西方国家可见酒精性胰腺炎，占12.3%；还有一些病因不明，为特发性。

二、妊娠合并AP的临床特点

1. *临床表现* 突发上腹疼痛伴恶心、呕吐为妊娠合并AP的三大症状。严重者因肠麻痹而持续性呕吐，表现为不同程度的中上腹或全腹压痛、反跳痛，腹胀，肠鸣音减弱或消失。若伴有发热、呼吸困难、休克、消化道出血等症状，强烈预示有SAP可能。随着孕周增大，孕妇负担加重，疾病的风险也增加。

胆源性AP患者病情较轻，但孕期常反复发作。非胆源性AP，特别是高脂血症性AP，病情危重且进展迅速。

2. *影像学诊断价值* 腹部超声因无射线损害是常规的诊断手段，但对胆总管结石或泥沙样结石及胰腺形态的改变敏感性不高。因MRI优良的软组织对比度和胆道系统显像，推荐用于孕期，但孕早期的应用还有争议。CT是成人AP诊断及严重性评估最常用的手段，但因对胎儿的放射损害而不推荐用于孕期。

3. *诊断注意点* 临床特征与淀粉酶水平升高是AP的诊断要素，影像学不仅有诊断价值，而且可提供疾病严重性的信息。两型胰腺炎是疾病发展的不同阶段，因此在诊治过程中病情的严重性评估非常重要。我们危重症中心抢救诊治急性胰腺炎孕产妇30多例(其中延误诊断1例)，有经验也有教训，诊治注意点如下。

(1) 由于胰腺位置较深，加上增大子宫的掩盖，胰腺炎体征常不典型，且胰腺炎性渗液可以直接激惹子宫引起宫缩，掩盖上腹痛表现，易误认为孕妇临产或早产。

(2) SAP时，由于弥漫性腹膜炎，致子宫张力高，体部压痛，可能会诊断为宫内感染或胎盘早剥，而忽略了不明显的上腹部体征。

(3) 若剖宫产术中发现乳糜样腹水，应警惕胰腺炎。

(4) 血清淀粉酶正常时并不能排除诊断，因为胰腺广泛坏死时，此酶可不增高，另外血脂增高致血清混浊，影响其检测结果，此时检查尿淀粉酶可能更有意义。

三、妊娠期AP治疗策略

妊娠合并AP的治疗原则与非孕期基本相同。目前推荐，SAP的治疗强调非手术的保守策略及延迟的外科干预。病情严重性的评估是选择恰当治疗措施的基础。治疗目标为防止器官衰竭和感染。

1. *基础治疗*　禁食、胃肠减压、纠正水电解质紊乱及营养支持是妊娠期AP的基本治疗措施。绝大多数MAP患者经以上处理，病情缓解，孕周延长，结局良好。而对于重症患者，必要时ICU监护，充分的液体复苏、呼吸支持有利于维持血流动力学及心肺功能稳定。目前关于SAP患者使用完全胃肠外营养或肠内营养的意见尚未统一，我们常先行肠外营养，待病情趋向缓解，则考虑实施肠内营养。文献报道肠内营养有助于维持消化道黏膜免疫功能，保护黏膜屏障，改善小肠供血，可优先选择。

2. *抗生素应用*　目前认为引起胰腺炎患者死亡的原因中，80%是胰周感染。因此，控制感染在SAP的治疗中具有重要地位。虽没有关于妊娠合并SAP抗生素的循证评价资料，但目前的文献提示以青霉素类或头孢类抗生素为首选，可加用甲硝唑或亚胺培南。鉴于抗生素对胎儿的影响需谨慎使用。

3. *掌握抑制胰腺内外分泌类药物的应用时机*　应用生长抑素类制剂抑制胰腺内外分泌在SAP保守治疗中发挥重要作用，但由于对胎儿潜在的影响，目前在国际上对此类制剂在孕期是否应用仍无明确规定。抑制胃酸分泌的质子泵抑制剂(奥美拉唑)有保护胃肠黏膜、抑制胰腺分泌并减少胰液量的优点，虽对胎儿无不良影响，但可通过乳汁，对婴儿的影响尚不知，应尽可能避免使用。我们的经验是，MAP基础治疗有效，不必用抑制胰腺内外分泌类药物；密切监护病情的变化，若治疗过程中病情加重，或SAP，当药物的益处大于风险时向家属及孕妇谈明情况，签字同意后应及时应用，并注意用药方法，如思他宁需静脉微泵持续用药24～48 h，选用中、小有效剂量(150～250 μg/h)，病情好转后及时减量或停药。我科3年内妊娠期重症胰腺炎11例应用思他宁，临床效果满意，新生儿未发现异常。对高脂血症性SAP患者，必要时联合血液滤过治疗能够改善妊娠结局。

4. *外科干预*　本危重中心的资料显示，大部分妊娠期AP患者，保守治疗后即可好转或治愈，极少数病情进展需选择外科干预。手术指征为：① 胰腺坏死并感染；② 腹腔内大量渗出液，出现严重并发症。

孕期发生急性胆囊炎或胆结石，可导致AP，且常反复发作。提示孕前检查应进行肝胆超声，以发现胆道疾病。孕期应注意饮食习惯，预防胆源性胰腺炎的发生。若孕期发病应积极手术治疗，建议孕中期行腹腔镜下胆囊或胆道手术，疗效佳，早产率低。

5. 产科处理　可抑制宫缩，减少早产。若病情未好转，应及时终止妊娠，以孕妇安全为首要目标。终止妊娠指征：① 明显的流产或早产征象；② 胎儿窘迫或死胎；③ 估计胎儿可成活；④ 病情进行性加重。终止妊娠的方式一般应选择剖宫产。

四、本病例诊治提示

(1) 该患者严重高脂血症，总胆固醇 21.59 mmol/L，甘油三酯 21.65 mmol/L，为最强致病危险因素。糖尿病病史 3 年，口服降糖药，未进行孕前病情评估及咨询，血糖控制情况不详，于孕 1+月停口服降糖药。孕期未正规产前检查，未进行生活方式干预及血糖控制，糖化血红蛋白 7.80%，糖化白蛋白 20.50%，表明糖尿病病情未控制，持续高血糖，过多进食后发病。

(2) 症状典型，上腹部痛伴恶心呕吐，发热、心率增快、呼吸急促，腹胀、上腹部压痛，血白细胞及中性粒细胞明显升高，CT 示胰腺水肿，周围渗出，支持重症急性胰腺炎的诊断，诊断及时明确。血糖、尿糖升高，尿酮体强阳性，糖尿病病情加重，出现酮症酸中毒，以及血淀粉酶升高不明显，均提示胰腺组织细胞破坏严重，从侧面支持了 SAP 的诊断，并提示病情危重。重症胰腺炎与糖尿病相互影响，使病情更趋复杂，且增加了治疗难度。

(3) 治疗策略上予胃肠减压，禁食，胰岛素降血糖，泰能抗感染，思他宁抑制胰酶分泌，洛赛克制酸，补液纠正水电解质紊乱，液体复苏等治疗。但患者病情缓解不明显，增大的子宫压迫使胰腺组织更易发生充血、水肿、渗出，加重胰腺病变；而孕 24 周后胎盘激素所致的明显胰岛素抵抗使糖尿病病情明显加重。

第三节　内分泌科意见

妊娠期发生的糖尿病酮症酸中毒(DKA)是由于妊娠期各种生理变化加上胰岛素分泌相对或绝对不足，引起葡萄糖、脂肪、蛋白质代谢紊乱，表现为脂肪分解加速，酮体生成增多，继而水、电解质紊乱和酸碱失衡，以高血糖、高血酮、严重脱水、酸中毒为主要临床表现的一种综合征，是产科急危重症之一。DKA 多见于 1 型糖尿病(T1DM)合并妊娠的患者，2 型糖尿病(T2DM)则相对少见。常见的诱因有感染、胰岛素治疗中断或不适当减量、饮食不当、创伤、手术和分娩等，有时可无明显诱因。T1DM 合并妊娠未进行规范治疗者发生 DKA 达 22%，经规范治疗者发生率则不到 3%。

与非孕期 DKA 一样，妊娠期 DKA 严重影响孕妇身体健康甚至危及生命。严重脱水引起低血压，酸中毒可引起器官功能障碍，电解质紊乱引起心律失常甚至心脏骤停，上述均可导致孕妇死亡，是妊娠合并糖尿病孕产妇死亡的主要原因。孕早期发生 DKA，由于酮体有胚胎毒性作用，因而畸形的发生率增加。孕中晚期发生酮症酸中毒，由于孕妇脱水、酸中毒等因素可加剧胎儿宫内缺氧，胎儿也会相应发生酸中毒及电解质紊乱，甚至导致胎儿宫内死亡。另外，酮体还会影响胎儿的神经系统发育。胎儿死亡的发生率及病情轻重与是否及时有效地治疗有密切关系。

关于妊娠合并 DKA 的治疗，首先排除诱因，以减少酮体及其他不良代谢产物的进一步产生，这对于控制 DKA 非常重要。有感染者加强抗感染治疗，有时某些感染非常隐匿没有典型感染表现，因此，只有临床上出现发热及白细胞升高时才需要用抗生素治疗。

DKA 治疗的主要目标是恢复糖脂正常代谢。治疗过程中必须强调血糖及酸碱平衡需经过数小时的治疗逐渐恢复正常，不应操之过急。否则会引起机体渗透压及电解质的不平衡，以致对患者产生严重危害。

病情轻重不同，应给予不同的治疗。在酮症酸中毒代偿期内只表现为酮症，但 pH 正常，一般只需规范妊娠合并糖尿病的治疗，如调整饮食、调整胰岛素剂量、鼓励饮水、减少酮体产生及加速酮体排出即可。对于中、重度 DKA 需进一步治疗。治疗期间应严格记录出入水量，每 1～2 h 应检查尿糖、尿酮体、血糖、电解质和血气分析指标，确保治疗措施正确恰当。

具体治疗措施如下。

1. 补液　严重 DKA 患者失水可达体重的 10%，失水导致的低血容量和周围循环衰竭常为 DKA 的死亡原因。大多数患者由于血容量降低，组织灌注不足，使胰岛素敏感性降低。因此，补液是治疗 DKA 的首要措施。所需补液量按患者体重的 10%作为估计失水量。在最初的 2～3 h 给予所需补液量的 1/3，3～12 h 再给所需补液量的 1/3，剩余的 1/3 在之后的 12 h 补足。起初可先给予生理盐水，如患者血钠浓度正常或偏低，一般会出现高钠血症。合理使用等渗溶液可防止由于血糖、尿素氮浓度下降所致的细胞外液渗透压降低，从而减少脑水肿的发生。评价补液量是否充足，可根据临床表现、血压、尿量来判断，必要时可监测中心静脉压。

2. 胰岛素的使用　使用胰岛素主要是使血糖、脂肪代谢、酸碱平衡紊乱状态恢复正常。应静脉使用人短效胰岛素，不主张大剂量胰岛素使用，以免发生迟发性低血糖、严重低血钾以及因血糖下降过快引起体液渗透压失衡而出现脑水肿；也不主张皮下注射胰岛素，因为此时血容量不足，周围组织灌注不足，影响胰岛素的吸收。当血糖在 13.9 mmol/L 以上时，应采用生理盐水加胰岛素降糖。实验研究表明血浆胰岛素浓度达到 10～20 mU/L 时，能阻止脂肪分解、糖原分解和糖异生；胰岛素浓度为 100 mU/L 时，可阻止肝酮体生成；胰岛素浓度为 200 mU/L 时，则能使周围组织对葡萄糖的摄取达到最大限度。临床上，我们多采用 0.1～0.2 U/(kg・h)的胰岛素输注速度，则血浆胰岛素水平可达 20～100 mU/L，此时既可阻止 DKA 的病理生理变化又不至于出现严重副反应。当血糖下降到 13.9 mmol/L 时，可改用 5%葡萄糖或 5%的葡萄糖盐水，此时在补液内应按一定比例加入胰岛素，可以 4 g 葡萄糖加入 1 U 胰岛素。按此浓度持续滴注使患者血糖维持在 10 mmol/L 左右，一直至尿酮体转阴，血 pH 恢复正常。

3. 补钾　DKA 时，总体钾的丢失可达 300～1 000 mmol。但由于细胞内钾离子往细胞外转移，胰岛素不足，细胞蛋白质分解，加上脱水、血容量减少、肾小球滤过率下降，血钾水平可以正常或偏高。但当补液恢复血容量及给予胰岛素治疗后血钾转移到细胞内，可使血钾明显降低，是 DKA 治疗过程中最常见的并发症，严重低钾可导致呼吸抑制或心脏骤停而危及生命。故监测血钾并及时补钾非常重要。一般开始补液治疗数小时后尿量达到每小时 40 mL 以上时应开始补钾；血钾低于 3.5 mmol/L 时，应开始静脉补钾；血钾达 5.5 mmol/L和(或)每小时尿量少于 30 mL 时应停止补钾。DKA 纠正后，还需继续补钾 5～7 d，才能补足机体所丢失的钾。治疗期间应密切观察血钾、心电图及尿量，以防止高钾血症或低钾血症的发生。

4. 补碱　经过上述补液及胰岛素治疗后，DKA 多可纠正，无须补碱。过早过多补碱可以减少组织供氧。只有血 pH≤7.1 和(或)血 HCO_3^- 浓度≤5 mmol/L 时才考虑补碱。可先给碳酸氢钠 50 mmol(相当于 1.25%的碳酸氢钠 250 mL)静滴。必要时再次重复给药，直至血 pH 达到 7.1 以上及血 HCO_3^- 浓度纠正到 5 mmol/L 以上。补碱的同时更易诱发低血钾，应注意补钾。

最后，酮体分解生成的 H^+ 及有机离子可穿过胎盘，随酮症的加重，胎儿也会发生酸中毒。DKA 时胎儿宫内死亡率为 9%～35%。早期诊断与治疗可以明显改善围产儿预后。由于胎儿宫内状况无法直接检测，只能通过监测胎心率间接推断胎儿宫内状态。临床上 DKA 时胎心监护多表现为变异减少或消失、加速消失或晚期减速。一般在 DKA 治疗后，随着母亲全身情况的好转上述情况可以好转，故不主张出现上述情况就终止妊娠，因为这时终止妊娠可以加重母亲 DKA，应等到母亲 DKA 纠正后，再依据胎儿情况决定终止妊娠的时机。

参考文献

1. The guideline of diagnosis and treatment of severe acute pancreatitis. Chinese journal of surgery, 2007, 45(11): 727 - 729.
2. Granger, J. and D. Remick. Acute pancreatitis: models, markers, and mediators. Shock, 2005, 24(1): 45 - 51.
3. Bai, Y., et al. Severe acute pancreatitis in China: etiology and mortality in 1976 patients. Pancreas, 2007, 35(3): 232 - 237.
4. Spanier, B. M., M. J. Bruno, and M. G. Dijkgraaf. Incidence and mortality of acute and chronic pancreatitis in the Netherlands: A nationwide record-linked cohort study for the years 1995 - 2005. World journal of gastroenterology, 2013, 19(20): 3018 - 3026.
5. Eddy, J. J., et al. Pancreatitis in pregnancy. Obstetrics and gynecology, 2008, 112(5): 1075 - 1081.
6. Sun, L., et al. Acute pancreatitis in pregnancy. Acta obstetricia et gynecologica Scandinavica, 2011, 90(6): 671 - 676.
7. Papadakis, E. P., et al. Acute pancreatitis in pregnancy: an overview. European journal of obstetrics, gynecology, and reproductive biology, 2011, 159(2): 261 - 266.
8. Stimac, D. and T. Stimac. Acute pancreatitis during pregnancy. European journal of gastroenterology & hepatology, 2011, 23(10): 839 - 844.
9. Li, H. P., Y. J. Huang, and X. Chen. Acute pancreatitis in pregnancy: a 6-year single center clinical experience. Chinese medical journal, 2011, 124(17): 2771 - 2775.
10. Banks, P. A., et al. Classification of acute pancreatitis — 2012: revision of the Atlanta classification and definitions by international consensus, Gut. 2013, 62(1): 102 - 111.
11. 中华医学会消化病学分会胰腺疾病学组. 中国急性胰腺炎诊治指南(草案). 中国消化内镜, 2007,

11(10)：30－33.

12. 张圣道，雷若庆. 重症急性胰腺炎诊治指南. 中国消化内镜，2007，1(10)：34－36.
13. Pezzilli R，Zerbi A，Di Carlo V，et al. Practical Guidelines for Acute Pancreatitis. Pancreatology，2010，10(5)：523－535.
14. Amano H，Takada T，Isaji S，et al. Therapeutic intervention and surgery of acute pancreatitis. Hepatobiliary Pancreat Sci，2010，17(1)：53－59.
15. Hasibeder WR，Torgersen C，Rieger M，et al. Critical care of the patient with acute pancreatitis. Anaesth Intensive Care，2009，37：190－206.
16. Hernandez A，Petrov MS，Brooks DC，et al. Acute pancreatitis and pregnancy：a 10-year single center experience. J Gas-trointest Surg，2007，11(12)：1623－1627.
17. 邓文，丁依玲. 妊娠合并胰腺疾病的治疗. 实用妇产科杂志，2009，25(6)：330－333.
18. Wig JD，Gupta V，Kochhar R，et al. The role of non-operative strategies in the management of severe acute pancreatitis. JOP，2010，11(6)：553－559.
19. Date RS，Kaushal M，Ramesh A. A review of the management of gallstone disease and its complications in pregnancy. Am J Surg，2008，196：599－608.

第六章　妊娠合并肝癌

>>>>>>

【病史摘要】

患者，女性，25 岁，G_2P_0，孕 $31^{5/7}$周，上腹部隐痛 1 月余。

患者孕期外院定期产检，发病前无异常。入院前 1 月余感上腹部隐痛，伴消瘦，体重下降明显，同时乏力、腹围明显增大，胃纳略差，精神略差，无恶心、呕吐、腹泻等症状，二便正常，休息后腹痛可略缓解，就诊于外地某医院，B 超提示肝癌，MRI 示肝脏及腹腔内多发占位，AFP 106.23 ng/mL，考虑恶性肿瘤可能大。后转入我院，拟“G_2P_0，孕 $31^{5/7}$周，晚期肝癌可能”收入院进一步治疗。

【体格检查】

T 37.4℃，P 86 bpm，R 20 bpm，BP 122/76 mmHg，神志清，营养差，体型消瘦，推车入病区，头面部、颈部及腹壁见静脉怒张明显，浮肿(－)，全身浅表淋巴结未触及肿大。心肺未见明显异常，呼吸音清，腹部隆起，腹壁见静脉高度曲张，肝肋下 4 指，剑突下可及直径 10 cm 的包块，质硬，压痛(－)。宫高 29 cm，有胎动，胎心 140 bpm。

【辅助检查】

入院当日血常规：白细胞 6.6×10^9/L，红细胞 2.61×10^{12}/L，血红蛋白 73 g/L，中性粒细胞百分比 75.7%。

入院第 2 天血常规：白细胞 9.0×10^9/L，血红蛋白 78 g/L，血小板 308×10^9/L，中性粒细胞百分比 82.6%。凝血功能：凝血酶原时间 11.1 秒，部分凝血活酶时间 31.0 秒，D-二聚体 0.835 mg/L，纤维蛋白降解产物 8.0 mg/L。肝肾功能：总蛋白 49 g/L，白蛋白 23 g/L，谷丙转氨酶 31 U/L，谷草转氨酶 58 U/L，尿素 2.6 mmol/L，肌酐 41 μmol/L。肿瘤标志物：AFP 106.23 ng/mL。

血气分析：pH7.43，二氧化碳分压 28.5 mmHg，标准碳酸氢盐 21.5 mmol/L。

B 超：肝癌(巨块型)。

MRI：肝脏及腹腔内多发占位，考虑恶性肿瘤可能性大。

CT(图 6-1)：肝脏明显增大，伴多发肿块，考虑转移；脾脏小囊肿；腹腔少许炎症渗出；中下腹见 10.5×11.5 cm 肿块，伴异常强化，间质瘤可能。

【治疗经过】

入院后完善相关检查，告病危，考虑肝癌晚期，中度贫血，低蛋白血症，予输全血 400 mL，予地塞米松促进胎肺成熟，同时积极备血，随时应对因门静脉高压引起的患者消化道大出血及肝脏肿块破裂出血，加强母胎监护。入院第 3 天，患者各项生命体征较平稳，请相关科室会诊，考虑其影像学检查见肝脏右叶多发性肿块伴周围静脉曲张，可能因门脉高压发生消化道大出血，且有肝脏肿块破裂出血风险，病情进展快，可并发多器官衰竭，与家属谈话后予行全麻下剖宫产术终止妊娠。术前应用维生素 K1，手术顺利，术中出血 200 mL，术后予以止血、补液、抗炎等对症处理，并遵消化内科会诊意见予以维生素 K1 及护肝治疗，同时加强支持治疗，适量输血。术后 1 周患者家属要求自动出院，予以办理。出院时无腹痛、腹泻。查体：神志清，T 36.6℃，HR 75 bpm，BP 110/60 mmHg，腹部膨隆，腹壁血管怒张，腹部切口敷料干燥，无硬结、红肿，上腹部扪及巨大包块，肝肋下 5 指，脾触诊不满意，子宫复旧好，移动性浊音(－)，下肢无水肿。

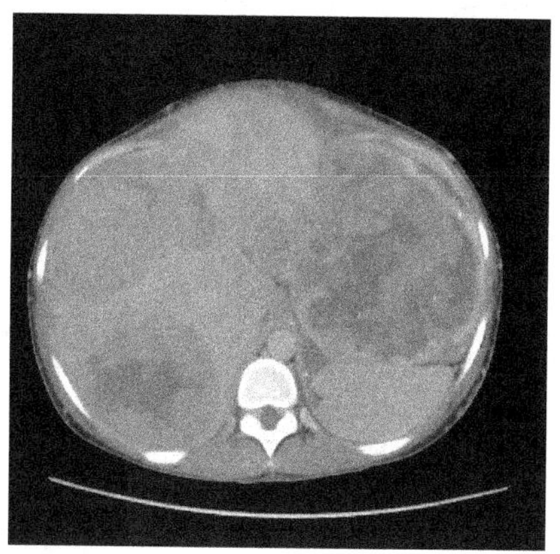

图 6－1　腹部 CT

【最终诊断】

(1) G_2P_1，孕 32 周，剖宫产。

(2) 肝脏恶性肿瘤。

(3) 腹腔巨大包块。

第一节　普外科意见

原发性肝癌多见于 40 岁以上男性，女性相对少见，发生于妊娠期的青年女性更为罕见。

由于本病罕见，临床表现早期不典型，且妊娠后由于早孕反应、子宫增大、腹部膨隆等影响诊断，往往早期容易漏诊。因此，临床遇到难以用妊娠反应解释的右上腹胀痛、食欲差、消瘦、乏力及全身衰竭的孕妇，应警惕本病的发生，及早做甲胎蛋白及超声波检查，早诊断、早治疗。

一、肝癌手术治疗的适应证与禁忌证

1. 适应证

(1) 患者全身情况良好，无黄疸、腹水和下肢浮肿或远处多发性转移者。

(2) 肝功能正常或处于代偿期。

(3) 不伴有严重心、肺、肾功能障碍。

(4) 各种影像学检查显示肿瘤局限于肝的一叶或半肝，有切除可能者。

(5) 根治性切除术后复发性肝癌，癌肿较小或局限，其他各项亦符合上述条件者。

2. 亚临床肝癌患者手术探查指征　除上述条件外，还包括下述 2 项中的 1 项。

(1) 甲胎蛋白对流免疫法阳性，火箭电泳法显示≥500 pg/L，持续 3 周以上。

(2) 甲胎蛋白对流法阴性，但火箭电泳法显示≥200 pg/L，持续 8 周以上。在排除活动性肝病(谷丙转氨酶应正常)、妊娠、生殖腺胚胎性肿瘤和胃肠道癌时，可考虑剖腹探查。

3. 禁忌证　黄疸、腹水、远处多发转移为手术禁忌证。但对于肝门区肝癌压迫胆道引起梗阻性黄疸的患者，亦可考虑有选择性地剖腹探查，行肿瘤切除或肝动脉插管化疗和肝动脉结扎，使瘤体缩小，有助于缓解胆道梗阻，延长生存期。对于同时伴有肝外孤立转移灶的肝癌，亦可有选择性地行肝内原发癌和肝外转移灶（如孤立的肺转移）的一期切除或分期切除。伴有门静脉分支癌栓的肝癌，可考虑行肝癌合并癌栓的切除或切除肝内原发癌的同时，清除门静脉癌栓。

二、本病例特点

该患者根据病史、体检、实验室检查及辅助检查，妊娠合并肝癌诊断明确，及时终止妊娠符合疾病治疗原则。治疗过程中对肝癌的处理值得商榷。首先，手术未对原发灶做任何处理，尽管多发肝癌，但是对于边缘有出血倾向的肿块可以根据探查情况，做一些选择性切除。其次，患者有门脉高压表现，出于对术后可能出现的食管胃底静脉曲张出血，未做断流处理。再者，患者右下腹有 10 cm 的占位，术中应当可以探查到，根据一元论考虑，该肿块间质瘤可能小，转移性肿瘤可能大，根据肿瘤情况，无论能否切除，应该考虑到该肿块有可能会引起出血、梗阻等情况，如果手术条件允许，应当做些相应的处理。

第二节　产 科 意 见

肝癌多见于男性，常发生于肝炎、肝硬化患者，年轻女性特别是孕妇很容易被忽视。肝癌早期临床表现不典型，妊娠后由于早孕反应，很容易忽视肝癌的消化道症状，子宫增大容易掩盖异常增大的肝脏，另外，产科工作者重视孕妇产科检查而常常不仔细进行其他系统的体格检查，尤其在基层医院，妊娠期早期肿瘤很容易漏诊。因此，对异常的妊娠反应，特别是持续时间长，至妊娠中晚期仍有明显的食欲差、恶心呕吐、上腹部胀痛、腹胀、消瘦、乏力的孕妇，应警惕消化道疾病甚至是肝癌的发生，尽早进行消化道（肝、胆、胰、脾）超声检查，必要时行 CT 或 MRI 及相应肿瘤标志物检测，以明确诊断。

肝癌恶性程度高，威胁母儿生命，对高度疑诊的患者积极组织相关科室及全院会诊，尽早明确诊断，根据肿瘤分级情况及孕周确定诊疗方案。应与家属充分沟通，选择终止妊娠的时机、方式及肿瘤治疗方法。

警惕因肝脏肿块、门静脉高压引起的患者消化道大出血及肝脏肿块破裂出血，加强母胎监护，预防流产、引产及剖宫产术中、术后大出血及做好抢救准备。

该患者妊娠中晚期出现上腹部隐痛，伴进行性消瘦，体检肝脏肿大明显，颈部、腹部静脉高度怒张，对产科医师来说，病情实属罕见，需引起重视，产检过程中除了本科检查项目外，还需注意患者其他脏器的疾患，尽可能在疾病的早期阶段予以识别，尽早处理。患者来院已属疾病的晚期，已无手术指征，但在手术中如有条件，应尽可能取活检，以明确病理诊断为更好。

第三节 重症医学科意见

一、概述

我国育龄期妇女死因中，肿瘤以19.84%占第2位，而肝癌则是肿瘤死因第2位。肝脏恶性肿瘤可分为原发性和转移性两大类。肝癌致病原因多样，在我国常见的发病原因为病毒性肝炎、肝硬化、黄曲霉毒素、化学致癌剂及遗传等。根据病理细胞学分为肝细胞型、胆管细胞型和混合型。肝癌可通过肝内播散、血行转移、淋巴转移、直接侵犯和腹腔播种等方式转移。原发性肝癌男性较女性多见，发生于妊娠期的青年女性更为罕见。据报道，妊娠期合并肝癌的发生率为1/100 000。肝癌患者由于其本身恶性程度高，进展快，从发病到死亡一般为3～6个月，故需要早期发现、早期诊断、早期治疗。

肝癌的临床表现常见为肝区疼痛、消化道症状(腹胀、恶心、食欲减退、腹泻等)、乏力、消瘦、发热及癌旁表现(低血糖、红细胞增多症、高血钙、高胆固醇血症)。体检可及肝脏肿大、结节，黄疸以及腹水等，合并肝硬化的患者可有肝掌、蜘蛛痣、脾大、腹壁静脉曲张以及食管胃底静脉曲张等。

二、肝癌对妊娠的影响

肝癌一般不影响受孕，但是肝癌对母儿威胁大，除个别接近足月妊娠者，很难等到足月分娩。因此，一旦确诊，应及早终止妊娠。对于终止妊娠的方式，早期以负压吸宫为佳，中晚期以水囊、催产素及人工剥膜引产为佳，忌用肝肾毒性大的利凡诺尔引产。对于终止妊娠后的治疗，同一般肝癌患者。

肝癌患者若肝功能处于代偿期，妊娠后病情可相对稳定。但伴有产科并发症或合并症时，如分娩时的过度疲劳，产时及产后脱水、电解质紊乱、感染及出血、手术创伤、麻醉用药等会加重肝脏负担，使病情恶化，出现腹水、黄疸，甚至发生肝昏迷。

三、妊娠对肝癌的影响

妊娠期间合并肝癌较为罕见，其临床表现亦不典型。妊娠期间，由于母体内分泌功能增强，加之胎盘分泌大量hCG、雌激素、胎盘生乳素等，都可加速癌细胞的生长繁殖，加重病情和促进病情恶化。妊娠后由于早孕反应、子宫增大、腹部膨隆等因素，影响早期诊断，容易漏诊。hCG产物可抑制T细胞而产生免疫耐受，抑制淋巴细胞对肿瘤抗原的反应，有利于肿瘤的生长、浸润和转移。因此，妊娠后合并原发性肝癌病情发展快，预后差。

四、诊断及诊断依据

肝癌起病隐匿，早期一般无任何症状，诊断困难，一旦出现各种形式的临床表现，病情大多已经发展成为中、晚期。妊娠合并肝癌患者孕期出现的腹部胀痛、食欲减退、恶心、呕吐等与早孕反应的临床症状相似，容易被忽视，极易漏诊。故在临床工作中，遇到主诉右上腹胀痛、食欲减退、消瘦、乏力及全身衰竭的孕妇，应警惕本病的可能。在肝癌的诊治上，要尽量做到早期发现、早期诊断、早期治疗，及早进行以下辅助检查协助诊断。

1. 血清AFP检测　当前诊断肝癌常用而且重要的方法。诊断标准为AFP≥400 ng/mL，排除慢性肝病、肝硬化、睾丸或卵巢胚胎性肿瘤等。妊娠期AFP可轻度升高，且波动较大，需要注意鉴别。

2. B超　广泛用于诊断肝癌，可以显示肿瘤大小、形态、所在肝的部位以及肝静脉或门静脉有无癌栓等，诊断符合率可达90%左右。具有操作简便、无痛苦、短期内可以重复等优点。可以发现1 cm左右的微小肝癌。

3. CT检查　具有较高的分辨率，对肝癌的诊断价值肯定，诊断符合率90%以上。应用CTA检查，能显示直径仅2 mm的微小肝癌。CT检查能够明确显示肿瘤的位置、数目、大小及与周围脏器和重要血管的关系，对判断能否手术切除很有价值。

4. MRI检查　对良、恶性肝肿瘤，尤其是血管瘤的鉴别，可能优于CT，可做门静脉、下腔静脉、肝静脉及胆道重建成像，有利于发现这些管道内的癌栓。

5. 肝动脉造影　诊断肝癌准确率高达95%，仅在上述检查不能确诊时考虑采用。

6. 其他检查　放射性核素肝扫描、X线检查、肝活组织检查、腹腔镜检查等。

7. 血常规　早期正常，后期可有轻重不等的贫血，脾功能亢进时血小板和白细胞计数降低。

8. 肝血清学检查　早期可正常，诊断也缺乏特异性。肝癌患者血清碱性磷酸酶、γ-谷氨酰转肽酶、乳酸脱氢酶等可升高。

五、鉴别诊断

1. 转移性肝癌　病情发展一般较慢，AFP检测大多为阴性，多无肝炎病史或肝硬化表现。除肝病症状外，多有其他脏器原发癌的相应症状或手术病史。患者血中癌胚抗原(CEA)升高，有助于鉴别诊断。

2. 肝硬化　大的肝硬化结节，影像学检查可显示为肝占位性病变，特别是AFP阳性或轻度升高时，很难与肝癌进行鉴别，应予以注意。

3. 肝脏良性肿瘤　通常病情发展慢，病程长，患者全身情况好，多不伴有肝硬化，AFP为阴性。常见的有肝海绵状血管瘤、肝腺瘤等。借助AFP、B超、CT、MRI以及肝动脉造影可以鉴别。

六、监护要点及治疗方案

肝癌合并妊娠患者由于腹腔压力增高，较之普通肝癌患者更容易出现消化道不适、呼吸困难等症状，甚至肝癌破裂出血等危及生命的情况。在整个治疗过程中，必须全面关注患者的腹部症状和体征，一旦患者出现腹部疼痛加重，伴有贫血体征，需注意患者肝癌破裂可能，要及时行腹部超声检查以明确。故大部分妊娠患者一旦确定合并肝癌，需终止妊娠，及早手术。血液检查包括血常规、凝血功能、肝脏功能、肝炎病毒检查等。在急性期，对血常规、凝血功能、肝功能、肾功能检查可能更加频繁，以动态观察患者的肝癌进展。对于贫血、凝血功能异常的患者需要合理地进行对症治疗，并积极维持水电解质平衡，防止患者多器官功能障碍的发生。

妊娠可加速肝癌的生长与恶化，所以必须进行全面系统的婚前检查与孕前检查，以排除孕前存在的可能。一旦确诊、最好先切除肿瘤及进行相应的放化疗，不宜妊娠。如果患者有强烈的生育要求，应待病情缓解后再考虑妊娠，而且整个孕期必须在产科及相应肿瘤专业的专科医师的严密监护下进行，一旦发现病情复发或加剧，必须终止妊娠。如果妊娠期发现肝癌，亦建议终止妊娠，如果患者有强烈生育要求，必须采取相应防治措施。决定治疗的时机和方式时，重点要考虑孕周和对母儿的利弊，根据肝癌分期决定治疗方式。如经肝胆外科评估可行手术治疗者，则终止妊娠后尽快手术治疗。如因肿瘤过大、转移等导致丧失手术机会者，应尽快终止妊娠后行化疗或介入治疗。

终止妊娠方式的选择：如孕周＜28 周、胎儿存活机会不大，可行引产；如孕周≥28 周、胎儿有存活机会，需尽快行剖宫产术终止妊娠。

近年，国外多篇文献报道孕中期化疗对母儿是安全的。如果需要放疗，则应延迟到分娩后进行。如胎肺已成熟，可在足月前终止妊娠，以尽早开始肿瘤的治疗。

本例患者妊娠合并肝癌诊断明确，故及时予以终止妊娠，并行相关外科治疗，包括手术治疗、非切除性外科治疗、介入治疗、药物治疗、放射治疗、生物治疗、中医中药治疗和肝移植等。

1. *分娩方式*　肝癌患者需充分评估阴道分娩对肝癌的影响。如果估计产程顺利，无肝癌出血可能，可阴道试产，并做好输血、补充凝血因子等改善凝血功能的治疗。第一产程避免过度疲劳，补充营养，维持水和电解质平衡。第二产程避免屏气及腹部加压，及时助产。产时胎头娩出后即给宫缩剂，预防产后出血。产前、产时、产后禁用止痛、镇静药。产后继续注意子宫收缩情况，使用对肝脏无损害的抗生素预防感染。有食管静脉曲张或有产科指征的孕妇，应剖宫产终止妊娠。手术者应由能熟练操作和有经验者担任，尽可能减少出血及缩短手术时间。产褥期注意休息及营养，随访肝功能、凝血功能、血常规等，忌哺乳。

2. *并发症及处理*

(1) 癌性肿块破裂出血：发生率高。多由于肿瘤发展，坏死、软化，或治疗后坏死、软化，而自行破裂，也可因外力、腹内压增高（如剧烈咳嗽、用力排便等）或在体检后发生破裂。肝癌破裂出血时，可引起急腹症和休克。

(2) 上消化道出血：肝癌常因肝硬化或门静脉内癌栓导致门静脉高压，引起食管胃底静脉曲张，一旦破裂可发生上消化道大出血。

(3) 其他：肝癌终末期可发生肝功能衰竭。因长期消耗、卧床等，机体抵抗力减弱而易合并各种感染，特别在化疗或放疗使白细胞计数降低的情况下，更易发生肺炎、败血症和真菌感染。

【编者点评意见】

妊娠合并肝癌较为罕见，临床医师往往会因为妊娠反应而忽略了可能合并的疾病，导致发现时已为晚期，丧失治疗和挽救患者生命的机会。因此，对于该病提高认识，早发现、早诊断、早治疗，极为重要。该患者在诊治过程中虽然未发生出血、器官衰竭等严重并发症，但是我们应该意识到肝脏疾病往往造成机体内环境紊乱、凝血功能异常等，可能会发生严重出血、血糖异常变化，甚至严重感染及肾功能衰竭，出现危及母婴生命的临床状况。因此，在救治过程中应做好充分准备，密切监护患者器官功能，尤其是产后出血状况，及时纠治凝血功能异常，避免发生失血性休克，维护肝肾功能。

参考文献

1. 陈孝平. 外科学. 人民卫生出版社，2004：657－663.
2. 陆再英. 内科学. 第 7 版. 人民卫生出版社，2008：457－462.
3. 武明辉. 全国部分地区育龄期妇女死因研究. 中国公共卫生，2000，16(10)：934－936.
4. Garko SB, David OS, Mohammed T, et al. Hepatocellular carcinoma in pregnancy. Ann Afr Med, 2009, 8: 284－286.
5. 蒋荣珍，黄亚娟，滕银成等. 妊娠合并恶性肿瘤 9 例妊娠结局分析. 中国妇产科临床杂志，2011，12(4)：268－271.
6. 吴玲玲，侯红瑛，尹玉竹等. 妊娠合并肝癌误诊 4 例分析. 中国误诊学杂志，2010，10(7)：1642－1643.
7. 陈汉青，邹粟花，杨建波等. 妊娠合并肝细胞肝癌 9 例临床分析. 中华肝脏外科手术学电子杂志，2013，2(4)：245－248.

第七章　妊娠合并急性脂肪肝

【病史摘要】

患者，女性，G_3P_0，孕 $36^{4/7}$ 周，全身皮肤瘙痒 2 周，胎动减少 2 d。

患者孕期有正规产前检查，发现妊娠期糖尿病，予以饮食控制。入院前 20 d 无明显诱因下出现乏力、纳差，逐渐加重，无黄疸、发热，无血压升高、水肿及蛋白尿。入院前 4 d 在某一甲医院产前检查，发现肝功能异常，乙肝二对半无异常，无应激胎心监护(NST)提示基线偏平，评分 8～9 分，无特殊处理，嘱随访。入院前 2 d 患者出现全身皮肤黄染，小便色黄，伴恶心、呕吐，自觉胎动减少，无腹痛，无阴道流血、流液。再次就诊于某二甲医院，后转我院，拟"G_3P_0，孕 $36^{4/7}$ 周，胎儿窘迫，黄疸原因待查，GDM"收入院。

【体格检查】

T 37℃，P 80 bpm，R 20 bpm，BP 120/80 mmHg，全身皮肤黏膜黄染明显，有散在出血点。全身浅表淋巴结未触及肿大。心肺听诊无异常。全腹无压痛、反跳痛，肝、脾未触及肿大，腹水征阴性，腹部膨隆。

【产科检查】

宫高 33 cm，有胎动，胎心 146 bpm。

【辅助检查】

入院当天血常规：白细胞 11.2×10^9/L，中性粒细胞百分比 73.8%，红细胞 4.49×10^{12}/L，血红蛋白 143 g/L，血小板 109×10^9/L。

入院第 2 天血常规：白细胞 15.4×10^9/L，中性粒细胞百分比 81.5%，红细胞 4.19×10^{12}/L，血红蛋白 131 g/L，血小板 96×10^9/L。肝肾功能：总蛋白 61 g/L，白蛋白 26 g/L，ALT 63 U/L，AST 84 U/L，LDH 1 728 U/L，总胆汁酸 85.2 μmol/L，TB 500 μmol/L，BUN 1.1 mmol/L，Cr 274 μmol/L，尿酸 515 μmol/L。凝血功能：凝血酶原时间 15.5 秒，部分凝血活酶时间 49.1 秒，凝血酶时间 34.1 秒，D-二聚体 1.178 mg/L，纤维蛋白降解产物 51.4 mg/L，纤维蛋白原 1.2 g/L。电解质：钾 5.2 mmol/L，钠 138 mmol/L，氯 109 mmol/L。

【治疗经过】

入院当天相关实验室及辅助检查提示血象升高、凝血功能及肝肾功能异常，请感染科、消化内科急会诊，考虑妊娠期急性脂肪肝、重症肝炎不除外。向家属交代病情，告病重，告知手术风险及可能的并发症，予以急诊剖宫产术终止妊娠。术中见子宫黄染，羊水金黄色，娩一男婴，1 分钟评分 1 分，立即给予大流量吸氧，进行新生儿窒息抢救，3 分钟评分 7 分，8 分钟评分 8 分，后转至儿科医院行进一步治疗。术中出血 200 mL，尿量200 mL，色金黄。术后给予甘利欣、阿拓莫兰、易善复、肝细胞生长因子(HGF)、VitK1 等保肝、止血、抗感染、促进宫缩、对症支持治疗。术后患者生命体征平稳，术后第 2 天行腹部 CT，诊断为妊娠期急性脂肪肝，继续保肝退黄，补充凝血因子，预防产后出血，补充白蛋白，促进肝细胞生长，支持对症治疗。术后第 3 天查体见皮肤散在出血点较前稍有增多，出现腹水征，移动性浊音阳性，予以加强支持治疗。输注新鲜冰冻血浆 400 mL 及白蛋白。术后第 8 天查体全身皮肤及巩膜黄染较前明显减退，皮肤散在出血点颜色渐浅，未见增多。复查肝肾功能和电解质较前明显好转，低钾血症已纠正，转氨酶基本降至正常，胆红素较前明显下降。继续输入适量新鲜冰冻血浆、白蛋白，同时给予罗氏芬抗感染治疗。此后患者病情平稳，予以继续对症支持治疗，至术后第 24 天出院时，患者一般情况可。查体：全身皮肤及巩膜黄染较前明显减退，体温正常，血压正常，心肺无殊，腹平坦，腹肌软，腹部切口愈合好。子宫复旧好，恶露少，无异味。复查血常规：血红蛋白 104 g/L，白细胞、血小板正常。尿常规：胆红素+，蛋白质－。肝肾功能：白蛋白 48 g/L，谷丙转氨酶 50 U/L，谷草转氨酶 62 U/L，总胆红素 115.1 μmol/L，直接胆红素 88.8 μmol/L，总胆汁酸 72.1 μmol/L，乳酸脱氢酶 131 U/L，尿素氮 6.5 mmol/L，肌酐 67 μmol/L。较前明显好转，但尚未达正常指标，出院后门诊随访 1 月均恢复正常。

【最终诊断】

(1) G_3P_1，孕 $36^{4/7}$ 周，剖宫产。

(2) 妊娠期急性脂肪肝。

(3) 胎儿窘迫。

(4) 多脏器功能障碍。

(5) GDM。

第一节　消化内科意见

一、概述

妊娠期急性脂肪肝(acute fatty liver of pregnancy, AFLP)又称妊娠期特发性脂肪肝，为妊娠期特有疾病，主要发生于妊娠晚期，起病急骤，病势凶险，母儿死亡率高。本病病因迄今未明，越来越多的研究表明，AFLP 与线粒体脂肪酸氧化功能障碍有关，同时高雌激素水平、妊娠期高血压、药物、毒物或病毒等因素也可能参与其中。病理改变主要是肝细胞肿胀，胞质内充满微小的脂肪滴，并围绕在细胞核的周围。AFLP 多发生于妊娠晚期，平均孕 35～36 周，也有早至孕 22 周发病的报道。

二、诊断

本病的主要诊断依据有：① 妊娠妇女无肝炎接触史，既往无肝病史，各种肝炎标志物阴性；② 妊娠晚期突发恶心、呕吐、上腹痛和进行性黄疸，严重者出现嗜睡、昏迷；③ 肝肾功能异常，血清转氨酶轻或中度升高(一般不超过 300 U/L)，血清碱性磷酸酶明显升高，血清胆红素升高，以直接胆红素升高为主，尿胆红素阴性，血尿酸、肌酐、尿素氮升高；④ 持续性重度低血糖是 AFLP 的一个显著特征，常可降至正常值的 1/3～1/2；⑤ 白细胞计数升高，血小板计数下降；⑥ 凝血功能障碍，出现凝血酶原时间延长，部分凝血活酶时间延长，纤维蛋白原减少；⑦ B超示肝脏弥漫性密度增高区，呈雪花状，强弱不均，称“亮肝”，CT 检查肝实质呈均匀一致的密度降低影；⑧ 肝穿刺活检病理表现为弥漫性微滴性脂肪变性，炎症、坏死不明显，肝小叶完整，但由于 AFLP 常有凝血功能异常，因此肝穿刺危险性大，临床上少用。

三、治疗

AFLP 预后不良，孕产妇病死率高，治疗措施如下。

1. *及时终止妊娠*　关于分娩方式的选择，目前尚无一致意见。一般认为，除短时间内能自然分娩外，应以剖宫产为宜。

2. *对症支持治疗*　应予低脂肪、低蛋白、高碳水化合物饮食，纠正低血糖及酸中毒，维持水电解质平衡，扩充血容量。有凝血功能障碍时，应尽快输注新鲜血浆，补充血小板、冷沉淀、纤维蛋白原和凝血酶原复合物等，控制 DIC 的发展。给予高碳水化合物、支链氨基酸与大量维生素 C、ATP、辅酶 A、肝细胞因子等保肝治疗。短期使用肾上腺皮质激素以保护肾小管上皮。选择对肝功能影响小的抗生素预防感染。肾功能衰竭和利尿无效时应及时进行血液透析或血浆置换以补充体内缺乏的凝血因子，减少血小板聚集，促进血管内皮修复。根据病情给予 H_2受体阻滞剂，预防应激性溃疡的发生。

3. *人工肝治疗*　人工肝又称分子吸附再循环系统（molecular absorbent recycling system，MARS），是利用人白蛋白作为分子吸附剂，并通过吸附、透析、再循环，进行高通透量的透析系统，可以选择性清除蛋白结合终末代谢产物，稳定内环境，为肝细胞再生及肝功能恢复赢得时间。人工肝支持治疗是重症 AFLP 综合治疗中一项重要的手段，应尽早使用，以阻断病情进展。

4. *肝移植*　AFLP 患者肝脏具有潜在逆转能力，只有经积极治疗，病情仍继续恶化，造成不可逆性肝损害时，才考虑肝移植。

本病例中，患者入院后结合体检及实验室检查，考虑妊娠期急性脂肪肝、重症肝炎不除外，予以立即行剖宫产术终止妊娠。术后出现多脏器损害，疾病进展，结合影像学依据考虑局灶性脂肪肝，诊断为妊娠期急性脂肪肝。予以保肝退黄，补充凝血因子、白蛋白，给予促肝细胞生长因子，输注新鲜冰冻血浆及对症支持治疗后，症状改善，实验室指标亦较前均有好转，表明处理妥当及时。

该病治疗中，早期诊断、及时终止妊娠是关键。最大限度的支持治疗和多学科联合协作治疗是提高治疗质量的重要保证。同时，AFLP 有复发的可能，应当避免再次妊娠。

第二节　肾内科意见

本患者从肾功能不全到积极处理后肾功能恢复正常，考虑为急性肾功能不全。

一、定义

急性肾功能不全即急性肾损伤(acute kidney injury，AKI)，定义为由各种原因使两肾排泄功能在短期内(数小时至数周)迅速减低，使肾小球滤过功能、肌酐清除率(creatinine clearance，CCr)降低达正常的50%以下，血尿素氮及肌酐迅速升高，并出现水、电解质及酸碱平衡失调及急性尿毒症症状。

二、预防措施

(1) 尽可能避免使用肾毒性药物。

(2) 肌溶解者需要早期积极补充液体，可减轻肌红蛋白尿的肾毒性，甘露醇与碱化尿液的疗效未证实。

(3) 需要使用造影剂时，高危患者应使用非离子等渗造影剂，静脉输入等张液体降低造影剂肾病(CIN)的发生率。

(4) 及时有效的ICU复苏可降低AKI发生率，必须避免低血压(SAP>80 mmHg)，维持心输出量、平均动脉压和血管内容量以保持肾灌注，有利于肾功能恢复。

(5) 当需要使用血管加压药逆转全身性血管扩张时(如脓毒症休克)，首选去甲肾上腺素，多巴胺等选择性改变肾血流量的药物，但目前未显示能改变AKI的自然转归。

三、治疗

(1) 存在AKI风险或已发生AKI的患者，在没有失血性休克的证据时，建议使用等张晶体液(而不是胶体液)作为扩张血管内容量的起始治疗。

(2) 推荐对存在AKI风险或已发生AKI的血管源性休克的患者，在补液的同时联合使用升压药物。

(3) 建议对围手术期或败血症休克的患者，根据治疗方案调控血流动力学与氧合参数，以预防AKI的发生或恶化。

(4) 对危重患者，建议胰岛素治疗目标为血糖控制在6.11～8.27 mmol/L。

(5) 任何分期的AKI患者，总能量摄入需达到20～30 kcal/(kg・d)。非高分解、不需要透析的AKI患者摄入蛋白0.8～1.0 g/(kg・d)；发生AKI并行连续肾脏替代疗法(continuous renal replacement therapy，CRRT)的患者为1.0～1.5 g/(kg・d)；行CRRT及高分解状态的患者最高达到1.7 g/(kg・d)。优先使用肠内营养方式对AKI患者提供营养。

(6) 推荐不使用利尿剂来预防AKI，除非是在治疗高容量负荷时。

(7) 不推荐使用多巴胺、心房钠尿肽、非诺多泮、重组人胰岛素样生长因子(rhIGF-1)来预防或治疗AKI。

(8) 早期血液净化能及时清除毒素，减轻肾脏负荷，有利于肾功能的恢复。

本患者妊娠期急性脂肪肝，是妊娠晚期的严重并发症，起病急骤、病情凶险，常造成多器官损伤，合并急性肾衰竭可高达 60%。目前合并肾衰竭的原因仍不太清楚，可能的原因有：① 剧烈呕吐造成的低血容量等肾前性因素；② 子宫或内脏大出血造成的休克等血流动力学紊乱；③ 血栓性微血管病。肾组织活检一般可见到肾小管上皮细胞脂肪变性，也有肾小管坏死的报道。改善本病预后的关键在于早诊断、早治疗。一旦诊断或高度怀疑应立即终止妊娠，终止妊娠前，纠正水、电解质和酸碱平衡紊乱是必要的，输入新鲜冰冻血浆、血小板等成分可以补充血液内的一些凝血因子及其余成分，重症患者可以行血浆置换清除体内的一些炎症因子，减少血小板聚集，促进血管内皮的修复。急性肾衰可以行血液透析。

该患者在诊断明确后及时终止妊娠、补充凝血因子、白蛋白，输注新鲜冰冻血浆支持对症治疗。肾脏功能得以恢复，痊愈。

第三节　内分泌科意见

妊娠期糖尿病(gestational diabetes mellitus, GDM)是指在妊娠后才发生或首次发现的糖尿病。GDM 是一种特殊类型糖尿病，若发现有糖耐量减低或明显的糖尿病，无论是否需要胰岛素或仅使用饮食治疗，也不论分娩后这一情况是否持续，均可认为是 GDM。GDM 系高危妊娠，严重危害母婴健康，在胰岛素问世之前母体死亡率 27%～30%，胎儿围产期死亡率大于 40%，目前我国尚缺乏 GDM 的流行病学调查数据。

GDM 的围手术期及产后母婴临床不良结局包括：母亲发展为 2 型糖尿病(type 2 diabetes mellitus, T2DM)、胎儿在宫内发育异常、新生儿畸形、巨大儿(增加母婴在分娩时发生合并症与创伤的危险)和新生儿低血糖发生的风险增加等。高血糖和不良妊娠结局(HAPO)研究小组 7 年时间里对来自 9 个国家、15 个研究中心的 25 305 例妊娠妇女及其新生儿进行了研究，其结果显示即使低于 GDM 诊断标准的高血糖也与新生儿的出生体重增加及不良孕产结局密切相关，即使血糖水平在正常范围内的孕妇，随着血糖水平的升高，巨大胎儿、剖宫产、新生儿低血糖、高胰岛素血症等风险也会增加。

初次产前检查时就应对孕妇是否有 GDM 的高危因素进行评估。有高危因素的孕妇初诊时行血糖筛查试验，如筛查试验阴性则在孕 24～28 周时重复此试验，结果仍阴性者也需在孕 32 周再次做筛查。非高危因素孕妇常规于孕 24～28 周行筛查。

目前世界各国对 GDM 的诊断标准不甚相同。2011 年，美国糖尿病学会(ADA)发布的新的诊断标准即是基于 HAPO 研究修订的。与以往 GDM 诊断标准相比，这次将空腹血糖(FBG)的切点由 5.3 mmol/L 降至 5.1 mmol/L，口服 75 g 葡萄糖耐量试验(OGTT)后的 1 h 血糖仍然为 10 mmol/L，2 h 血糖由 8.6 mmol/L 降至 8.5 mmol/L。同时规定，FBG、1 h 血糖、2 h 血糖这 3 项指标中的任意 1 项血糖超标即可诊断，而以往标准则规定 3 项指标中有 2 项达到或超过标准才可确诊。Agarwal 等还提出了基于 FBG 的 GDM 的排除标准，他们认为：当 FBG≤4.4 mmol/L 时，可以不必行 OGTT 排除 GDM；当 FBG 在 4.4～5.1 mmol/L 之间时，则有必要筛查；糖化血红蛋白（HbA1c）数值并不作为诊断依据。

在做出 GDM 诊断后，应尽早按 GDM 诊疗常规进行管理。1～2 周就诊 1 次，并根据孕妇的文化背景进行针对性的糖尿病教育。妊娠期间的饮食控制标准要求既能保证孕妇和胎儿的能量需要，又能维持血糖在正常范围，而且不发生饥饿性酮症。尽可能选择低升糖指数的碳水化合物。对使用胰岛素者，要根据胰岛素的剂型和剂量来选择碳水化合物的种类和数量。应实行少量多餐制，每天分 5～6 餐。

在药物治疗方面，避免使用口服降糖药。当通过控制饮食和适当运动治疗，血糖仍不能控制在正常范围，则需启动胰岛素治疗。人胰岛素优于动物胰岛素，初步临床证据显示速效胰岛素类似物赖脯胰岛素和门冬胰岛素在妊娠期间使用是安全有效的。鼓励自我监测血糖，控制的目标是 FBG＜5.3 mmol/L、餐后 1 h 血糖＜7.8 mmol/L 且 2 h 血糖＜6.7 mmol/L，HbA1c 尽量控制在 6.0％以内。当尿酮体阳性时，应检查血糖（因孕妇肾糖阈下降，尿糖不能准确反映孕妇血糖水平），如血糖正常，考虑饥饿性酮症，及时增加食物摄入，必要时在监测血糖的情况下静脉输入适量葡萄糖。若出现糖尿病酮症或酮症酸中毒时，则立即按相应治疗原则处理。

加强胎儿发育情况的监护，常规超声检查了解胎儿发育情况。在分娩方式方面，糖尿病本身不是剖宫产指征，无特殊情况可经阴道分娩，但如合并其他的高危因素如妊娠期高血压疾病、糖尿病慢性并发症等，可进行选择性剖宫产或放宽剖宫产指征。

GDM 是 T2DM 的高危因素，约有 1/3 的妇女产后发展为临床糖尿病。因此，GDM 患者应该在产后 6～12 周行 OGTT 以进一步明确糖代谢状态，即使糖耐量正常，也应每 3 年 1 次定期复查糖耐量。

第四节　产 科 意 见

一、概述

妊娠期急性脂肪肝是一种罕见的妊娠期并发症，其发病率为 1/7 000～1/16 000。

病因不明，常发生于初产妇，多见于男胎、多胎妊娠，可复发，孕 28～40 周均可发生，常发生于妊娠晚期，亦有报告在孕 26 周或产后立即发生。早期文献报道孕产妇及围产儿死亡率分别为 75％和 85％，随着对该病认识程度的提高和早期诊断、治疗不断完善，其母儿死亡率大大降低，孕妇死亡率 12.5％～18％，胎儿死亡率 7％～66％。

二、诊断

AFLP 临床表现多样，与其他妊娠晚期并发症表现相似，早期诊断较困难。早期症状非特异性，如厌食、恶心、呕吐、疲乏、头痛及上腹部不适等消化道症状，随着病情发展，出现发热及进行性黄疸，体格检查发现右中上腹触痛，肝脏缩小不可触及。病情严重者合并多器官功能障碍，如急性肾衰竭、肝性脑病、消化道出血、DIC 及 ARDS 等，导致孕产妇死亡。大多数患者血糖偏低，严重者出现持续性低血糖，有些患者伴有水肿、高血压等子痫前期症状。多数患者在产后 1～4 周症状好转。

肝细胞活检是 AFLP 诊断的金标准，鉴于多数病例合并凝血功能紊乱，非侵入性检查（如超声与 CT）为多数产科工作者认同，仅 1/4 患者超声显示“亮肝”的影像学改变，但 CT 假阳性率比较高。英国 Swansea 诊断标准：出现下述 6 项症状以上又不能用其他疾病解释的患者可诊断 AFLP：① 呕吐、上腹部疼痛；② 烦渴、肝性脑病、胆红素增高（＞14 μmol/L）；③ 白细胞增高（＞11×10^{9}/L）；④ 尿酸增高（＞340 μmol/L）；⑤ 血糖降低（＜4 mmol/L）；⑥ 超声显示明亮肝；⑦ AST 增高（＞42 U/L）；⑧ 肾功能损害（肌酐＞150 μmol/L）；⑨ 血氨增加（＞47 μmol/L）；⑩ 凝血功能异常（PT＞14 秒或 APTT＞34 秒）；⑪ 肝活检小泡性脂肪肝。本病更具疾病特征的改变是高胆红素血症与中等水平肝酶异常。如果 Swansea 诊断标准加上抗凝血酶异常将明显减少 AFLP 的漏诊或延误诊断。另外，50%患者血小板正常。

三、本病例诊治提示

（1）如果孕晚期无明显诱因下出现胃肠道症状、皮肤黄染、肝功能或凝血功能异常，应考虑妊娠期急性脂肪肝可能。尽快 CT 检查明确诊断。ICP 以皮肤瘙痒及胆汁酸增加为主要表现，多无消化道症状。据报道 50%AFLP 患者合并子痫前期，因此，应与子痫前期进行鉴别。另外，需排除病毒性肝炎与 HELLP 综合征等其他疾病。

（2）孕晚期出现进行性肝功能损害、凝血功能异常与肾功能损害、并发低血糖者，应高度怀疑 AFLP 可能。从 AFLP 发病至终止妊娠的时间在 1 周内的患者 100%存活，2 周以上者 30%在分娩当天或次日死亡。因此，早期诊断、迅速终止妊娠及最大限度的支持治疗是减少不良妊娠结局的关键。分娩方式首选剖宫产。

（3）患者多合并有凝血功能异常，硬膜外麻醉可导致硬膜外出血，全麻药物可增加肝脏负担，因此局麻为手术首选。

（4）内科治疗按重症肝衰竭处理，包括补液、输血、输白蛋白、保肝降酶、退黄、抗感染、纠正低血糖、抗凝止血、改善微循环及营养支持治疗等。

（5）AFLP 与脂肪酸氧化异常产生毒素有关，对严重病例如肝功能与肾功能进行性恶化者，新鲜冰冻血浆置换（尤其是产后血浆置换）在迅速缓解病情、缩短病程中疗效显著。

该孕妇孕 $36^{4/7}$ 周，无明显诱因下出现胃肠道症状：乏力、纳差 20 d，黄疸，全身皮肤瘙痒 2 周，全身皮肤黏膜黄染明显，凝血功能异常，全身皮肤散在出血点，肝肾功能异常，乙肝病毒全套均阴性，高度怀疑妊娠期急性脂肪肝。因已孕 $36^{4/7}$ 周，入院后及时剖宫产取出胎儿，术中见子宫黄染，羊水金黄色，术后 2 d 腹部 CT 提示急性脂肪肝，明确诊断为妊娠期急性脂肪肝。经积极护肝、降酶、退黄，抑酸保护胃黏膜，利尿降钾，补充凝血因子，加强支持治疗 3 周，病情明显好转出院。

第五节　重症医学科意见

AFLP是一种少见而致命的妊娠期并发症，最常发生于妊娠晚期和产后初期，发病率大约为1/13 000，其病因尚未完全阐明，主要病理改变为肝细胞脂肪浸润，可导致以肝功能衰竭、弥漫性血管内凝血、无法控制的出血和肝性脑病为特征的严重肝损伤。AFLP常最终导致多器官功能衰竭和死亡，其母儿死亡率高，因此，该病成为围产医学研究的热点。

一、流行病学

Stander及Gadden在1934年首次报告该病，而Sheehan在1940年报道了6例患这种疾病妇女的尸检结果，当时将这种临床综合征命名为妊娠期急性黄色肝萎缩。直到1956年，Moore才将其命名为妊娠期急性脂肪肝。目前国内外均采用Moore对本病的命名。AFLP是一种罕见的妊娠期并发症，其发病率为1/10 000～1/15 000之间，多见于男胎、多胎妊娠，可复发。在过去，此病的母儿死亡率高达85%。随着对该病认识的不断加深及早期诊断、尽早终止妊娠和危重医学的进展均使得疾病的预后有很大改善。目前的母、儿死亡率据估计分别为18%和23%。患者恢复后通常无远期后遗症。

二、病因

1. AFLP与线粒体脂肪酸氧化过程中的酶缺陷

长链3-羟基辅酶A脱氢酶缺乏：早在1991年Schoeman等就报道长链3-羟基辅酶A脱氢酶(long-chain 3 hydroxyacyl-coenzyme A dehydrogenase，LCHAD)缺乏导致胎儿线粒体脂肪酸氧化功能障碍，与AFLP具有相关性。随后的报道也证实，LCHAD缺乏的胎儿，其母亲妊娠期AFLP发病率为15%～25%。胎儿由于缺乏LCHAD而导致生成的大量长链脂肪酸不能氧化。脂肪酸β氧化是大多数细胞的能量来源，中链脂酰辅酶A脱氢酶(MCAD)和长链脂酰辅酶A脱氢酶(LCAD)分别是β氧化循环的第1和第3个限速酶，如果缺乏就会导致中链和长链脂肪酸聚集。代谢产物堆积在母体内，对肝脏产生高毒性，并由于妊娠期脂肪酸代谢利用降低而加重毒性，破坏肝脏功能及肝酶的活性，导致AFLP的发生。胎盘本身也会产生过量脂肪酸使母体游离的脂肪酸进一步升高。及时终止妊娠后，肝脏代谢压力缓解，线粒体脂肪酸氧化恢复正常，AFLP在分娩后症状缓解。

该病可能系先天性遗传性代谢障碍性疾病，胎儿存在LCHAD缺乏，属常染色体隐性遗传疾病，有很大的遗传异质性，如果母体也是杂合子LCHAD缺乏，则危险性更高。LCHAD位于线粒体三功能蛋白(mitochondrial trifunctional protein，MTP)的α亚单位，MTPα亚单位第15位外显子的*G1528C*突变是*LCHAD*基因的最常见基因突变，占突变等位基因的65%～95%。Ibdah等研究表明，MTPα亚单位*G1528C*突变是西方人种中

LCHAD缺陷患者最常见的致病突变位点，携带 *G1528C* 基因突变的孕妇约有75%会发生妊娠期肝损害。

2. AFLP与激素、营养障碍 妊娠期时体内激素发生明显变化，其中促肾上腺皮质激素、去甲肾上腺素、生长激素水平增加，能够增加脂肪组织的脂肪酸，使脂肪酸大量堆积；雌激素水平在妊娠期增加，使甘油三酯在肝脏合成增加引起高脂血症，并随妊娠后期激素的增加而加重，此为AFLP发病的内因。对死者肝的游离脂肪酸测定，发现比正常人高8～10倍。在此基础上若有营养障碍等因素，则可引起脂肪氧化物质缺乏，或导致与脂肪氧化有关的酶系受损，使得脂肪代谢障碍，游离脂肪酸堆积在肝细胞内，极易诱发急性脂肪肝。

3. AFLP与感染 Kurosaki等报道1例AFLP患者肝细胞中有细菌、真菌存在，考虑AFLP可能与细菌、真菌感染有关。Gaspari等报道1例妊娠37周的意大利妇女因感染钩端螺旋体而出现无发热型的AFLP系列症状。Luzar等报道1例28岁妊娠28周妇女宫颈感染单纯疱疹病毒(HSV)后发生爆发性HSV性肝功能衰竭，移植肝脏后再次出现爆发性HSV性肝炎并有AFLP特征表现。提示细菌、病毒等感染后可能导致AFLP。

4. AFLP与药物 四环素影响肝脏代谢，致肝脏合成蛋白质障碍，导致孕妇吸收不足，营养障碍，可引起脂肪氧化物质缺乏或与脂肪氧化有关的酶系统受损，从而导致脂肪代谢障碍，诱发AFLP。有学者通过研究16例妊娠期急性脂肪肝孕妇，发现有12例在妊娠期曾服用过大量四环素，影响蛋白质合成，诱发AFLP。另外，Saygan Karamursel等报道1例32岁妊娠35周女性因腹痛服用阿司匹林镇痛后出现黄疸，3 d后昏迷，入院诊断为AFLP。考虑为非甾体类抗炎药抑制MTP，阻碍线粒体及整个细胞脂肪酸氧化，故而发生AFLP。

5. AFLP与多胎妊娠 AFLP患者中双胎、多胎更为常见。双胎、多胎母亲血小板计数下降及抗凝血酶活性增高明显，二者均有肝酶升高倾向，故更易于发生AFLP。Morikawa等研究23例双胎和7例3胎孕产妇的抗纤维蛋白酶活性、血小板计数和血生化检查后发现，3胎妊娠比双胎妊娠更容易出现妊娠诱导的抗纤维蛋白酶活性不足、妊娠期的血小板减少、围产期天冬氨酸氨基转移酶(AST)增高等情况。这些发现提示3胎妊娠比双胎妊娠更易发生AFLP。

6. AFLP与其他因素 有学者认为产前子痫、HELLP综合征和AFLP可能为疾病从轻微到严重以致危及生命的多系统功能障碍的谱系改变，似乎可以解释AFLP患者何以并发妊娠期高血压综合征较多。而且，既往研究也显示出HELLP综合征和AFLP在病因、临床表现和治疗等方面有很多共同之处。

三、病理

肝组织学检查是诊断AFLP的金标准。在临床表现及实验室检查高度怀疑AFLP时，应及早在DIC发生以前，争取进行肝脏穿刺活检，以求确诊。典型病理变化是肝细胞脂肪变性，肝脏体积缩小，肝小叶结构完整，小叶中央区充满微泡沫脂肪小滴，胞核仍位于细胞中央，并有胆汁淤积。HE染色时可见肝细胞脂肪变性形成独特的空泡，肝细胞呈气球样变，肝血窦内出现嗜酸小体。用特殊的脂肪油红染色，细胞中脂肪小滴的阳性率高于HE染色。肝细胞脂肪密度与血浆尿酸水平成正比，与血小板计数成反比。如有明显肝细胞坏死和炎性反应，表明肝脏损坏严重。

四、临床表现及体征

1. *起病急* 早期表现为非特异性恶心、反复呕吐(呕吐物为食物，继而为咖啡色呕吐物)、腹胀(80%为骤发性且持续)、上腹部呈局限性或弥漫性疼痛(主要为右上腹)以及头痛。

2. *黄疸进行性加重* 数天或1周后出现黄疸，并迅速加深，表现为巩膜、皮肤黄染，尿液深黄。据报道，轻度黄疸者，血胆红素<171 μmol/L，占56.6%；中度黄疸者，血胆红素171～342 μmol/L，占26.1%；重度黄疸者，血胆红素>342 μmol/L，占17.4%。

3. *常伴有妊娠期高血压疾病* 重者起病前或发病中有高血压(20%～67%)、蛋白尿及水肿(20%～68%)等妊娠期高血压疾病表现，尚可有脱水(20%～50%)，两者相互影响，并使病情加重，易与先兆子痫混淆。

4. *凝血功能障碍* 由于肝功能严重受损，凝血因子合成不足，出现全身出血倾向，常见皮肤、黏膜等多部位瘀点瘀斑、消化道出血、牙龈出血和产后出血等。

5. *并发多系统损害* 随着病情的发展，常出现急性肝功能衰竭的表现，不同程度的意识障碍、精神症状、低血糖及肝昏迷，少尿、无尿、氮质血症和肾功能衰竭，少数患者可出现胰腺炎和低蛋白血症。AFLP易发生早产、死胎及死产。

6. *体征* 肝浊音界缩小，肝区有轻度叩击痛，腹水征阳性。

五、实验室检查

1. *血象检查* 白细胞计数增高，一般为$(20\sim30)\times10^9$/L，高者可达$(50\sim60)\times10^9$/L，中性粒细胞增高并有中毒性颗粒；血小板减少，往往$<100\times10^9$/L，如$<50\times10^9$/L，则有出血倾向；有时可见幼红细胞、肥大血小板及嗜碱性点彩红细胞。此细胞来源于肝内髓外造血灶，这一血象特征在病毒性肝炎和重度妊高征均见不到，被认为是诊断AFLP的敏感指标。

2. *血清胆红素增高* 以直接胆红素为主，多在170 μmol/L左右，有高达563 μmol/L者，严重患者可达302 μmol/L。

3. *血清转氨酶轻度或中度增高* 血清谷丙氨酸氨基转氨酶(ALT)大多<300 U/L，常出现胆酶分离现象，即血ALT于发病初期升高，但不因病情恶化随胆红素增高而继续升高，有时反而下降。血清碱性磷酸酶明显升高。

4. *尿胆红素多为阴性为此病特点* 本病以直接胆红素增高为主，直接胆红素水溶性强，可自由出入毛细血管壁，通过肾脏排出。但AFLP可使肾小球基底膜出现病理改变，致使直接胆红素滤过障碍，因此尿胆红素阴性者有助于诊断，但阳性不能排除本病。

5. *血糖降低、血氨升高* 持续性重度低血糖是AFLP的一个显著特征，常可降至正常值的1/3～1/2，可降至0.55～2.20 mmol/L。血氨在AFLP早期就升高，出现昏迷时高达正常值的10倍。如血氨>2 mg/L时，即可出现意识障碍。

6. *低蛋白血症* 血浆蛋白尤其是白蛋白减少，白蛋白可低至15 g/L，呈明显的低蛋白血症，白/球比例倒置。

7. *肾功能障碍* 血尿素氮及肌酐测定明显升高，出现急性氮质血症。

8. *凝血功能异常* PT及APTT延长，甚至可出现DIC。

六、影像学检查

1. *腹部超声* 当肝细胞内有脂肪浸润时，肝脏产生弥漫性散射，形成不同程度的“密集”改变，如云雾状，程度加重，呈现深部衰减，则超声诊断为脂肪肝。文献报道AFLP的超声脂肪肝诊断率在50%左右。除了肝脏改变，胆囊声像图改变最常见，其中以胆囊壁水肿多见，是炎症直接作用于胆囊而致胆囊静脉和淋巴回流受阻，再加上肝细胞损害肿胀、肝内胆管压力增高更加剧胆囊静脉、淋巴回流受阻所致，并且在重症黄疸病例均可出现这种胆囊改变。另外，腹腔积液也常见于腹部超声检查，但产后多于产前，可能是由于其为迟发表现，也可能为恢复期表现。

2. *其他影像学检查* CT和MRI等影像检查可出现脂肪肝，但其特异性及敏感性有限。

七、诊断

1. *主要依据* 本病诊断主要依靠病史和临床症状及特征性实验室检查结果。

(1) 病史：无肝炎接触史，既往无肝病史。

(2) 症状：妊娠晚期出现无诱因的恶心、呕吐、上腹痛、黄疸等症状。

(3) 实验室检查：白细胞计数升高；血清氨基转移酶轻度或中度升高、碱性磷酸酶明显升高、血清胆红素升高；血氨升高；凝血酶原时间(PT)、活化部分凝血活酶时间(APTT)延长，血浆抗凝血酶Ⅲ和纤维蛋白原(FIB)减少；血清尿酸、肌酐和尿素氮升高；尿胆红素阴性。

(4) 辅助检查：B超提示肝区弥漫的密度增高影，呈雪花状；CT检查提示肝实质为均匀一致的密度减低。

(5) 病理学：是诊断的金标准，肝细胞呈弥漫性脂肪变性。

2. *鉴别诊断* 本病根据病史及临床表现、实验室检查、B超及肝穿刺活检可明确诊断。AFLP往往在短期内出现多脏器功能衰竭，其临床表现和肝功能检查酷似急性重症肝炎，又似肝内胆汁淤积症等，故应加以鉴别。

(1) 急性重症肝炎：两者临床表现十分相似，较难鉴别。AFLP多发生在妊娠35周左右，血象除白细胞增多外，还可见幼红细胞等血液学特征。血清总胆红素值和转氨酶升高程度均比急性重症肝炎为轻，且AFLP有胆酶分离现象，尿胆红素阴性。而急性重症肝炎时，病毒性肝炎血清免疫学检查阳性。血清转氨酶明显升高(可高达1 000 U/L)。尿三胆阳性，血尿酸不高，白细胞计数正常，肝细胞穿刺活检可见肝细胞广泛坏死，肝小叶结构破坏。因此，肝穿刺活检可立即作出明确的鉴别诊断。

(2) HELLP综合征：AFLP和HELLP综合征有共同特征，即血清转氨酶和血清胆红素升高、出血倾向和肾功能衰竭。临床特征和实验室检查结果有较多相似处，治疗原则也颇相同。但HELLP综合征不存在低血糖，这是两个疾病间很重要的鉴别点，而且低血糖本身还可提示肝功能衰竭和预后险恶。

(3) 子痫前期：AFLP可并发子痫前期，但子痫前期患者一般无黄疸、低血糖等症状，且AFLP患者起病急骤，易合并DIC。

(4) 肝内胆汁淤积症：也有黄疸表现，但伴有皮肤瘙痒，碱性磷酸酶升高，且不伴有上腹部疼痛、恶心、呕吐、肝脏衰竭和DIC。

八、治疗

治疗AFLP的基本原则是早期诊断、及时终止妊娠和支持治疗。

1. *早期诊断* 因AFLP早期症状不具有特异性及其症状与其他妊娠晚期合并症相似，即使结合实验室检查，早期诊断也较困难。因此，应加强早期监护，尤其是合并有多器官功能衰竭或死亡危险因素的孕妇。

2. *及时终止妊娠* AFLP发病至分娩在1周内，患者100%存活，2周以上者，30%在分娩当天或次日死亡。因此，及时终止妊娠有利于母婴预后，临床上首选剖宫产。因为阴道分娩过程中孕妇可能消耗过多体力，肝脏代谢压力大，使原有并发症如凝血功能异常、急性肾功能衰竭等进一步恶化，且易发生软产道损伤，产后宫缩乏力，阴道大出血，均可增加产妇死亡率。

3. *支持治疗*

(1) 低脂、低蛋白、高碳水化合物饮食。

(2) 加强监护，保持呼吸道通畅，注意生命体征变化。

(3) 密切注意水电解质平衡，及时纠正酸中毒，补充足够能量，纠正低血糖。

(4) 维持有效循环血容量，维持正常血压，改善微循环。

(5) 适量使用肾上腺皮质激素有利于减轻肝细胞的损伤。

(6) 预防性保护胃肠道功能和肝脏功能。

(7) 补充血制品，交替输注新鲜血浆、冰冻血浆和白蛋白，纠正凝血因子的消耗，改善低蛋白血症。

(8) 发生DIC时，及早使用抗凝剂，如肝素等。

(9) 严密观察病情变化，必要时采用人工肝血浆置换疗法，为肝细胞再生赢得时间；如病情继续恶化，造成不可逆性肝损伤时，可考虑肝移植。

九、监护要点

1. *凝血功能* 妊娠晚期孕妇血液呈高凝、低纤溶状态，是发生DIC的高危因素。PT、APTT缩短，FIB水平明显升高，血液黏度增加，易形成血栓。若并发AFLP则可加重凝血异常，二者相互影响，相互加重。DIC 是 AFLP 发展的终末阶段，发生 DIC 后病情可急剧恶化，严重影响治疗效果。早期发现 AFLP 并早期识别 DIC 是降低孕产妇病死率、改善预后的关键。有研究发现，如孕妇血浆中 FIB 水平高于 5 g/L，则孕妇发生 DIC 风险增高，认为 FIB 是反应高凝状态的一个重要指标。D-二聚体是 DIC 诊断的特异性指标之一。有学者发现，孕产妇发生 DIC 早期，其 D-二聚体水平明显升高，认为该项指标对早期识别 DIC 有重要意义。

2. *肝脏功能* AFLP 患者肝脏功能损害严重，常可引起肝性脑病。因此病程中应定时观察患者意识状态，定时复查血氨水平。另外，因肝脏合成功能障碍，易出现低蛋白血症，应定时复查白蛋白水平。

3. *循环功能* AFLP 继发 DIC 被确诊后，多数患者已进入消耗性低凝期，临床表现为各个部位出血，尤以阴道大出血和剖宫产术创面出血多见。对于早期即出现休克的患者，应尽早开放深静脉通路，动态监测中心静脉压对容量复苏有一定指导作用。另外，与袖带式无创血压监测相比，进行有创血压动态监测更能准确、实时地了解血压变化及治疗效果。

4. *肾脏功能* AFLP 并发 DIC 后，患者重要器官缺血、坏死可导致重要器官出现不同程度的功能衰竭。在抢救复苏过程中，应平衡多方面的因素：① 容量复苏应充分，避免心输出量不足导致肾前性急性肾功能衰竭；② 抢救过程中尽可能减少肾毒性药物的使用；③ 在充分容量复苏后，若肾功能仍无明显改善，应避免复苏过量；④ 在病程中应定时监测患者血钾、酸碱平衡及血肌酐变化，若条件允许，应尽早行床旁 CRRT。

参考文献

1. Ibdah JA. Acute fatty liver of pregnancy: an update on pathogenesis and clinical implications. World J Gastroenterol, 2006, 12(46): 7397-7404.
2. Knight M, Nelson-piercy C, Kurinczuk JJ, et al. A prospective national study of acute fatty liver of preganancy in the UK. Gut, 2008,57(7): 951-956.
3. 张华，漆洪波. 人工肝治疗重症妊娠期急性脂肪肝的临床疗效分析. 实用妇产科杂志，2009,25(8): 492-495.
4. Ko H, Yoshida EM, An acute fatty liver of pregnancy. Can J Gastroenterol, 2006, 20(1): 25-30.
5. Landon MB, Gabbe SG. Gestational Diabetes Mellitus. Obstet Gynecol, 2011, 118: 1379-1393.
6. The HAPO study cooperative research group. Hyperglycemia and adverse pregnancy outcomes. N Engl J Med, 2008, 358: 1991-2002.
7. International Association of Diabetes and Pregnancy Study Groups Consensus Panel. International association of diabetes and pregnancy study groups recommendations on the diagnosis and classification of hyperglycemia in pregnancy. Diabetes Care, 2010, 33: 676-682.
8. Agarwal MM, Dhatt GS, Shah SM. Gestational diabetes mellitus: simplifying the international association of diabetes and pregnancy diagnostic algorithm using fasting plasma glucose. Diabetes Care, 2010, 33: 2018-2020.
9. Pettitt DJ, Ospina P, Jovanovic L. et al. Efficacy, safety and lack of immunogenicity of insulin aspart compared with regular human insulin for women with gestational diabetes mellitus. Diabet Med. 2007, 24(10): 1129-1135.

10. Standards of Medical Care in Diabetes 2012. Diabetes Care, 2012, 35: s11 - s63.
11. Rajasri AG, Srestha R, Mitchell J. Acute fatty liver of pregnancy (AFLP) — an overview. Journal of Obstetrics and Gynaecology, 2007,27(3): 237 - 240.
12. Ch'ng CL, Morgan M, Hainsworth I, Kingham JGC. Prospective study of liver dysfunction in pregnancy in Southwest Wales. Gut, 2002, 51(6): 876 - 880.
13. Chu Y-F, Meng M, Zeng J, et al. Effectiveness of combining plasma exchange with continuous hemodiafiltration on acute fatty liver of pregnancy complicated by multiple organ dysfunction. Artificial Organs, 2012, 36(6): 530 - 534.
14. Martin JN, Jr., Briery CM, Rose CH, Owens MT, Bofill JA, Files JC. Postpartum plasma exchange as adjunctive therapy for severe acute fatty liver of pregnancy. Journal of Clinical Apheresis, 2008, 23(4): 138 - 143.
15. Bacq Y. Liver diseases unique to pregnancy: a 2010 update. Clinics and Research in Hepatology and Gastroenterology, 2011, 35: 182 - 193.
16. Joshi D, James A, Quaglia A, Westbrook RH, Heneghan MA. Liver disease in pregnancy. The Lancet, 2010, 375(9714): 594 - 605.
17. Minakami H, Morikawa M, Yamada T, Yamada T, Akaishi R, Nishida R. Differentiation of acute fatty liver of pregnancy from syndrome of hemolysis, elevated liver enzymes and low platelet counts. J Obstet Gynaecol Res. 2014 Jan 15.
18. Bacq Y. The liver diseases in pregnancy. In: Schiff ER, Sorrell MF, Schiff L, Maddrey WC, editors. Schiff's Diseases of the Liver. 10th edition. Lippincott: Williams and Wilkins, 2006, 1281 - 1304.
19. Seyyed Majidi MR, Vafaeimanesh J. Plasmapheresis in acute Fatty liver of pregnancy: an effective treatment. Case Rep Obstet Gynecol. 2013;2013: 615975.
20. 胡玉红,张彦芳,李丽等. 妊娠急性脂肪肝 35 例临床分析. 中国妇产科临床杂志,2011,12(3): 180 - 182.
21. Waston WJ, Seeds JW. Acute fatty liver of pregnancy. Obstet Gynecol Surv, 1990, 45(10): 585 - 591.
22. Varner M, Rinderknecht NK. Acute fatty metamorphosis of pregnancy. A maternal morality and literature review. J Reprod Med, 1980,24(4): 177 - 180.
23. Knox TA, Olans LB. Liver disease in pregnancy. N Engl J Med. 1996, 334(8): 569 - 576.
24. Bellig LL. Maternal acute fatty liver of pregnancy and the associated risk for long-chaun 3-hydroxyacyl-coenzyme a dehydrogenase (LAHAD) deficiency in infants. Adv Neonatal Care, 2004, 4(1): 26 - 32.
25. Ibdah JA, Bennett MJ, Rinaldo P, et al. A fetal fatty-acid oxidation disorder as a cause of liver disease in pregnant women. N Engl J Med. 1999, 340(22): 1723 - 1731.
26. Moczulski D, Majak I, Mamczur D. An overview of beta-oxidation disorders. Postepy Hig Med Dosw (Online), 2009, 63: 266 - 272.
27. 顾润琛,袁孟彪,王广润. 妊娠急性脂肪肝诊治进展. 实用妇科与产科杂志,1988,4(1): 39.
28. Kurosaki M, Takagi H, Hosomura Y, et al. Acute fatty liver of pregnancy showing microbial infection in the liver. Intern Med, 2000, 39(12): 1064 - 1067.
29. Gaspari R, Annetfa MG, Cavaliere F, et al. Unusual presentation of leptospirosis in the late stage of pregnancy. Minerva Aeestesiol, 2007, 73(7/8): 429 - 432.

30. Luzar B, Ferlan-Marolt V, Poljak M, et al. Acute fatty liver of pregnancy-an underlying condition for herpes simplex type 2 fulminant hepatitis necessitating liver transplantation. Z Gastroenterol, 2005, 43(5): 451 - 454.
31. 罔田清. 重症妊娠性黄疸-妊娠性急性脂肪肝. 临床妇产科, 1986, 40(4): 291.
32. Saygan-Karamursel B, Kizikilic-Parlakgumus A, Deren O, et al. Acute fatty liver of pregnancy after aspirin intake. J Matern Fetal Neonatal Med. 2004, 16(1): 65 - 66.
33. Morikawa M, Yamada T, Kataoka S, et al. Changes in antithrombin activity and platelet counts in the late stage of twin and triplet pregnancies. Semin Thromb Hemost, 2005, 31(3): 290 - 296.
34. 窦心灵, 樊玉兰. 孕妇产前血浆纤维蛋白原含量的变化及临床意义. 中国妇幼保健, 2007, 22(31): 4495 - 4496.
35. 谢少武. 探讨 D - D 和 Fib 检测在孕产妇 DIC 诊疗中的应用价值. 南华大学学报: 医学版, 2009, 9 (37): 583 - 584.

第八章　妊娠合并重度子痫前期伴急性左心衰

【病史摘要】

患者，女性，31 岁，G_2P_1，孕 31 周，咳嗽、咳痰 10 d，呼吸困难 1 d。

患者平时月经规则，孕期无产检。入院前 3 个月在当地医院检查，主诉血压正常，具体病史资料未见。于入院前 10 d 出现咳嗽、咳脓痰，在私人诊所予以川贝枇杷膏口服，症状无缓解。入院前 3 d，感气促，未来医院就诊。于入院前 1 d 下午 14 点突发呼吸困难加重，难以平卧，气促明显，晚 20 点 30 分至上海某二甲医院就诊，因病情危重于 23 点 30 分转入我院急诊就诊。见患者急性病面容、呼吸困难、口唇发绀、点头状呼吸，BP 189/99 mmHg，HR 150 bpm，R 50 bpm，SpO_2 82%，浮肿 4+，满肺湿啰音，心音听诊呈奔马律，急诊听胎心 150 bpm，5 分钟后 B 超提示未及胎心，急诊考虑诊断为"G_2P_1，孕 31 周，重度子痫前期，急性左心衰竭，急性呼吸衰竭，死胎"。予告病危，交代病情，西地兰、酚妥拉明、速尿及硫酸镁等强心、扩血管、利尿和解痉治疗，病情稍稳定后转入危重孕产妇抢救中心。

【体格检查】

患者入室神志清，精神差，呼吸急促难以对答，少尿，尿量 10 mL/h。查体：T 37℃，P 130 bpm，R 42 bpm，BP 130/82 mmHg，SpO_2 92%。无创呼吸机支持中，口唇微紫，双下肢及外阴水肿明显，满肺哮鸣音，HR 130 bpm，心律齐，未闻及杂音，上腹部无压痛，双肾区无叩击痛，留置导尿中，尿色清，双膝反射不明显。

【产科检查】

腹部膨隆，宫底脐上 3 指，宫体无压痛，未扪及宫缩，未闻及胎心。

【辅助检查】

入院血常规：白细胞 20.2×10^9/L，血红蛋白 82 g/L，血小板 415×10^9/L，N 95.6%。尿常规：蛋白 3+。肾功能：BUN 26.1 mmol/L，Cr 301 μmol/L，UA 857 μmol/L。肝功能：ALB 20 g/L，ALT 18 U/L，AST 50 U/L，LDH 1 341 U/L，血钾 4.3 mmol/L。DIC 全套：PT 12.3 秒，APTT 27.4 秒，BT 17.3 秒，D-二聚体 6.78 mg/L。随机血糖：8.5 mmol/L。B 型钠尿肽前体：10 760.30 ng/L。血气分析：pH 7.08，$PaCO_2$ 46.8 mmHg，PaO_2 92.7 mmHg，BE -15.1，FiO_2 0.6。

【治疗经过】

患者病情危重，入院即入 ICU 监护，立即完善相关检查，结合症状提示心衰、严重低氧血症、急性肾衰、肝功能异常、代谢性酸中毒。予以半卧位，无创呼吸机支持；硫酸镁半量解痉、合贝爽及速尿微泵注射扩血管利尿、罗氏芬抗感染、纠正酸中毒及对症治疗。经积极抢救后患者持续性少尿，检查提示肾功能损害持续性加重。胸片：双肺门旁小斑片状模糊影，两侧肺门影稍模糊，心影增大，考虑心功能不全伴肺水肿增加。心脏彩超：1. 左心房扩大；2. 二尖瓣反流(轻微-轻度)；3. 三尖瓣反流(轻度)；4. 肺动脉压增高(轻中度)；5. 未见节段性室壁运动异常。组织全院相关科室会诊，考虑尿量少伴肾功能进行性异常，肺水肿加重，予床旁连续静脉-静脉血液滤过(CVVH)治疗；因患者肾功能不全，查血镁 2.0 mmol/L，暂不予以硫酸镁解痉。入院第 5 天患者生命体征平稳，予改鼻导管吸氧。晨起出现宫缩，于中午阴道分娩一死胎，重 1 715 g，分娩过程顺利。产后患者仍时感胸闷、心慌，夜间端坐呼吸，继续积极利尿及双水平气道正压通气(BIPAP)辅助通气，每天尿量维持在 3 000～4 000 mL。入院第 12 天查下肢血管 B 超提示右侧股总静脉前壁局部附壁血栓可能，予抗血小板、抗凝治疗，于入院第 17 天自行离院。

【最终诊断】

(1) G_2P_2，孕 $31^{5/7}$周，顺产，死胎。

(2) 重度子痫前期。

(3) 急性左心衰。

(4) 急性呼吸衰竭。

(5) 中度贫血。

第一节　心内科意见

心力衰竭是各种心脏结构或功能性疾病导致心室充盈及(或)射血能力受损而引起的一组综合征。由于心室收缩功能下降至射血功能受损，心排血量不能满足机体代谢的需要，器官、组织血液灌注不足，同时出现肺循环和(或)体循环淤血，临床表现主要是呼吸困难和无力，而致体力活动受限和水肿。急性肺水肿为心衰的最严重形式，它以肺水肿或心源性休克为主要表现，抢救是否及时合理与预后密切相关。急性心衰的抢救需尽快纠正缺氧和呼吸困难，一般治疗原则有：① 摆好体位，取坐位，双腿下垂，以减少静脉回流；② 高流量吸氧，必要时可予面罩呼吸机持续加压；③ 吗啡镇静；④ 快速利尿及扩血管，减轻心脏前后负荷；⑤ 强心；⑥ 对极其危重患者可考虑使用主动脉内球囊反搏(IABP)和临时心肺辅助系统。

孕妇合并心衰有其自身特点，其总血容量较非孕期增加，从第 6 周开始，至 32～34 周达到高峰，较妊娠前增加 30%～45%，使孕妇的心脏负荷增加，故孕妇合并急性心衰治疗较普通人更需快速减轻心脏负荷(血容量)。另孕妇对洋地黄耐受性差，需警惕。对此孕妇，入院前出现咳嗽、咳脓痰，为感染表现，感染为心衰最常见诱因，且有中度贫血，贫血亦为心衰另一个诱因。在急诊科，患者以“突发呼吸困难、难以平卧”就诊，查体 BP 189/99 mmHg，明显增高，HR 150 bpm，R 50 bpm，明显增快，听诊满肺湿啰音，心音为奔马律，急诊医师诊断明确，为“子痫前期重度，急性左心衰”，积极给予扩血管、利尿、强心等对症处理，症状好转。前面提到孕妇合并急性心衰治疗需快速减轻心脏负荷，而减轻心脏负荷最为直接的是利尿，不能有效利尿，心衰几乎不能缓解。该患者在急诊室以及入院后尿量一直很少，且血肌酐浓度进行性升高，提示肾功能损害持续加重，此情况下应尽早行床边 CRRT 治疗，清除过多的血容量以及排出体内毒素。另外，及时终止妊娠亦为快速减轻心脏负荷的一种有效方法。减轻心脏负荷亦可选择扩血管治疗，优选能快速同时减轻心脏前后负荷的药物（如硝普钠），同时需注意其副反应（氰化物中毒）。在此病例中，医师抢救及时有效，挽救了患者生命。但笔者分析，患者尿量少除了与患者肾功能差有关外，亦与低蛋白血症有关，低蛋白血症可致全身水肿（包括肺水肿），水分渗漏入组织间隙，此时纠正心衰可以一边补充白蛋白，一边利尿或用 CRRT 滤除多余水分。在急诊抢救时，患者为急性左心衰，治疗药物首选吗啡，因吗啡可以迅速使患者镇静，对抗交感神经过度激活导致的心跳加快、血压升高，同时吗啡亦可扩张血管，具有一箭双雕的作用。急诊医师可能考虑到孕妇需要保胎，而未使用吗啡。近年来，重组人脑利钠肽在临床治疗急性心衰经临床证实效果确切，其具有利尿、扩血管等作用，亦可考虑使用。

第二节　产 科 意 见

妊娠期急性肺水肿发病率 0.05%。发病原因中子痫前期占 46.6%，器质性心脏病占 26.7%，保胎补液过多占 13.3%。子痫前期并发肺水肿发生率 2.9%（围术期 0.2%～7.6%），其中分娩前约 30%，分娩后约 70%。围产期死亡率 530/1 000（围术期死亡率 11.9%～57%）。

一、子痫前期肺水肿发病机制

(1) 孕期血浆胶体渗透压下降 20%，血容量和心排血量增加 50%；孕期功能残气量(FRC)的降低使呼气末容积接近关键闭合容积。

(2) 全身小动脉痉挛、外周血管阻力增加、左心后负荷增高是左室肥厚和重构的直接原因，并可演变为心功能失代偿。

(3) 毛细血管通透性增加。

(4) 低蛋白血症。

(5) 补液过多过快促使发生左心衰。

(6) 分娩后因回心血量增多，当肺毛细血管压力急速升高时，血浆从肺毛细血管渗出到肺间质和肺泡导致肺水肿，肺泡和间质水肿导致肺顺应性下降，肺通气/血流比例失调并导致换气功能障碍，短时间内出现严重缺氧，低氧血症抑制心肌纤维的收缩，出现低心排出量，进而诱发缺血缺氧性脑病，最终因多器官功能衰竭(MODS)而导致母胎死亡。

二、子痫前期肺水肿诱因

慢性高血压或血压控制不当、多胎妊娠、高龄产妇、严重贫血、产科大出血、肺部感染、合并心脏病、剖宫产手术麻醉应急、分娩痛、用力、紧张、劳累等基础上，更易发生急性左心衰及肺水肿。

三、预防与治疗

1. 子痫前期患肺水肿，心衰重在预防

(1) 加强卫生宣教，孕前及孕早期正规体检，及时发现子痫前期发病高危因素，一旦诊断子痫前期，应积极治疗，注意保暖，防止呼吸道感染，纠正贫血。

(2) 严格限制孕妇体重增长，合理膳食，改善细胞间隙水肿。血液浓缩型患者血红蛋白(Hb)和红细胞压积(HCT)升高(Hb>140 g/L，HCT>0.40)，血黏度增加，以改善血黏度为主，如应用低分子右旋糖酐、阿司匹林、丹参等改善微循环。血液稀释型患者 Hb 和 HCT 下降(Hb<100 g/L，HCT<0.35 甚至<0.30)，可以直接利尿治疗。

(3) 纠正低蛋白血症，提高血浆胶体渗透压。适当补充白蛋白，使组织中的水分进入血管内，这样有利于消除水肿，促进胎儿生长。白蛋白在血浆内的存留时间为 24～48 h，大多从尿中排出，大剂量或长期使用白蛋白(>20 g)可以加重肾脏负担，损害肾功能，并且有增加血液高凝状态的风险。补充白蛋白的指征：低蛋白血症，并出现Ⅳ度水肿、腹水、胸腔积液或心包积液，伴有胸闷、气急等主诉症状，或者伴有胎儿生长受限。虽然建议使用白蛋白，但以小剂量(≤10 g/d)、间断使用为佳。白蛋白配合利尿剂应用可以提高降压、消肿的疗效。

(4) 严格限制液体入量，每日液体入量<1 000 mL，维持出入量平衡，最好保持液体相对负平衡状态。同时予以解痉(硫酸镁 60 mL 入 500 mL 补液中静脉滴注)降压治疗(尽量微泵，降压药入补液 50 mL，1～5 mL/h)。

(5) 剖宫产术选择硬膜外或腰麻，术中补液量控制在 500 mL 内，手术当日液体入量控制在 1 000 mL 以内，缩宫素选择肌内注射。

2. 加压给氧　保证母儿氧供。

3. 治疗首选利尿　减轻心脏前负荷与细胞间质水肿，同时解痉扩血管，降低心脏后负荷，降低血黏度，增加肾血流量，以利液体排出，改善肾功能，必要时可考虑强心等处理。

4. 终止妊娠及分娩方式　子痫前期基础上伴发肺部感染诱发肺水肿及心衰或因容量负荷或后负荷增加引起肺水肿与心衰，经积极处理，病情缓解后，可依据产科情况决定是否终止妊娠及分娩方式。

四、本病例诊治提示

该患者孕 31 周，咳嗽、咳痰 10 d，进行性呼吸急促 3 d，不能平卧，急诊入院，BP 189/99 mmHg，HR 150 bpm，R 50 bpm，浮肿 4+，满肺湿啰音，心音奔马律，B超胎心未闻及。入院血常规：WBC 20.2×10^9/L，Hb 82 g/L，BUN 26.1 mmol/L，Cr 301 μmol/L，ALB 20 g/L，ALT 18 U/L，AST 50 U/L，LDH 1 341 U/L，诊断重度子痫前期伴急性左心衰，严重低蛋白血症，中度贫血，感染，肾功能不全。入院后予解痉、降压、利尿、强心、抗炎等治疗 2 d，肾功能虽没有进行性恶化，但出现持续性少尿，入院后第3天及时进行床旁透析，肾功能迅速改善，全身水肿消退明显，透析2次后 BUN 12.3 mmol/L，Cr 81 μmol/L，死胎也排出顺利，胎儿排出后病情迅速缓解，随访肾功能恢复正常。该患者无正规产前检查，在子痫前期、低蛋白血症、肺水肿的基础上，上呼吸道感染没有及时诊治，诱发心衰，进而导致急性肾功能衰竭，诊断明确。在解痉、降压、利尿、强心、抗炎等治疗基础上，及时进行血液透析，清除体内过多的体液与毒素，使病情短期得到缓解，肾功能不全很快恢复正常，也为死胎阴道分娩创造了条件，死胎排出后进一步加速病情缓解。

第三节　重症医学科意见

一、概述

妊娠期间，孕妇的循环血量增加40%～45%，至孕32～34周达高峰，并维持此水平直至分娩。在第二产程中，血容量可增加31%～50%。妊娠期间特殊的血流动力学变化加重了心脏负担，正常的心脏具有代偿功能，多数可以顺利度过妊娠期，如原有心脏疾病或出现妊娠并发症，损害到心脏功能，则很容易出现心力衰竭。孕产妇有3道“鬼门关”：① 在妊娠32～34周时心脏负荷最重，是最容易发生心力衰竭的第1个时期；② 在分娩期产妇用力时也容易发生心力衰竭；③ 产后72 h内，产妇体内大量血液集中回流使心脏负担加重。

妊娠期并发心衰按原因可分为重度子痫前期心衰、先心心衰、风心心衰、围生期心肌病心衰、贫血心衰、甲亢心衰、胸部畸形心衰以及心律失常传导阻滞性心衰等。重度子痫前期是由于外周小动脉痉挛、血压增高，使心脏后负荷增大，心脏在心肌受损的基础上，排血必须克服阻力，出现低排高阻型的血流动力学变化，严重时出现急性左心衰。妊娠合并严重贫血并发急性左心衰的原因是因为贫血孕妇血中负责运送氧气的红细胞数大量减少，为了满足孕妇身体及胎儿的需要，孕妇心脏只能通过加快跳动来代偿，如孕妇的贫血长期得不到纠正，心脏长期低效而超负荷工作，负担加重，心肌细胞肥大，导致严重的心肌缺氧，久之就发生衰竭，心脏无力接纳回流的血液，血液就淤积在所有的器官和组织内，引起水肿，当血液淤积在肺内，患者会感到胸闷、呼吸困难、咳嗽，尤其是咳粉红色泡沫痰，使左心工作效率低，最后导致急性左心衰，这种心力衰竭最易发生在妊娠32～34周、分娩期及产后72 h内。围生期心肌病的主要病理改变以心肌受损为主，易发生于妊娠最后3个月至产后6个月内。

妊娠合并心脏病，特别是心衰，应给予特别重视，它直接威胁产妇和胎儿的生命，病死率极高。因此，在妊娠并发急性左心衰时，除了早发现并按常规抢救急性左心衰外，还要根据诱发急性左心衰的不同原因进行对因的处理，这也是抢救成功的关键。

二、诊断依据

孕妇心衰的诊断标准同非妊娠期心衰的诊断标准。

1. 临床表现

(1) 心悸：患者出现心跳加快，自觉心慌，这是由于左心排血量减少，反射性增加心率以增加心排出量所致。

(2) 疲劳乏力：四肢乏力，易疲乏，一般体力活动后即感体力不支。这是由于心排血量降低、运动器官供血不足所致。

(3) 呼吸困难：随病情的加重，轻体力活动后即出现气急，最后即使在休息状态下也有呼吸困难。这是由于肺瘀血使肺顺应性降低及肺泡通透性降低影响气体交换所致，严重时可出现阵发性夜间呼吸困难，即夜间熟睡中突然胸闷、气短而憋醒，需坐起或站立方能缓解。

(4) 无原因咳嗽或咯血：多在劳累或夜间平卧时发作，干咳或咳出粉红色泡沫痰，或痰中带血丝。

(5) 发绀：二尖瓣狭窄者出现肢体末梢部位的发绀，可形成"二尖瓣面容"，四肢末端冰冷而出现发绀。

(6) 右心衰竭：可有食欲不振、恶心腹胀、尿少、肝区压痛及黄疸、颈静脉怒张等。

2. 体征

(1) 心脏：风心病时心尖搏动弥散，心尖部可触及舒张期震颤，可听到舒张期隆隆样二尖瓣狭窄的杂音。当伴有二尖瓣关闭不全时，心尖搏动可向左下移位，心尖部可听到收缩期吹风样杂音。在右心衰时有颈静脉怒张，心浊音界向两侧扩大。

(2) 肺部：可闻及哮鸣音或干、湿啰音。

(3) 肝肿大有压痛。

(4) 水肿：常发生于颈静脉怒张与肝肿大之后，晚期可发展为全身性水肿。

(5) 胸水、腹水、心包积液等。

3. 辅助检查　心电图、X线检查及超声心动图。目前超声心动图特别是彩色多普勒血流显像技术可实时观察瓣膜结构、整体运动情况和病变位置、性质及程度。测定房、室腔大小，血流方向、速度、压力、反流量等。在解剖结构和血流动力学方面都可提供诊断依据。超声心动图对围生期心肌病的诊断颇有帮助，其显示特点为心腔扩大、搏动普遍减弱，左室射血分数减低，可见心内附壁血栓。实验室检查中的脑钠肽(BNP)与脑钠肽前体(pro－BNP)会出现严重增高。

三、主要鉴别诊断

1. 围生期心肌病　既往无心血管疾病史，在妊娠最后 3 个月至产后 6 个月出现心肌收缩功能障碍和充血性心力衰竭，表现为呼吸困难、心悸、咳嗽、咯血、端坐呼吸、胸痛、肝肿大、浮肿等，可出现相应器官栓塞症状。胸部 X 线片见心脏普遍增大，肺瘀血。心电图示左室肥大，ST 段及 T 波异常，可伴有各种心律失常。超声心动图示心腔扩大，以左室、左房扩大为主，室壁运动普遍减弱，左室射血分数减低。

2. 心肌炎　可发生于妊娠的任何阶段，与病毒感染有关，常有发热、咽痛、咳嗽、恶心、呕吐、乏力，之后出现心悸、胸痛、呼吸困难和心前区不适。体检可见与发热不平行的心动过速，心律失常，心脏普遍性扩大，心电图 ST 段及 T 波异常改变和各种心律失常，特别是房室传导阻滞和室性期前收缩等。辅助检查见白细胞增加，血沉加快，C 反应蛋白(CRP)升高，心肌酶谱增高，发病 3 周后血清抗体滴度增高 4 倍等。

3. 甲亢性心脏病　有甲状腺功能亢进病史，孕妇出现高热 39℃以上，HR 大于 160 bpm，脉压增大，焦虑，烦躁，大汗淋漓，心律失常及心力衰竭，肺水肿，实验室检查见 T3、T4 增高，而 TSH 明显降低。

4. 先天性心脏病　房间隔大面积缺损者，妊娠期心脏负荷加重，可出现发绀、心衰等症状，超声心动图有助于诊断。

四、监护要点

1. 一般监护及检查　生命体征(BP、HR、R、SaO_2、T)。

2. 实验室检查　血常规、肝肾功能、电解质、DIC、BNP 或 pro－BNP。

3. 查体　着重检查患者全身水肿情况，颈静脉充盈情况，双肺呼吸音，是否有哮鸣音或湿啰音，心脏听诊是否有奔马律。

五、治疗方案

1. 心衰的处理

(1) 强心剂应用：常用洋地黄制剂，可直接增加心肌收缩力，增加心搏量，排除心室内残留积存的血液，使心室内舒张末期压力降低，并有降低心率作用。一般选用西地兰 0.2 mg或 0.4 mg 静脉注射，每天不超过 1.2 mg，以防中毒。

(2) 减轻心脏前负荷：心脏功能不足时体内液体潴留，血容量和静脉压力增加而使回心血量增多，心室扩张，心室舒张末期容量和压力增加，即心脏前负荷增加。给予适当利尿剂，可减轻心脏负荷，有助于改善心肌功能。可用呋塞米 20 mg 静脉注射，间隔时间、药物剂量根据病情而定。

(3) 血管扩张药物：应用血管扩张剂减轻心脏后负荷。给予适量的血管扩张剂可降低心脏排血阻力、减轻左心室舒张压及减少心肌耗氧量。常用药物有酚妥拉明、硝酸甘油、硝普钠等，前者主要降低后负荷，硝普钠可降低前、后负荷，但其代谢产物有氰化物，对胎儿有一定毒副反应，因此在孕期慎用。

(4) 急性肺水肿的处理：患者应半卧位，以减少回心血量；纠正缺氧，应迅速充分供氧，必要时用无创呼吸机辅助呼吸。皮下注射吗啡 5～10 mg 可使患者镇静，消除烦躁，降低呼吸频率，使支气管平滑肌松弛，改善通气；同时降低心脏前后负荷，有利心功能改善及肺水肿的缓解。但吗啡可致新生儿呼吸抑制，如分娩前 2 h 应用，应做好新生儿抢救准备，为预防新生儿窒息，也可用度冷丁 50 mg 静脉注射，能达到同样效果。

(5) 降低肺毛细血管通透性，可用肾上腺皮质激素及大量维生素 C。

(6) 妊高征心衰，要积极治疗妊高征。血压≥160/110 mmHg 应快速降压，可选用酚妥拉明 10 mg 加入 5%葡萄糖液 50 mL 微泵泵入，也可用佩尔地平 30 mg 加入 5%葡萄糖液 50 mL 或拉贝洛尔 300 mg 加入 5%葡萄糖液 50 mL 微泵泵入，根据血压情况调整速度。

2. 产科处理

(1) 终止妊娠时机：心衰发生后不宜阴道分娩，应择期剖宫产。如在 34 周前，经促胎肺成熟后可计划手术。如心衰难以控制应在治疗心衰的同时行剖宫产术。术中需加强监护患者情况，胎儿娩出后用沙袋放在患者腹部减少回心血量。

(2) 术后绝对卧床休息，注意补液量及速度。

(3) 术后应用广谱抗生素预防感染。

(4) 产后不能哺乳，予以回奶。

(5) 术后 2 周内注意饮食及情绪变化：术后要少量多餐注意营养，不可过饱。注意情绪的变化，如激动或忧虑均可再次发生心衰，甚至有生命危险，故术后亦不可掉以轻心。

【编者点评意见】

孕产妇在围产期发生急性左心衰竭较为常见，尤其是合并有子痫前期的患者。临床医师在处理这类患者时应提高警惕，注意预防，尤其是在产后更应仔细观察，及时发现和治疗，避免病情恶化。由于孕产妇已经存在循环血量增多和心肌代偿性收缩增强的情况，因此在发生急性左心衰竭时，应以利尿、扩血管而减轻心脏负荷为主，在此基础上仔细评估心脏收缩功能，谨慎使用强心药物，尤其是不建议常规使用洋地黄制剂。洋地黄制剂应在房颤伴有快速心室率的心衰患者中使用。在未能改善心脏负荷及缺氧的情况下，草率使用洋地黄制剂，不仅不能有效缓解心衰状况，反而加重心肌氧耗，处理不当甚至可导致心搏骤停。

参考文献

1. Dolley P, Lebon A, Beucher G, Simonet T, Herlicoviez M, Dreyfus M. Acute pulmonary edema and pregnancy: a descriptive study of 15 cases and review of the literature. J Gynecol Obstet Biol Reprod (Paris). 2012 Nov;41(7): 638－44.
2. Benedetti TJ, Kates R, Williams V. Hemodynamic observations in severe preeclampsia complicated by pulmonary edema. Am J Obstet Gynecol, 1985,152: 330－334.
3. Gojnic M, Petkovic S, Papic M, Mostic T, Jeremic K, Vilendecic Z, Djordjevic S. Plasma albumin level as an indicator of severity of preeclampsia. Clin Exp Obstet Gynecol, 2004,31(3): 209－210
4. Walder B, Bründler MA, Tötsch M, Elia N, Morel DR. Influence of the type and rate of subarachnoid fluid infusion on lethal neurogenic pulmonary edema in rats. J Neurosurg Anesthesiol, 2002, 14(3): 194－203.
5. Lehmann DK, Mabie WC, Miller JM Jr, Pernoll ML. The epidemiology and pathology of maternal mortality: Charity Hospital of Louisiana in New Orleans, 1965－1984. Obstet Gynecol, 1987, 69 (6): 833－840.
6. 邹何慧，冯为盛. 机械通气在急性重症肺水肿抢救中应用. 浙江临床医学，2004，6(6)：485.
7. Sacehefl A D. Harris R H. Acute cardiogenic pulmonary edema. What's the latest in emergency treament. Past Grad Med,1998,103(3): 145－147.
8. 师海波. 临床最新药物手册. 北京：军事医学科学出版社，2008：534.
9. 顾美皎. 临床妇产科学. 第 2 版. 北京：人民卫生出版社，2011：179.

10. 周新华. 妊高征性心功能衰竭的防治. 医药论坛杂志，2005，26：64－65.
11. 乐杰. 妇产科学. 第6版. 人民卫生出版社，2005：98－151.
12. Boos-hesselink J W, Duvekot J J, Thorne S A. Pregnancy in high risk cardiac-conditions. Heart, 2009, 95 (8)：680－686.
13. 陈浮，王毅. 妊娠期高血压并急性左心衰临床观察田中国实用医药，2011，6(3)：43－44.
14. 陆再英，钟南山. 内科学. 第7版. 人民卫生出版社，2008：165.

第九章 妊娠合并结核性胸膜炎

【病史摘要】

患者，女性，29 岁，G_4P_3，孕 38 周，咳嗽、咳痰 1 周，发热 2 d。

孕期在外院不规律产前检查共 5 次，自诉无明显异常，孕 5 月余时有 1 次感冒伴发热，至社区医院就诊，予感冒退热颗粒口服，后热退。自述孕期经过顺利，孕中晚期无头晕眼花、胸闷心悸、皮肤瘙痒等不适。入院前 1 周无明显诱因下出现咳嗽，咳白痰。入院前 2 d 发热，体温最高 38℃，自服感冒退热颗粒后热退。无鼻塞、流涕，无咽痛，无恶心、呕吐，无腹痛，无阴道流血、流液。入院前 1 周至某二甲医院门诊就诊，诉有胎动减少，查胎心率＞160 bpm，NST 评分 9 分，拒绝住院观察。入院当天再次就诊仍有咳嗽、咳痰，伴有活动后气促及左侧腰背部疼痛，门诊复查胎心监护，评分 4 分，故转我院。孕期饮食、睡眠正常，体重增加不详。否认结核、梅毒、艾滋病史，否认心、肝、脑、肾等重大疾病史。

【体格检查】

T 37.5℃，P 110 bpm，R 20 bpm，BP 122/77 mmHg。皮肤黏膜无散在出血点和瘀斑，全身浅表淋巴结未触及肿大。心脏听诊无异常，右肺呼吸音粗，左侧呼吸音低，未及明显干湿啰音。腹部膨隆，肝脾未触及肿大，无肝区叩击痛，无肾区叩击痛。神经系统检查无异常。膝反射存在。

【产科检查】

腹围 109 cm，宫高 38 cm，胎儿估计 3 700 g，有胎动，胎心 160 bpm，未及宫缩，宫体无压痛。

【辅助检查】

入院当天血常规：白细胞 8.4×10^9/L，血红蛋白 120 g/L，N 76.3%，CRP 132 mg/L，血沉 86 mm/h。胸腔 B 超：左侧胸腔无回声区，范围 127×120 mm。胸水涂片常规：白细胞 530 个/mm^3，红细胞 1 600 个/mm^3，N 90%，氯 102 mmol/L，蛋白 53 g/L，糖 3.54 mmol/L，颜色黄，质混，有凝固物，李凡他试验阳性，结明试验阴性。腺苷脱氨酶(胸水)23.00 U/L。胸水同位素检验报告：AFP 106.4 μg/L，CEA 1.96 μg/L；结核抗体阴性，未找到抗酸杆菌。血气分析：pH 7.37，PCO_2 24.2 mmHg，PO_2 88.5 mmHg，Na^+ 145 mmol/L，K^+ 4.2 mmol/L，Cl^- 99 mmol/L。

【治疗经过】

患者入院当天复查胎心监护反应良好，仍有咳嗽、咳痰，有发热，肺部听诊无明显干湿啰音，左侧呼吸音低弱。结合血象无明显升高，胸片提示胸水量为中等量，B 超提示大量胸水，考虑结核性胸水可能，需进一步查结核菌素试验、胸水、胸膜活检等明确诊断。

入院第2天胸穿，抽取胸水送检涂片常规、生化、ADA、CEA、FD，找脱落细胞，找结核杆菌。行胸腔闭式引流，引流胸水1 000 mL，手术顺利。考虑孕妇已足月，结核性胸膜炎不能排除，胸水量大，再次胎心监护提示胎窘可能，已不适宜继续妊娠，由于宫颈条件不成熟，无法尽快经阴道分娩，予完善术前检查后，急诊在连续硬膜外麻醉下行子宫下段剖宫产术终止妊娠，术中同时行双输卵管结扎术，娩一男活婴，4 085 g，评10分，术中出血200 mL。术后体温正常，引流胸水约800 mL，淡绿色。宫底平脐，恶露少，使用抗生素预防术后感染。胸水涂片报告未找到抗酸杆菌。术后仍有咳嗽、咳白色黏痰，因白蛋白25 g/L，予补充白蛋白。血常规：白细胞9.1×10^9/L，中性粒细胞百分比83.1%，血沉增快。术后5 d产科情况稳定，B超发现左侧大量胸腔积液。再次胸腔穿刺，胸水为渗出液。胸水脱落细胞见大量淋巴细胞，未见肿瘤细胞。故确诊结核性胸腔积液，予以置入Arrow管引流，转入肺内科行抗结核治疗。此后胸部CT(图9-1)：左上肺小斑片及粟粒样影，左上肺结核可能大，左侧胸腔积液伴左肺纤维条索状影，胸膜增厚黏连，结核性胸膜炎可能大，左侧肺大疱形成；纵隔内小淋巴结，附见肝左叶小囊性灶。痰抗酸染色涂片找到抗酸杆菌4～5条/300视野。为防止胸腔黏连，给予尿激酶10万U胸腔注入并夹管，继续抗结核治疗。术后1周转回原产检医院进一步治疗。

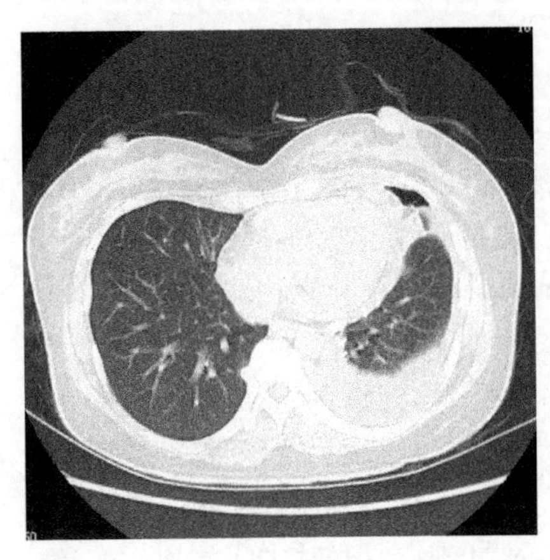

图9-1　胸部CT

【最终诊断】

(1) G_4P_4，孕$38^{1/7}$周，剖宫产。

(2) 左肺结核伴左侧结核性胸膜炎。

(3) 巨大儿。

(4) 脐带绕颈。

(5) 双侧输卵管绝育。

第一节　呼吸内科意见

一、定义

妊娠合并结核病应包括母婴或胎儿在妊娠全部过程中(围产期，甚至产后哺乳期)发生的结核病。其预后与诊断时间、有否肺外结核及治疗是否及时得当有关。

二、诊断标准

(1) 孕前已患肺结核病，或孕妇有低热、消瘦、乏力、咳嗽、咯血、盗汗等症状。

(2) 结核菌素试验、胸部X线摄片、痰液抗酸杆菌的培养等可辅助或明确诊断(参照美国胸科协会ATS-CD指南,胸部X线放射量≤0.3 rad在安全范围)。各种诊断手段中主要还是依靠影像学。痰菌阳性多可直接确诊(需排除其他类型分枝杆菌感染)。B超对结核性浆膜炎及其他脏器结核有一定诊断价值,特别是结核性胸或腹腔积液,结合生化酶学检查如ADA增高,有诊断价值,从而可避免X线影像学检查。

三、治疗的特殊性及处置原则

妊娠期活动性结核病化疗指征和处理原则与非妊娠妇女相同。在治疗期间妊娠者,一般应继续治疗,可不必终止妊娠,但应尽快控制结核病的活动性。密切注意和防止药物的不良反应,特别是耳毒性、致畸作用及肝损害等。

1. 药物选择 应选择那些对孕妇和胎儿都相对安全且无致畸作用的药物。目前认为孕期第一线抗结核药物是异烟肼、利福平、乙胺丁醇、吡嗪酰胺,对孕妇安全,且没有致畸作用。而链霉素在妊娠期不适宜应用。我国防痨协会临床委员会1993年指出:怀孕3个月内不应使用利福平类药物,3个月后可以使用;避免应用氨基糖苷类、硫胺类药物,禁止使用氟喹诺酮类;病情重者产后需继续加强治疗。

2. 终止妊娠的指征 大多数轻型肺结核可继续妊娠,对母儿无太大的影响。但有下列情况者不适宜妊娠。

(1) 重症肺结核:如血行播散型、纤维空洞型肺结核或伴有心肺功能不全,估计不能耐受妊娠者。

(2) 肺结核同时伴有其他部位结核者。

(3) 妊娠使肺结核病情明显恶化者。

(4) 肺结核合并其他慢性消耗性疾病者。

(5) 孕早期合并妊娠剧吐,治疗无效者。

3. 产时、产后处理 对经过治疗的轻型肺结核,病情稳定者可以试产,但要尽量缩短第二产程。对病情较重、产程延长,不适宜经阴道分娩者,仍需剖宫产。关于是否母乳喂养意见尚不一致,但抗结核药物经乳汁排出量甚微,故对病情稳定仍需继续抗结核治疗的患结核病产妇,并不禁忌母乳喂养。对重症肺结核产妇可选择人工喂养。对妊娠合并肺结核在孕期未接受正规抗结核治疗的产妇,一般主张对新生儿应进行预防性抗结核治疗。

第二节 产科意见

一、概述

据WHO统计,我国结核病患者总数约130万,全球排名第2位。妊娠期妇女抵抗力下降,易患肺结核,孕妇肺结核发病率是普通人群的5倍。文献报道我国妊娠合并结核病占妊娠妇女的2%～7%，艾滋病孕妇结核感染率高达43%。

孕期结核易患因素：① 孕期机体免疫力降低，利于结核菌生长、繁殖；② 妊娠期肾上腺皮质激素分泌显著增多使毛细血管通透性增加，T淋巴细胞活性降低，体内结核菌易于由淋巴系统扩散至血液循环，引起播散，导致妊娠期和产褥期合并肺结核患者同时伴有肺外结核；③ 分娩时过度消耗、屏气用力使肺内压增加，容易发生咯血，加之分娩后膈肌下降，使肺组织扩张，又易引起结核菌在肺内播散，增加了肺结核恶化的概率；④ 艾滋病与糖尿病孕妇易合并结核病。

妊娠合并肺结核特点有：① 妊娠早中期及产后1个月内发病者多；② 结核中毒症状明显，发热、咳嗽、咳痰、盗汗、头疼、胸痛、咯血者多见，部分患者高热；③ 痰结核杆菌阳性率高、PPD试验阳性率高、血清结明试验阳性率高；④ 影像学示病灶广泛，累及邻肺或多个肺叶、肺段者多，且易伴空洞形成和血行播散；⑤ 血行播散型肺结核和结核性胸膜炎多见；⑥ 延误诊断时间长，误诊率高，误诊率达61.5%；⑦ 确诊后经抗结核治疗效果明显；⑧ 治疗原则与一般活动性肺结核一致，应强化抗结核治疗；⑨ 若终止妊娠，则无用药禁忌；⑩ 妊娠中晚期者，尽可在正规抗结核治疗基础上，继续妊娠或分娩。

二、治疗

孕期初治或复治肺结核病情轻微，无明显并发症及合并症，疾病处于稳定期，无严重妊娠反应，治疗过程中没有大量使用链霉素和利福平，对宫内胎儿没有影响，权衡利弊，可以继续妊娠。重症结核病可引发妊娠期高血压疾病、流产、早产及难产等，甚至引起大咯血、窒息、呼吸衰竭及心力衰竭等严重并发症；胎儿可因宫内感染、缺氧、营养不良等导致发育迟缓或死胎；先天性获得性结核病的婴儿，多在出生后2个月内死亡。因此，重症结核病患者仍须终止妊娠。终止妊娠的指征如下。

(1) 各型肺结核进展期病变广泛及有空洞形成，反复咯血，痰涂片阳性者；虽为肺结核稳定期，但伴有结核性脑膜炎、结核性心包炎等肺外结核，尤其是肾、肝、骨结核需长期治疗者。

(2) 结核病伴心、肝、肾功能不全，不能耐受妊娠、自然分娩及剖宫产术。

(3) 因肺结核而引发严重的妊娠反应，治疗效果不佳；耐多种抗结核药物的结核菌感染者。

(4) HIV感染或艾滋病孕妇合并结核病者；糖尿病孕妇合并结核病者。

(5) 治疗期内应用了大量的引发胎儿异常、可能造成新生儿先天不足的药物，如链霉素等(此种情况终止时间为妊娠3个月内，若妊娠时间已超出3个月者，应选择适当的抗结核药物治疗，并维持妊娠)。

妊娠早期发现结核，可行人工流产术。妊娠中晚期发现结核病，引产并不比积极抗结核治疗直至足月分娩者预后好。所以，妊娠中晚期结核应积极治疗，治疗的方法与非妊娠期相同。晚期妊娠首发结核，如病情允许，严密观察，产后立即予以抗结核治疗，并停止母乳喂养。少数患者分娩后易造成血行播散性结核病，因而分娩后应加强抗结核治疗。妊娠期间发生的结核，一直没有给予正规抗结核治疗，结核菌素试验阳性，胸部X线检查正常，产后应继续用异烟肼。

妊娠期药物治疗应据药敏实验选用药物，遵循有效并对孕妇和胎儿相对安全的原则，避免给胎儿造成不利的影响。已明确与胎儿畸形无关的抗结核药物有异烟肼(isoniazid，INH)、乙胺丁醇(ethambutol，EMB)和吡嗪酰胺。对胎儿有不良作用的药物有：利福霉素类、异烟胺类、氟喹诺酮类、氨基糖苷类、水杨酸和垂体后叶素。

妊娠合并结核病治疗成功的3要素包括：① 选送适当材料进行结核杆菌培养和药敏；② 根据药敏选药；③ 足量全程用药。不可忽视患者对医嘱的依从性对疾病预后的影响。

分娩期经抗结核治疗病情稳定者，可阴道试产，但需缩短第二产程，避免过度用腹压使肺内压升高而诱发肺出血、气胸和病灶播散等。若遇产程延长，需剖宫产术终止妊娠。

三、本病例诊治提示

(1) 孕期咳嗽、咳痰、发热等上呼吸道感染症状是孕期常见的，因孕期特殊的生理状态，常被孕妇及医师忽略，常以一般感冒诊治，如果孕期上述症状持续时间较长(咳嗽、咳痰2周以上，或伴咯血)，或者反复发作，伴有盗汗、乏力、消瘦等中毒症状，应重视查找原因以排除肺结核的可能。需胸部摄片确诊，痰抗酸杆菌涂片镜检3次。应与上呼吸道感染、肺炎相鉴别，必要时应行结核菌素试验、结核杆菌培养与CT检查。

(2) 详细询问病史，重视肺部体征。胸片对胎儿发育影响不大，尤其孕中、晚期孕妇，因过分强调X线对胎儿的影响延误病情导致不良母儿妊娠结局比X线本身对胎儿的损害更严重。

(3) 国内结核发病有逐年增加趋势，应加强孕前及孕期宣教，提倡孕前体检。如常有上感症状者，孕前需行胸片检查，以排除孕前结核的存在。如果孕前有结核存在，应由感染科与肺科医师联合诊治，病情允许情况下进行受孕，并在感染科、呼吸内科及产科医师严密监护下度过妊娠与分娩期，减少不良妊娠结局的发生。

(4) 规范治疗妊娠合并肺结核，母胎预后良好，但是结核毒性症状容易被忽略，关键在于早期诊断、规范用药。

(5) 该患者虽然否认结核病接触史，但不排除接触陌生结核患者可能。孕5月曾经有上感症状，未在意，进而病情可能进行性加剧，导致严重肺部疾病、胸膜炎及胸水发生。入院时已经孕38周，胎儿成熟，因病情较重，有胸膜炎、胸水，影响孕妇及胎儿氧供，及时选择剖宫产终止妊娠，胎儿预后良好，产后及时确诊为肺结核、结核性胸膜炎，并进行规范抗结核治疗，母儿预后良好。

(6) 该病例未涉及对新生儿的处理。对于新生儿，母亲在妊娠晚期3个月内结核杆菌培养阳性，产后需对新生儿作胸部X线检查和结核杆菌培养，综合分析有没有活动性结核病的迹象。如没有，仍应给予新生儿异烟肼预防性治疗，延续到母亲痰结核杆菌培养转阴后3个月。母亲有结核时，新生儿应当检查有无结核菌感染，若感染则不能接种卡介苗以免导致结核播散。

第三节　重症医学科意见

一、肺结核概述及在围产期的特殊性

肺结核(pulmonary tuberculosis)是由结核杆菌在肺部引起的急、慢性感染性疾病，主要通过呼吸道传播，首先在肺内引起感染，占各器官结核总数的80%以上。排菌患者是肺结核的主要传染源，引起人类结核病的主要为人型结核杆菌。结核菌对不利环境和理化消毒与灭菌方法均具有比较强的抵抗力。近年来，结核菌耐药及获得性免疫缺陷综合征的增加，使结核感染在世界范围内呈增多趋势，妊娠合并肺结核时有发生，属高危妊娠范畴。

自1978年起，国内采用肺结核的5大分类法，即Ⅰ型：原发型肺结核；Ⅱ型：血行播散型肺结核；Ⅲ型：继发型肺结核；Ⅳ型：结核性胸膜炎；Ⅴ型：其他结核，多种肺外结核。

妊娠对肺结核的影响，看法不一。一般认为，妊娠及分娩对肺结核多无不利影响。妊娠一般不改变肺结核的性质，孕期、产后与同龄未孕妇女比较，预后基本相同。

肺结核患者一般不影响受孕，除非同时伴有生殖器结核。但是妊娠期间，若发生结核血行播散，可引起胎盘感染，导致胎儿先天性结核感染的发生。非活动性结核或病变范围大、肺功能无改变者，对妊娠经过和胎儿发育多无大的影响。而活动性肺结核的妇女，妊娠后流产、胎死宫内、早产、低体重儿的可能性增大。孕妇在产前、产时及产后可将结核杆菌传给下一代。有活动性结核未经治疗的母亲，其新生儿在出生后第1年内感染的可能性为50%。因此，母亲有活动性肺结核，新生儿产后需隔离。另外，肺结核的治疗药物可能对母儿带来副反应。

二、诊断及诊断依据

与非孕妇女相同，充分了解患者有无结核病史及其治疗情况，有无家族史及与结核患者密切接触史是采集病史的重点。对高危人群及有低热、盗汗、乏力、咳嗽、咳痰、咯血、体重下降、呼吸困难、胸痛、肺尖部湿啰音者，应考虑有无肺结核可能，可做结核菌素试验明确。妊娠期间使用纯化蛋白衍生物(PPD)进行结核菌素试验是安全有效的。痰液涂片及痰培养、胸水常规及生化等均有助于诊断。

影像学检查(X线胸片、胸部CT)对肺结核的诊断十分重要。肺尖部多见浸润、斑片状小阴影为早期再感染特征，病变可以液化形成空洞，亦可硬结、钙化。有时可见肺门纵隔淋巴结肿大、肺段或肺叶不张、胸膜渗出、粟粒性肺结核等。由于孕妇的特殊性，在充分评估利弊后，需要在保护的情况下行影像学检查。

痰液涂片抗酸染色可找到结核菌，但不能除外其他型分枝杆菌感染。清晨痰液或胃内容物送培养可肯定是否为结核杆菌，但费时长，需3～6周。痰液结核菌素检查也是考核疗效、病情随访的重要指标。痰检应反复多次进行，以提高检测阳性率。

结核菌素实验是重要的辅助诊断方法。试剂为PPD以5个结核菌素单位皮内注射，48～72 h后观察硬结的大小。我国常用的评定标准：无硬结或硬结直径在4 mm以下者为阴性；硬结≥5～9 mm为一般阳性(+)；硬结10～19 mm为中等阳性(2+)；硬结≥20 mm或不足20 mm，但有水疱、丘疹或坏死者为强阳性(3+)。孕期结核菌素实验判断根据美国胸腔学会/疾病控制中心(1990)对其结果解释为：① 高危患者，HIV阳性、胸片异常或最近与活动性结核患者接触者，5 mm为阳性；② 静脉吸毒但HIV阴性、低经济收入人群、存在某些情况增加结核感染危险者，10 mm为阳性；③ 无危险因素者，15 mm为阳性。阴性结果不能完全排除结核。

纤维支气管镜检查可对支气管或肺内病灶进行活组织检查并行组织病理学检查，也可行刷检、冲洗或吸引标本用于结核菌病原学检测，有利于提高肺结核的诊断，尤其适用于痰涂片阴性等诊断困难患者。

三、鉴别诊断

1. 肺炎　细菌性肺炎可引起咳嗽、咳痰、发热、寒战、胸痛，严重者可有低氧血症、呼吸困难等表现，重症肺炎亦可引起ARDS表现。但细菌性肺炎一般局限于一叶，血常规白细胞计数、中性粒细胞增高，痰液涂片或培养可分离到细菌，结核菌素试验阴性，抗生素治疗有效。对于有轻度咳嗽、低热的病毒、支原体等肺炎在X线摄片上的征象，与早期继发型肺结核相似，对这类一时难以鉴别的病例，不宜急于抗结核治疗。

2. 支气管扩张　有慢性咳嗽、咳痰及反复咯血史，需与继发型肺结核鉴别。但支气管扩张的痰结核菌素试验阴性，X线胸片多无异常发现或仅见局部肺纹理增粗或卷发状阴影，胸部CT检查可协助确诊。

3. 肺癌　中央型肺癌常有痰中带血，肺门附近有阴影，与肺门淋巴结结核相似。周围型肺癌可呈球状、分叶状团块影，需与结核球鉴别。胸部影像学检查结合痰结核菌、脱落细胞检查及通过纤维支气管镜检查及活检等，可及时鉴别。

4. 急性肺栓塞　此病少见，起病突然，病情进展迅速，死亡率高。围产期妇女由于自身高凝状态，加上施行剖宫产手术，相对卧床等高危因素，极易在下肢深静脉或盆腔形成血栓而发病。可有突发的呼吸困难、胸痛、咯血、发绀、PaO_2下降等临床表现，与肺结核突发气胸不易鉴别。但根据患者病史、体检，结合心电图异常(典型者$S_{Ⅰ}Q_{Ⅲ}T_{Ⅲ}$改变)、血气分析、D-二聚体升高、血乳酸脱氢酶上升、心脏超声、放射性核素肺通气/灌注扫描、肺动脉造影等改变对诊断肺栓塞有较大意义。

四、监护要点及治疗

此类患者产前、产时及产后可能继发感染、出血、急性呼吸窘迫综合征，故监护上除常规监测心率、血压外，氧饱和度极其重要。如果患者出现咳嗽、气喘，甚至呼吸困难加重，需及时进行床旁摄片，以明确是否合并胸腔积液、肺不张和气胸，并动态评估对患者的影响及耐受情况。

对于没有严重合并症及并发症的患者，普通的鼻导管或者面罩吸氧即可，当患者出现严重的低氧血症时，可以考虑无创呼吸机，但对于不配合、有禁忌证或者无创呼吸机不能改善氧合者，需要行气管插管机械通气。在行机械通气之前需要除外气胸，以免发展成为张力性气胸，后果严重。定期随访床旁胸片、血气分析，有条件的监护室需要行呼气末二氧化碳分压监测。

对于进行抗结核治疗的孕产妇，定期随访肝肾功能也是必须的。在治疗过程中需注意患者多器官功能损害、ARDS 等的发生，一旦有发生迹象，需要及时对症处理。

（1）孕前处理：对肺结核妇女应加强宣教，做好卡介苗接种工作。在结核活动期应避免妊娠。若已妊娠，应在妊娠 8 周内行人工流产，待病情平稳 1～2 年后再考虑妊娠。早期肺结核临床上常无症状，为了早期诊断，产前应常规进行胸部 X 线摄片或 PPD 皮试。

（2）预防治疗：为防止妊娠期间潜在的结核感染发展成为活动性病变，对下列孕妇需行预防性治疗：① 有低度危险因素的 35 岁以上的孕妇；② 结核高发人群的孕妇；③ PPD 反应直径≥10 mm；④ 与传染性结核患者密切接触的孕妇；⑤ HIV 感染，PPD 反应直径≥5 mm 者；⑥ X 线胸片有陈旧病灶，PPD 反应直径≥5 mm 者。给予异烟肼预防治疗（INH 300 mg qd po，直至分娩，有效率为 60%～90%），可同时给予维生素 B_6 50 mg qd po。

（3）药物治疗：活动性肺结核，应遵循早期、联合、适量、规律和全程用药（首选异烟肼 300 mg qd po、利福平 600 mg qd po、维生素 B_6 50 mg qd po，2 个月后改为异烟肼 300 mg、利福平 600 mg biw po）的原则。异烟肼可以通过胎盘，但尚未发现有肯定的致畸作用，其有肝脏毒性，用药期间应定期检查肝功能。当转氨酶大于正常 5 倍时必须停药。用药同时需服用维生素 B_6 以减少神经毒性。利福平可通过胎盘，有引起胎儿低纤维蛋白原血症的报道。对于上述药物耐药者的抗结核治疗十分困难，有时需选用孕期禁忌的药物，此时应权衡结核活动与对胎儿的副反应的利弊关系以做出选择。

（4）手术治疗：妊娠期间一般不做肺结核的外科治疗。对于反复咯血、空洞久治不愈且病灶局限者，为避免病情恶化可酌情在妊娠 16～28 周进行手术治疗，否则没有必要在妊娠期间进行手术治疗。

（5）产科处理：病变广泛的活动性肺结核或曾行肺叶切除的孕妇，有效呼吸面积减少且血氧分压降低，易使胎儿缺氧，应在预产期前 1～2 周住院待产。如无产科指征，一般以阴道分娩为宜。但分娩时尽量避免屏气用力，以防止肺泡破裂、病灶扩散和胎儿缺氧，可适当选用手术助产，缩短第二产程。肺结核可在产后加重，产后 6 周和 3 个月应复查胸部 X 线片。

（6）母乳喂养问题：若晚期妊娠合并结核，可在病情允许情况下，严密观察，适当予以抗结核治疗，产后加强抗结核治疗并建议停止母乳喂养。产后抗结核治疗并非母乳喂养的禁忌，但婴儿与母亲接触，有被感染的可能。母乳中的药物浓度很低，一般不会引起对婴儿的毒害。服用异烟肼的孕妇，新生儿可因维生素 B_6 缺乏而发生抽搐，需要补充维生素 B_6。其新生儿应及时接种卡介苗以预防感染，并每 3 个月检查 1 次结核菌素试验。

（7）新生儿处理：患活动性结核的母亲在接触新生儿前，应至少抗结核治疗 3 周以上，而且新生儿也应进行 INH 预防性治疗。若无活动性结核的母亲已接受预防性治疗且又无再次发生活动性结核的证据时，可以接触新生儿。患活动性肺结核的孕妇分娩后，如果新生儿不能立即给予 INH 预防性治疗或母亲对 INH 耐药，应给新生儿接种卡介苗，预防感染。

(8) 终止妊娠的指征：妊娠早期，特别是在<9 周胎龄，为保证母体治疗效果，且从优生优育的角度出发，一旦出现下列情况均建议终止妊娠：① 妊娠反应严重者；② 重症肺结核估计不能耐受继续妊娠者；③ 妊娠使肺结核病情恶化，抗结核治疗效果差者；④ 伴有其他慢性消耗性疾病者，如严重贫血、消瘦、体重减轻、持续发热等。

产妇产后的抗结核治疗同普通肺结核患者。

五、并发症的防治

1. 急性呼吸窘迫综合征　妊娠期毛细血管通透性增加，结核杆菌易发生血行播散，尤其是妊娠末期到产后 1 周内，易发生粟粒型肺结核，母儿预后不良。若继发感染、产后出血，易发生呼吸窘迫综合征。治疗包括合理氧疗（改善低氧状态，使动脉血氧分压达到 60～80 mmHg）、机械通气、俯卧位、注意液体管理，防治感染等综合性措施。

2. 咯血　支气管结核可导致支气管扩张，亦可继发于支气管扩张。咯血是肺结核活动的有力证据。大咯血窒息是最具致死性的威胁。处理包括头低脚高、患侧卧位，防止血流向健侧支气管，及时清除口腔、鼻腔、喉部积血，必要时可使用气管插管以保持气道通畅。根据患者情况，考虑适当使用镇静、镇咳药物，分娩后可用垂体后叶素止血（10～20 U 加入 5%葡萄糖液 500 mL 静滴维持）。

3. 张力性气胸　气胸是肺结核常见并发症之一。一旦张力性气胸形成，可使患者短时间内死亡。临床表现为严重或极度呼吸困难、烦躁、意识障碍、大汗淋漓、发绀。体检气管偏向健侧，颈静脉怒张，多有皮下气肿，伤侧胸部饱满，听诊鼓音，呼吸音消失。应急措施包括半卧位、吸氧，在患侧锁骨中线第 2 肋间用无菌粗针头刺入胸膜腔，立即有高压气体逸出。

妊娠期结核病的死亡原因多为结核并发症，如咯血、窒息和张力性气胸等，其来势凶猛，病情紧急，抢救机会稍纵即逝，而产科工作者往往又缺乏相应的对症处理经验和能力。因此，尽早诊断，正确判断病情轻重程度，并与专科医师一起协调处理，无疑会大大改善母胎预后和妊娠结局。

参考文献

1. Bothamley G. Drug treatment for tuberculosis during pregnancy: safety considerations. Drug Saf, 2001, 24(7): 553.
2. Czeizel AE, Rockenbauer M, Olsen J. A population-based case control study of the safety of oral anti-tuberculosis drug treatment during pregnancy. Int J Tuberc Lung Dis, 2001, 5(6): 564.
3. WHO(2009 年世界结核病控制报告. 结核病控制面临重重挑战. 中国医学论坛报，2009，35(13)：A2.
4. Efferen LS. Tuberculosis and pregnancy. Curt Clin Pulm Med, 2007, 13(3): 205 - 211.
5. 谢惠安. 现代结核病学. 第 9 版. 北京：人民卫生出版社，2000，461 - 462.
6. Mathad JS, Sambarey P, Bharadwaj R, et al. Screening for latent tuberculosis in pregnant women: a

comparison of an interferon - γ release assay with tuberculin skin testing in Pune, India. 2011 Programs and abstracts of the 49th Infectious Diseases Society of America, Boston, MA Abstract no. 313362011.
7. Laibl VR, Sheffield JS. Tuberculosis in pregnancy. Clin Perinatol. 2005, 32(3): 739 - 747.
8. Starke JR. Tuberculosis, old dim but a new threat to the mother, fetus, and neonate. Clin Perinatol, 1997, 24(1): 107 - 127.
9. Riley L. Pneumonia and tuberculosis in pregnancy. Infect Dis Clin North Am, 1997, 11(1): 119 - 133.
10. Tripathy SN. Tuberculosis and pregnancy. Int J Gynaecol Obstet, 2003, 80(3): 247.
11. Kothari A, Mahadevan N, Giding J. Tuberculosis and pregnancy results of a study in a high prevalence area in London. Eur J Obstet Gynecol Reprod Biol, 2006, 126(1): 48 - 55.
12. Wang PI, Chong ST, Kielar AZ, Kelly AM, Knoepp UD, Mazza MB, Goodsitt MM. Imaging of pregnant and lactating patients: part 1, evidence-based review and recommendations. Am J Roentgenol, 2012, 98(4): 778 - 784.
13. 魏丽惠. 妇产科临床思维. 北京：科学出版社，2008：324 - 327.
14. 顾美皎. 临床妇产科学. 北京：人民卫生出版社，2001：265 - 267.
15. 天孝坤，胡伦颖. 妇产科疑难病案. 北京：人民卫生出版社，2006：128 - 131.
16. 张雪林，郭启勇. 医学影像学. 北京：人民卫生出版社，2001：157 - 163.
17. 丰有吉，李荷莲. 妇产科学. 北京：人民卫生出版社，2002：128 - 129.
18. 陈孝平. 外科学. 北京：人民卫生出版社，2004：444 - 446.
19. 陆再英，钟南山. 内科学. 北京：人民卫生出版社，2008：39 - 59.
20. 郭帅，吕艳，吴雪琼等. 妊娠合并肺结核 68 例临床分析并文献复习. 临床肺科杂志. 2010，15(3)：358 - 359.
21. 张卫社，刘月兰，徐芳等. 妊娠合并肺结核的诊断与治疗. 中华产科急救杂志，2013，2(2)：101 - 105.
22. 刘桂芬，刘岚君，赖晓宇等. 妊娠时间与肺结核复发的相关性研究及诊治对策. 临床肺科杂志，2013，18(11)：2043 - 2045.

第十章　妊娠合并肺栓塞

【病史摘要】

患者，女性，28 岁，G_1P_0，孕 27 周，自觉胎动消失 1 d。

患者孕期产检 5 次，孕 20 周无明显诱因下出现躯干及四肢皮肤瘙痒伴散在皮疹，皮肤科确诊为过敏性皮炎，予炉甘石洗剂对症治疗，同时测肝功能、胆红素、胆汁酸正常。入院前 1 d 自觉胎动消失，次日来院行产前检查，生物物理评分为 3 分，胎心正常，拟"胎儿窘迫"急诊收入院。

【体格检查】

T 37.1℃，P 100 bpm，R 20 bpm，BP 116/71 mmHg。四肢皮肤见陈旧性抓痕，无黄染，无散在出血点和瘀斑。心肺听诊无异常，肝脾肋下未触及，腹部隆起。神经系统检查无异常。

【产科检查】

腹围 88 cm，宫高 20 cm，胎儿估计 600 g，无胎动，胎心 140 bpm。未及宫缩，宫体无压痛。

【治疗经过】

入院时脐血流检查见胎儿大脑中动脉血流阻力极度异常，原因不明，告知家属胎儿随时有死亡可能。入院次日胎死宫内，予米非司酮＋米索前列醇引产。入院第 4 天死胎排出，体重 550 g。死胎排出 2 d 后白细胞升高达 16.0×10^9/L，中性粒细胞 68.2%，血小板 76×10^9/L，血红蛋白 128 g/L，予抗炎治疗。死胎排出 4 d 后体温及白细胞进行性增高，达 18.7×10^9/L，中性粒细胞百分比 86.5%，血小板减少至 42×10^9/L，CRP 94 mg/L，血红蛋白 122 g/L。B 超示宫内残留，予清宫术，并行抗感染治疗。清宫 2 d 后出现胸闷、呼吸困难。胸片示两肺纹理增多。D-二聚体呈进行性增高（2.952～3.688 mg/L）。清宫 4 d后仍有胸闷、气急，双下肢大腿部疼痛伴酸胀感，D-二聚体 1.638 mg/L，B 超双下肢深静脉未见血栓形成，CT 两肺散在斑片状毛玻璃影，考虑轻度肺水肿，双侧胸腔少量积液。清宫术后 6 d，胸闷、气促加剧，体温、血象进行性增高，血小板进行性下降，D-二聚体 3.905 mg/L，BNP 627.00 ng/L，pro-BNP 3 169.00 ng/L，超敏肌钙蛋白 10.32 μg/L，CK-MB 0.90 μg/L，肌红蛋白 13.8 μg/L。考虑宫内感染、败血症可能，改用泰能 1 g q8 h 静滴。清宫术后8 d，CTPA 右肺动脉栓塞伴右肺下叶梗死，双侧少量胸腔积液，双侧胸膜增厚。腹部加压超声提示盆腹腔深静脉血栓形成。心超提示 EF60%，肺动脉压轻度增高，右心室扩大（轻度），右心房扩大（轻度），三尖瓣反流（轻度），未见节段性室壁运动异常，诊断肺栓塞。由于白细胞升高明显，产后D-二聚体进行性增高伴血小板减少，考虑产后严重感染，伴肺栓塞，病情危重，转感染科。予无创呼吸机辅助通气，加强抗感染，速碧林1支q12 h皮下注射抗凝治疗，10 d后加华法林2.5 mg口服qd抗凝。在此期间分次输血，纠正低蛋白血症并支持治疗，以后病情渐趋好转，因下腔静脉（右肾下极水平）至双侧髂内、外静脉内广泛静脉栓塞，右侧肺动脉多发栓塞，行下腔静脉滤器植入＋置管溶栓术，防治血栓脱落加重肺栓塞。出院前复查下腔静脉造影显示下腔静脉远端管腔局部狭窄，右肺动脉主干及近端分支显影，血流正常。予入院后39 d出院，继续华法林2.5 mg口服qd抗凝治疗，门诊随访。

【病理检查】

胎盘病理：晚孕胎盘1个，脐带附着于侧方，脐血管3根。绒毛发育尚未成熟，底板炎伴部分区域坏死及小脓肿形成，大片绒毛周围纤维蛋白样坏死，绒毛血管合体膜形成减少，间质细胞增生，胎膜无明显异常。

宫腔刮出物病理：退变蜕膜及平滑肌组织伴坏死及中性粒细胞和淋巴细胞浸润，间质内血管瘀血伴出血。

【最终诊断】

（1）G_1P_0，孕27周，死胎。

（2）宫内感染。

（3）右肺动脉栓塞。

（4）下腔静脉、双下肢静脉栓塞。

（5）心功能不全。

（6）急性肺水肿。

第一节　呼吸内科意见

一、定义

肺栓塞（pulmonary embolism，PE）指体静脉或右心系统栓子脱落随血液漂流，阻塞肺动脉或其分支而引起肺循环障碍的临床综合征。妊娠期合并PE的概率与同龄非孕妇女相比约增加5倍，未经治疗的患者病死率可高达20%～30%，而经过治疗的患者病死率仅1%。因此，对妊娠合并肺栓塞的及时诊断和治疗十分重要。

二、诊断

PE临床表现多样，但均缺乏特异性，对孕产妇怀疑合并PE者，需及时进行以下检查。

（1）血气分析、D-二聚体、心电图、心脏彩超可作为初筛检查。

（2）孕期探测下肢深静脉血栓（DVT），应用最广的检测方法是压迫超声。而可疑有髂静脉血栓形成时，双重多普勒超声则是一种有效的辅助检查方法。MRI 能检测无症状的 DVT 及小的非闭塞性血栓，但不建议早孕期使用。

(3) 确诊 PE 首选肺通气/灌注显像检查，必要时做非侵入性下肢静脉检查及肺动脉造影检查等。放射线对胎儿的影响常是妊娠期制约选择的原因，除非必要，一般不宜行放射性检查，尤其在妊娠 10～17 周时(此期胎儿中枢神经系统最敏感)。

三、治疗

1. *对症治疗* 包括绝对卧床休息、高浓度面罩或气管插管给氧、放置中心静脉导管、镇痛、抗休克、舒张支气管、纠正心衰等。呼吸、心跳停止者应立即进行心肺复苏。

2. *特殊治疗*

(1) 抗凝治疗：对临床怀疑 PE 患者，可先行肝素治疗，同时行辅助检查以诊断。肝素不通过胎盘，是孕妇首选的抗凝剂，对胎儿较安全。低分子肝素是一种新型抗凝药物，既可避免一些肝素引起的并发症，如出血、血小板减少、骨质疏松等，又不影响出凝血时间，近年来有逐渐取代肝素的趋势。双香豆素类药物(如华法林)可通过胎盘，有潜在的致胎儿畸形和胎盘早剥等危险，孕期应避免使用。华法林在母乳中的分泌极少，母乳喂养的婴儿不受影响，在产后使用安全。上述药物的用法、用量、抗凝治疗时间可参照一般肺栓塞患者。应当指出的是，由于妊娠时Ⅷ因子增加，使 APTT 作为检测手段的可靠性下降，有条件的单位应测定抗Ⅹa 浓度。此外，肝素的需要量在整个妊娠期会有波动，这种需要量的变化可能与妊娠时的稀释效应、肾小球的滤过率的改变、肝素结合蛋白、血小板因子的增加及胎盘分解代谢加强等有关。妊娠期的这些变化使妊娠 4～9 个月时肝素的需要量增加，而临近足月及产后可将肝素减量。

(2) 溶栓治疗：妊娠期溶栓治疗仅限于威胁生命的大面积 PE 时，因为溶栓治疗有使孕妇发生大出血的危险，在分娩时及产后尤为明显。目前还不清楚溶栓药物是否会导致胎盘早剥及胎儿死亡。

3. *分娩时的处理* 在分娩前 4～6 h 应停止皮下注射肝素，对于择期分娩的患者则应在分娩前 24 h 或以上停用肝素。若分娩时 APTT 过度延长(大于对照值 2.7 倍)，可能有出血危险，宜用鱼精蛋白逆转肝素效应。由于产后发生静脉血栓(VTE)的危险性最高，对于产前已经发生 VTE 患者，一旦产科出血停止，应立即给予肝素充分抗凝。

4. *产后 VTE 治疗* 产后 VTE 的治疗与非妊娠者相同。由于华法林有致畸作用，服药期间要采取可靠的避孕措施。

四、评析

(1) 本例产后据临床及相关检查最终确诊下腔静脉、双下肢静脉血栓形成，并发右肺动脉栓塞成立。

(2) 患者于引产术后第 6 天出现胸闷、气促不适，当时即应考虑到肺栓塞可能，应及时完善血气分析、心电图、D-二聚体检查以评估栓塞风险。

(3) 速碧林为低分子肝素，治疗为抗凝治疗，非溶栓治疗。低分子肝素常规规范治疗为7～10 d，初始治疗3～5 d后叠加华法林，2～3 d后停用低分子肝素，继续华法林抗凝治疗，监测INR调整剂量。本例抗凝治疗未遵从上述规范。

(4) 当前，肺栓塞治疗指南趋向于评估危险度分层以指导合理化治疗。评价指标：① 血流动力学是否稳定：收缩压<90 mmHg或下降超过40 mmHg则定义为不稳定。② 右心室功能不全是否存在：心脏超声提示右心室扩张，压力超负荷可确诊。③ 心肌有无损伤：主要参考pro-BNP、心肌钙蛋白生化标志物。经上述指标评估为高危者，需考虑溶栓处置。本例患者未能积极完善评估，且本例患者后续转血管外科在局麻下行下腔静脉滤器植入+置管溶栓术的指征不明确，需进一步查阅相关文献评估其合理性。

第二节　心内科意见

心力衰竭是各种心脏结构或功能性疾病导致心室充盈及(或)射血能力受损而引起的一组综合征。临床表现主要是呼吸困难和无力而致体力活动受限和水肿。心衰的治疗原则为缓解临床症状，改善其长期预后和降低死亡率。一般治疗方法包括休息，控制钠盐摄入，利尿、扩血管、强心、改善心室重构。孕产妇心衰有自身特点，其总血容量较非孕期增加，从第6周开始，至32～34周达到高峰，较妊娠前增加30%～45%，此后维持在较高水平，产后2～6周逐渐恢复正常。故产妇合并心衰需尽快减轻心脏负荷，排出过多的容量。

笔者认为本病例存在心衰，但心衰程度不重(孕妇可以平卧)，估计心功能在Ⅱ级左右，治疗过程中虽有肺水肿，但为轻度，仅用了小剂量利尿剂。本病例治疗的主要焦点在肺栓塞、肺梗死，但不为笔者点评的重点。此患者为什么会发生心衰？孕妇体内处于高凝状态，且引产后存在明显感染，再者产后产妇多卧床，为发生静脉血栓的原因或诱因。深静脉血栓形成后，一旦脱落，会通过腔静脉回流到右心，从而引起肺动脉血栓栓塞。肺动脉血栓一旦形成，立即会引起肺动脉高压，引起右室后负荷急剧增加，在一定程度可引起急性肺源性心脏病，右心室扩大，出现右心功能不全，回心血量减少，静脉系统瘀血。右心扩大导致室间隔左移，使左心室功能受损。此为此病的病理生理过程。此时认真听诊，肺动脉瓣区第二心音可亢进或分裂，三尖瓣区可及收缩期杂音，但目前妇产科医师很难做到这一点。

总之，此病例为继发于肺栓塞、肺梗死后的全心衰，病程中患者生命体征尚稳定，查pro-BNP 3 169.00 ng/L，确实也不算太高，给予小剂量利尿剂后患者心衰好转。从治疗心衰角度讲，此病例用药恰到好处。但此病例亦存在一点不足，第10天患者出现胸闷、气促，第14天明确诊断为肺栓塞，此过程经历5 d时间，稍微偏长。第10天出现临床症状，当时应该警觉，及时查心电图、D-二聚体、BNP，且动态复查上述指标，有望缩短诊断时间。

第三节　产科意见

肺栓塞是引起孕产妇死亡的重要原因。由于肺栓塞的临床表现在妊娠期缺乏特异性以及放射学诊断的延误，孕产期肺栓塞常因得不到及时诊治而有很高的病死率。妊娠期肺栓塞的发病率约0.09‰～0.7‰，妊娠妇女静脉血栓栓塞的发生率较非孕妇女高5倍。若发现不及时或处理不当，20%～30%的患者可立即死亡，其中66%发生在血栓事件的30分钟内，幸存者仍有30%复发，而积极治疗的急症病死率可降至1%。围产期的PE多由来自深静脉或盆腔静脉的血栓引起，70%～95%来自深静脉血栓。孕晚期到产后2周是深静脉血栓形成的高峰期，卵巢静脉血栓发生率0.15%～0.18%，右侧占90%，其中13.2%将发展为肺血栓。

一、妊娠期肺栓塞好发因素

① 细菌感染；② 孕期高凝状态；③ 妊娠期增大的子宫压迫盆腔静脉；④ 孕酮可使静脉平滑肌松弛，血流缓慢，下肢静脉发生瘀血，增加了深静脉血栓形成的可能性；⑤ 合并心脏病患者发生心力衰竭后，因静脉内血流缓慢、瘀滞，常常在静脉内形成血栓，栓子脱落后造成栓塞；⑥ 合并子痫前期，血管壁损伤；⑦ 分娩可导致盆腔血管损伤及胎盘覆着处血管的变化，尤其在阴道助产或剖宫产时最为明显，手术分娩时，肺栓塞的危险性可增加2～8倍；⑧ 孕期或产褥期长期卧床的妇女、经产妇、高龄产妇及肥胖妇女等，均易发生静脉血栓栓塞；⑨ 某些女性具有易形成血栓的遗传缺陷，这些缺陷包括抗凝血酶Ⅲ缺陷、C蛋白和S蛋白缺陷、前凝血酶基因变异、V因子和/或Ⅸ因子缺陷；⑩ 狼疮抗凝物或心磷脂抗体的存在；⑪ 血栓栓塞性疾病的个人史和家族史。

二、诊断

（一）临床表现

深静脉栓塞可累及深静脉及下腔静脉，临床表现可出现发热、腹痛、恶心、呕吐，如果累及肺动脉，将出现呼吸困难、胸痛、咳嗽、出汗、咯血、晕厥、心动过速、呼吸急促、肺底啰音、发绀、心脏杂音等。

（二）辅助检查

(1) D-二聚体增加：敏感度为98%，特异度约为30%，D-二聚体水平持续增高，时间一般大于1周，若其含量<500 μg/L，可基本除外急性PE。

(2) 动脉血气分析：严重低氧血症，由于心肺血管床受阻，氧分压（PaO_2）降低，而肺泡死腔增大，出现过度通气，导致二氧化碳分压（$PaCO_2$）降低。

(3) 心电图及超声心动图：显示继发肺动脉高压、右心室后负荷加重表现。

（三）栓塞严重程度的判断

根据美国心脏协会分类：① 严重肺栓塞：栓塞后收缩压<90 mmHg，>15 min或需要强心药或出现休克症状；② 中度肺栓塞：出现右心功能不全和/或心肌坏死；③ 轻度肺栓塞：无上述症状者。

（四）肺栓塞的确诊

(1) 螺旋CT：是近年发展起来的影像学新技术，采用特殊技术进行CT肺动脉造影

(CTPA),对 PE 的诊断有决定性意义,可清晰显示血栓部位、形态、与血管壁关系及内腔受损情况。主要显像有充盈缺损、肺动脉截断及血流不对称等表现。CTPA 阳性率高达 80%～90%,最大优点为无创、诊断率高。

(2) 超声技术:孕期探测下肢 DVT 应用最广的检测方法是压迫超声,其敏感性为 97%～100%,特异性为 98%～99%。必要时行下肢静脉造影,孕期血栓形成常发生于腘静脉、股静脉和髂静脉。

(3) 放射性核素肺通气/灌注(ventilation-perfusion,V/Q)显像:PE 最敏感的检查方法,患者的情况允许时,可行此项检查。

三、肺栓塞的治疗

一般治疗包括绝对卧床休息、高浓度面罩给氧或气管插管给氧、留置中心静脉导管、镇痛、抗休克、扩张支气管、纠正心力衰竭等。呼吸、心跳停止者应立即进行心肺复苏。低分子肝素抗凝治疗防止新的血栓形成。虽然多数学者认为妊娠及产后 2 周溶栓可导致大出血,但随着临床医师经验积累,对于重度 PE 引起严重肺动脉高压、肺血管痉挛、心排出量减少及低血压等严重并发症时,仍应采用溶栓治疗,近期有越来越多溶栓治疗成功的报道。另外,估计静脉溶栓可能出现大出血者,可经皮肺动脉导管碎栓联合局部组织纤维蛋白溶酶原激活剂灌注,并加用低分子肝素,或者剖宫产后通过心肺分流行肺动脉栓子摘除术,有成功挽救孕妇及胎儿生命个案的报道。

四、本病例诊治提示

(1) 妊娠合并肺栓塞的死亡率高、病程进展快,因此重在预防。如有下危险因素的孕妇及产褥期妇女应警惕发生肺栓塞的可能:① 有心脏病病史的孕妇;② 多胎妊娠或经产妇;③ 高龄与肥胖孕妇;④ 行剖宫产的产妇,尤其合并有其他产科合并症者;⑤ 孕期或产褥期长期卧床的孕产妇;⑥ 存在其他已知遗传性或获得性血栓性疾病倾向的孕妇;⑦ 不明原因的流产、早产。一旦发现可疑患者,应积极找出诊断依据,在内科医师协助下,早期确诊和治疗,以减少孕产妇死亡。

(2) 不明原因的孕晚期尤其产后出现呼吸困难、发绀、胸痛、咳嗽、出汗、晕厥、心动过速等,低血氧饱和度与二氧化碳分压,应高度警惕肺栓塞可能,应积极诊断。

(3) 高度怀疑中度以上肺栓塞,应由呼吸内科、ICU、心内科、血管外科、产科等相关专科医师联合进行抢救,采用最佳的抢救方案。

(4) 不明原因的流产、早产,应高度警惕宫内感染存在,应及时检测有关感染的生化指标,产后发热患者,宫内残留感染存在,清宫时谨防感染扩散,菌栓形成。

该孕妇孕 27 周,自觉胎动消失 1 d 入院。次日胎死宫内,死胎娩出后胎盘病理报告:底板炎伴部分区域坏死及小脓肿形成,大片绒毛周围纤维蛋白样坏死。宫腔刮出物病理报告:退变蜕膜及平滑肌组织伴坏死及中性粒细胞和淋巴细胞浸润,间质内血管瘀血伴出血。病史提示胎死宫内因宫内感染引起,且孕妇高凝状态,引产后清宫术及催产素使用可能导致子宫局部感染性血栓脱落，并进入母体血循环，引起败血症的临床表现（体温及白细胞升高，血小板减少），菌栓进入肺循环引起换气障碍，出现胸闷，气急等临床表现，下肢静脉回流受阻致双下肢大腿部疼痛伴酸胀感。

围产期突然出现胸闷、气急的临床表现，多由以下原因引起：急性肺水肿、心衰、肺栓塞、严重肺部感染等。该患者宫腔感染清宫术后出现胸闷、气急及双下肢大腿部疼痛伴酸胀感，各种检查不支持急性肺水肿、心衰及严重肺部感染的诊断，宜及早考虑血栓栓塞可能。在死胎排出后 2 d 出现胸闷、呼吸困难，D－二聚体增高时，应行 CTPA 检查，以便更早发现肺栓塞的临床证据并进行治疗。

本患者孕期宫内感染引起死胎，清宫后出现严重盆腔静脉广泛血栓，肺大面积血栓形成实属罕见。可能孕妇本身存在凝血因子的先天异常，加上宫内严重感染，宫腔操作，导致严重并发症的发生。

患者入院时血象、体温正常，引产后出现感染征象，血象及体温进行性增高，在胎盘病理报告未明确的情况下，考虑宫内感染、宫内组织残留，清宫时机是否适当有待商榷，也应引起产科医师高度重视。对于不明原因的晚期流产、早产，应高度重视，阴道分泌物培养，胎盘应做常规病理检查，及时查看检查结果，协助诊治。

第四节　重症医学科意见

肺栓塞是体静脉或右心系统栓子脱落随血流漂流，堵塞肺动脉或其所属分支而引起肺循环障碍的临床和病理生理综合征，包括肺血栓栓塞、脂肪栓塞、羊水栓塞和空气栓塞等，是孕产妇死亡的重要原因之一。国外报道血栓栓塞性疾病是孕产妇死亡的首要原因。妊娠期 PE 的发病率为 0.01%～0.04%，若发现不及时或处理不当，20%～30%的患者可立即死亡，幸存者仍有 30%复发，而积极治疗的急症病死率可降至 1%。

一、妊娠期 PE 的高危因素

1. *心脏病和静脉血栓*　心脏病是发生肺栓塞的主要危险因素之一，尤其是合并心房纤颤、心力衰竭时，肺栓塞的发生率更高。心脏病并发肺栓塞时的血栓来自心脏或静脉系统。心脏病患者发生心力衰竭后，因静脉内血流缓慢、瘀滞，常在静脉内形成血栓，栓子脱落后造成栓塞。研究表明，妊娠妇女静脉血栓的发生率较非孕妇女高 5 倍，主要是妊娠期增大的子宫压迫盆腔静脉所致。

2. *高凝状态*　妊娠期体内凝血系统发生改变，凝血因子（如凝血因子Ⅱ、Ⅶ、Ⅹ及纤维蛋白原）浓度增加，抗凝血因子（如抗凝血酶Ⅲ及 S 蛋白）水平下降，纤溶活性降低，血小板激活增加，从而使得孕期出现高凝状态。而胎盘产生的纤溶酶原激活剂抑制物，使孕晚期纤溶系统被抑制得更为明显，也是发生高凝状态的另一原因。

3. *血管壁损伤*　分娩可导致盆腔血管损伤，尤其在阴道助产或剖宫产时最为明显。手术分娩时，肺栓塞的危险性可增加 2～8 倍，产后深静脉血栓形成也最多见于急诊剖宫产产妇。

4. 孕酮的作用　孕酮可使静脉平滑肌松弛，血流缓慢，下肢静脉发生瘀血，增加了深静脉血栓形成的可能性。

5. 其他因素　孕期或产褥期长期卧床的妇女、经产妇、高龄产妇及肥胖产妇等，均易发生静脉血栓栓塞。

二、妊娠期 PE 临床表现

由于发生 PE 的急缓、部位、范围、程度及伴发其他脏器损害的程度不同，其临床表现多种多样，但均缺乏特异性。

(1) 在既往无心肺疾病的急性 PE 患者，最常见的症状是突发性的原因不明的呼吸困难，其体征表现为呼吸急促，浅而快，频率>20 bpm，占 85%。其次是胸骨前酷似心绞痛或心肌梗死样疼痛，可向肩部或腹部放射，占 75%。此与肺动脉高压和冠状动脉供血不足有关。

(2) 在既往有心肺疾病的 PE 患者的临床表现更加缺乏特异性，可作为原有疾病的合并症出现，更多地表现为心肺功能的减退。

(3) 典型的胸痛、咯血及呼吸困难三联征仅见于不足 30%的患者。

(4) 若患者出现烦躁不安、惊恐、濒死感、出冷汗、血压下降、休克和晕厥等，则是急性 PE 发作的特征，是急救的关键信号，应引起临床医师的高度重视。

(5) 大面积的 PE 则可有典型的临床表现，如肺部干湿啰音及血管杂音，胸膜摩擦音，心动过速，低血压休克，颈静脉充盈或异常搏动，肺动脉瓣区第二心音亢进以及右室奔马律等。双下肢肿胀程度不一，患侧明显肿胀是下肢深静脉栓塞常见的体征。

三、妊娠期 PE 的诊断

1. 初筛检查

(1) 血 D-二聚体检测：肺栓塞患者内源性纤维蛋白溶解，D-二聚体明显增高。目前认为，检测 D-二聚体水平对诊断肺栓塞，敏感性为 98%，但特异性有限，约为 30%。由于肺栓塞患者 D-二聚体水平持续增高，时间一般在 1 周以上。因此，该指标可作为肺栓塞的初筛诊断。若其含量低于 500 μg/L 可基本除外急性肺栓塞。

(2) 动脉血气分析：主要表现为低氧血症。由于心肺血管床受阻，PaO_2降低，而肺泡死腔增大，出现过度通气，导致 $PaCO_2$降低。但若肺动脉主干发生栓塞时，则可因来不及通过过度通气来代偿，而导致血气分析中 $PaCO_2$急剧升高。

(3) 心电图检查：多为一过性变化，多表现为右心负荷过重($S_{Ⅰ}$、$Q_{Ⅲ}$、$T_{Ⅲ}$)、窦性心动过速、房性心动过速、不同程度的右束支传导阻滞、肺性 P 波，尤其在大面积栓塞，这种异常更多见。另外，非特异性 ST 段和 T 波改变最常见。

(4) 胸部 X 线检查：胸部 X 线摄片是 PE 的常规、简单的检查方法，其特异性差，主要表现为：① 肺动脉阻塞征；② 肺动脉高压症及右心扩大征；③ 肺组织继发改变：肺不张、胸腔积液等。X线胸片主要用于鉴别其他胸部疾病。

(5) 超声心动图检查：肺栓塞患者的超声心动图检查可有下列特征：① 二尖瓣开放度减小；② 右心室扩大；③ 右心室收缩、舒张幅度减弱；④ 室间隔偏移或矛盾运动；⑤ 左、右心室内径比例减小；⑥ 肺动脉扩张及肺动脉压力增高；⑦ 三尖瓣和肺动脉瓣开放度降低等。超声心动图检查可能对指导肺栓塞患者的治疗有重要价值。

2. 确诊检查

(1) 放射性核素肺通气/灌注显像(V/Q)：典型征象是呈肺段分布的灌注缺损，并与通气显像不匹配。V/Q显像的结果评价为：

1) 肺通气扫描正常，而灌注扫描呈典型肺段分布的灌注缺损，则高度怀疑PE。

2) 病变部位既无通气也无血流灌注，可能为肺实质病变，不能诊断PE(肺梗死除外)。

3) 肺通气扫描异常，灌注无缺损，为肺实质疾病。

4) 肺通气和灌注扫描均正常，可除外PE。

V/Q是目前国际上公认的诊断肺栓塞最敏感而无创伤的检查方法。

(2) CTPA：对肺栓塞的诊断有决定性意义，可清晰显示血栓部位、形态、与血管壁关系及内腔受损情况。主要显像有充盈缺损、肺动脉截断及血流不对称等表现。CTPA阳性率高达80%～90%。其最大优点为无创、诊断率高，对急症更有价值，目前已替代常规肺动脉造影。

(3) 肺动脉造影：此种方法曾被视为PE诊断的金标准，可以确定PE的位置和范围。但该方法是一种有创性检查技术，目前已被CTPA所替代。

考虑到放射线及同位素对胎儿的影响，上述确诊检查应慎用。必须进行时，应尽量遮盖母体腹部以保护胎儿，同时尽量减少放射剂量及缩短照射时间。实施同位素检查后应利尿和频繁排尿，减少对胎儿的影响。

四、妊娠期PE的治疗

1. 抗凝剂的治疗　对临床可疑PE的患者，应在应用肝素治疗的同时行辅助检查，以明确诊断。因肝素不通过胎盘，是孕妇首选的抗凝剂，长期使用对胎儿较安全。肝素治疗的首次静脉负荷剂量为80 U/kg，维持量为18 U/(kg・h)。初始皮下注射肝素量可为每天静脉量的一半，每12 h 1次。使用肝素需根据APTT调整用量，使APTT达到并维持于正常值的1.5～2.5倍，情况稳定者持续用药7～10 d。低分子肝素是一种新型抗凝药物，在治疗及预防血栓形成中已逐渐取代肝素，它既可避免一些肝素引起的并发症，如出血、血小板减少、骨质疏松等，又不影响出凝血时间。开始剂量1 mg/kg，每12 h 1次，分娩时减量至40 mg，每12 h 1次，产后立即恢复同前剂量。而双香豆素类药物可通过胎盘，有潜在致胎儿畸形和胎盘早剥等危险，孕期应避免使用。华法林在母乳中的分泌极少，母乳喂养的胎儿不受影响，所以在产后使用较为安全。

2. 溶栓治疗　妊娠及产后2周是溶栓的相对禁忌证，但是当大面积PE引起严重肺动脉高压、肺血管痉挛、心排出量减少及低血压等严重并发症时，仍应采用溶栓治疗。

(1) 链激酶：链激酶25万～50万U加生理盐水100 mL静脉注射20～30 min，继以

10 万 U/h 静脉滴注 24 h，使凝血酶原时间达正常的 2 倍。

(2) 尿激酶：首次 4 400 U/kg 静脉注射 10 min，然后再用 2 200 U/(kg·h)静脉滴注 12 h。

(3) 重组组织纤维蛋白溶酶原激活剂(rtPA)：优点是选择性地作用于已形成的血栓，溶解其纤维蛋白，不引起全身性纤维蛋白溶解作用，一般以 50～100 mg 静脉滴注 2 h。

(4) 其他：紧急情况下可经皮肺动脉导管碎栓联合局部组织纤维蛋白溶酶原激活剂灌注，并加用低分子肝素。

五、监护要点

1. 呼吸功能　对于临床可疑的 PE 患者应尽早开始氧疗，初始可以鼻导管或面罩吸氧。对于早期即出现休克或晕厥的患者，多为大面积栓塞，此类患者应尽早行气管内插管，进行机械通气以保证氧供。病程中应定时复查血气分析，一方面可以了解机械通气后患者的氧供情况，根据血气分析结果及时调整呼吸机参数；另一方面，通过血气分析中酸碱平衡、乳酸水平及 $PaCO_2$ 的动态变化了解治疗前后肺部灌注和全身微循环的改善情况。

2. 循环功能

(1) 对于早期即出现循环衰竭的患者，应尽早开放深静脉通路，动态监测中心静脉压对容量复苏有一定指导作用。

(2) 与袖带式无创血压监测相比，进行有创血压动态监测更能准确、实时地了解血压，尤其在大剂量应用血管活性药物以维持循环功能的情况下，显得尤为重要。

(3) 在条件允许的情况下可进行 Swan-Ganz 导管的置管，通过 Swan-Ganz 导管测定右心房压、肺动脉压、肺毛细血管楔压和心排出量来了解容量复苏或溶栓治疗的效果。

(4) 血管活性药的使用：急性 PE 患者肺动脉压力增高，多可出现一定程度右心功能不全。在此情况下，应在容量复苏基础上加用血管活性药(如多巴酚丁胺、肾上腺素等)，以增加心肌收缩力，从而增加右心输出量，最终达到增加左心输出量的目的。相反，若因为右心功能不全，中心静脉压高而草率进行液体控制，则会导致心输出量进一步减少而加重休克。

3. 肾脏功能　妊娠期急性 PE 患者出现严重休克时常可并发急性肾功能衰竭，若孕妇发病前存在肾功能不全的基础，则可进一步加重肾功能衰竭的程度。因此，在抢救复苏过程中，应平衡多方面的因素：① 容量复苏应充分，避免心输出量不足导致肾前性急性肾功能衰竭；② 抢救过程中尽可能减少肾毒性药物的使用；③ 在充分容量复苏后，若肾功能仍无明显改善，应避免复苏过量；④ 若条件允许，此时应尽早行床旁 CRRT。

4. 凝血功能　肝素使用最初 24 h，每 4～6 h 行 APTT 检查，根据 APTT 调整用量，使 APTT 达到并维持于正常值的 1.5～2.5 倍。而对于择期引产或剖宫产的孕妇，应在分娩前 24 h 或更长时间停用皮下注射肝素。若分娩时 APPT 明显延长(大于对照值的 2.7倍)，可能会有出血的危险，可用鱼精蛋白逆转肝素效应。

【编者点评意见】

妊娠合并肺栓塞近年来在临床上逐渐多见，尤其发生在产后，处理不当则严重威胁孕产妇生命。临床医师应提高对肺栓塞的认识，及时发现可疑病例，并做针对性检查，及早诊断及治疗。虽然妊娠及产后 2 周是溶栓的相对禁忌证，但是当大面积 PE 引起严重肺动脉高压、肺血管痉挛、心排出量减少及低血压等严重并发症时仍应采用溶栓治疗。编者曾抢救 1 例产后 40 h 发生急性 PE 的患者，由于其循环功能严重抑制，在辅助胸外心脏按压情况下，给予静脉注射 rtPA 50 mg 溶栓治疗，效果显著，而未有发生严重出血事件。因此，我们认为在严重肺栓塞的患者可以谨慎使用 rtPA，可先予 8 mg 静脉注射，继之 42 mg 静脉滴注，根据患者循环、呼吸功能状况，结合凝血功能及出血情况评估，可及时终止溶栓药物，改为抗凝治疗。

参考文献

1. Conti E, Zezza L, Ralli E, Comito C, Sada L, Passerini J, Caserta D, Rubattu S, Autore C, Moscarini M, Volpe M. Pulmonary embolism in pregnancy. J Thromb Thrombolysis. 2013 May 21.
2. Kearon C. Diagnosis of pulmonary embolism. CMAJ, 2003, 168(2): 183.
3. Marik PE, Plante LA. Venous thromboembolic disease and pregnancy. N Engl J Med, 2008, 11(19): 2025－2033.
4. Suleyman T, Gultekin H, Abdulkadir G. Acute right lower quadrant abdominal pain as the presenting symptom of ovarian vein thrombosis in pregnancy. J Obstet Gynaecol Res, 2008, 11(4 Pt 2): 680－682.
5. Dunnihoo DR, Gallaspy JW, Wise RB, Otterson WN. Postpartum ovarian vein thrombophlebitis: a review. Obstet Gynecol Surv, 1991, 11(7): 415－427.
6. Klima DA, Snyder TE. Postpartum ovarian vein thrombosis. Obstet Gynecol, 2008, 11(2 Pt 1): 431－435.
7. Dessole S, Capobianco G, Arru A, Demurtas P, Ambrosini G. Postpartum ovarian vein thrombosis: an unpredectibale event: two case reports and review of the literature. Arch Gynecol Obstet, 2003, 11(4): 242－246.
8. Jaff MR, McMurtry MS, Archer SL, et al. Management of massive and submassive pulmonary embolism, iliofemoral deep vein thrombosis, and chronic thromboembolic pulmonary hypertension: a scientific statement from the American Heart Association. Circulation, 2011, 123: 1788－830.
9. Kyrle PA, Eichinger S. Deep vein thrombosis. Lancet, 2005, 11(9465): 1163－1174.
10. Kaaja RJ, Ulander VM. Treatment of acute pulmonary embolism during pregnancy with low molecular weight heparin: three case reports. Blood Coagul Fibrinolysis, 2002, 13(7): 637－640.
11. Gartman EJ. The use of thrombolytic therapy in pregnancy. Obstet Med, 2013, 6: 105－111.
12. Lonjaret L, Lairez O, Minville V, Bayoumeu F, Fourcade O, Mercier FJ. Pulmonary embolism and pregnancy. Ann Fr Anesth Reanim, 2013, 32(4): 257－266
13. Toglia MR, Nolan TE. Venous thromboembolism during pregnancy: a current review of diagnosis of and management. Obstet Gynecol Surv,1997, 52(1): 60－72.
14. Macklon NS. Diagnosis of deep venous thrombosis and pulmonary embolism in pregnancy. Curr Opin Pulm Med,1999, 5(4): 233－237.
15. Sellman JS, Holman RL. Thromboembolism during pregnancy: risks, challenges, and recommendation. Postgrad Med,2000, 108(4): 71－84.
16. Morse M. Establishing a normal range for D-dimer levels through pregnancy to aid in the diagnosis of

pulmonary embolism and deep vein thrombosis. J Thromb Haemost,2004, 2(7): 1202 - 1204.
17. 柯海燕,张仁坤,汪康平. 急性肺栓塞的心电图变化. 中华心律失常学杂志,2003,7(4): 213 - 217.
18. 叶任高,陆再英. 内科学. 第 6 版. 北京: 人民卫生出版社,2004:74 - 82.
19. 刘秀杰. 肺栓塞的核素显像检查. 中华心血管病杂志,2001,29(5): 264 - 265.
20. 戴汝平. 肺栓塞的影像诊断. 中华心血管病杂志,2001,29(5): 263 - 264.
21. Bechtel JJ, Mountford MC, Ellinwood WE. Massive pulmonary embolism in pregnancy treated with catheter fragmentation and local thrombolysis. Obstet Gynecol,2005, 106(5): 1158 - 1160.

第十一章　妊娠合并中央性前置胎盘伴产后大出血

【病史摘要】

患者，女性，32 岁，G_3P_1，孕 $37^{6/7}$ 周，下肢浮肿 2 月，加重 1 月。

患者曾足月分娩 1 次，人流 1 次。孕 7 月起出现下肢浮肿，入院前 1 月（孕 34 周）浮肿加重。孕 $33^{5/7}$ 周起于某三甲医院产前检查，仅 3 次，孕 $35^{3/7}$ 周测尿蛋白 1+，孕 $37^{2/7}$ 周测尿蛋白 2+，孕 $37^{6/7}$ 周测尿蛋白 3+，24 h 尿蛋白定量 0.54 g，不伴血压升高，无头晕眼花、胸闷等不适，孕期无阴道异常流血流液。B 超示中央性前置胎盘，故拟“G_3P_1，孕 $37^{6/7}$ 周，中央性前置胎盘，妊娠期蛋白尿”收入院。患者平素体健，否认慢性疾病史。

【体格检查】

T 37.3℃，P 98 bpm，R 20 bpm，BP 128/85 mmHg。皮肤黏膜无散在出血点和瘀斑，浮肿 3+。心肺听诊无异常，腹部膨隆，全腹无压痛、反跳痛，肝脾未触及肿大，无肝区叩击痛，无肾区叩击痛，双下肢凹陷性水肿。神经系统检查无异常，膝反射存在。

【产科检查】

腹围 104 cm，宫高 37 cm，胎儿估计 2 600 g，有胎动，胎心 146 bpm，未及宫缩，宫体无压痛。孕 36 周门诊查血尿常规、肝肾功能、凝血功能全套正常，24 h 尿蛋白定量 0.54 g。入院 B 超示单胎头位，BPD 91 mm，腹围 187 mm，股骨长 64 mm，胎盘位于前壁，胎盘完全覆盖宫颈内口。

【治疗经过】

入院第 1 天，将患者术中可能出现的危急情况充分告知家属，并做好相应的术前准备。第 2 天，在腰麻下行子宫下段剖宫产术，术中见子宫下段血管怒张，取子宫下段无血管区切开子宫壁进入宫腔，娩一活婴，Apgar 评分 10 分，体重 2 450 g。胎儿娩出后见胎盘广泛覆盖前壁并向下完全覆盖宫颈内口，子宫下段及右侧前壁与胎盘黏连致密，剥离困难，胎盘覆着部位快速大量出血，短期内出血达 4 000 mL，考虑胎盘植入可能，术中与家属再次谈话，并改为全麻行全子宫切除术。术中查：凝血酶原时间不凝，国际标准化比率无法测定，部分凝血活酶时间不凝，纤维蛋白原无法测定，凝血酶时间不凝，D-二聚体 4.61 mg/L，纤维蛋白降解产物 8.3 mg/L。术中累计出血 6 000 mL，输红细胞悬液 16 U，血浆 1 200 mL，冷沉淀 20 U，凝血酶原复合物 800 U。手术经过顺利，术中尿量 400 mL，腹腔留置引流管一根。术中有一过性血压下降，最低 70/40 mmHg，无输血反应。术毕查肝肾功能：总蛋白 44 g/L，白蛋白 19 g/L，ALT 24 U/L，AST 30 U/L，乳酸脱氢酶 681 U/L，尿素氮 3.8 mmol/L，肌酐 67 μmol/L，尿酸 370 μmol/L。术后送 ICU 进一步救治，纠正凝血功能，稳定脏器功能治疗。术后第 2 天，患者病情稳定，生命体征平稳，心电监护示：HR 95 bpm，BP 145/85 mmHg，SpO_2 100％。腹腔引流量 120 mL，淡血性。查白细胞 16.8 $\times 10^9$/L，血红蛋白 110 g/L，中性粒细胞百分比 87.6 ％，血清钾3.3 mmol/L，总蛋白 44 g/L，白蛋白 19 g/L，凝血功能、肝肾功能正常。予以转回产科病房，继续抗炎、补液、输注白蛋白等对症支持处理。术后第 4 天，一般情况好，予以拔除导尿管及腹腔引流管。术后病理报告：妊娠期全子宫 20×12×7 cm，胎盘附着于子宫下段，距宫颈外口 4 cm，面积约 5×6 cm；镜下子宫下段最薄处为 0.3 cm，表面见晚孕绒毛附着，局部绒毛与肌层黏连，肌层内血管扩张、瘀血，蜕-肌段见绒毛外滋养叶细胞浸润，结合临床符合前置性胎盘，部分胎盘黏连。

术后 1 周，患者生命体征稳定。查体：BP 126/77 mmHg，HR 84 bpm，心肺未见明显异常，腹软，腹部切口干燥，无红肿及硬结，无阴道流血，泌乳通畅，双下肢无压痛，腓肠肌无压痛，予出院。

【最终诊断】

（1）G_3P_2，孕 38 周，剖宫产。

（2）中央性前置胎盘（凶险型）。

（3）胎盘植入。

（4）产后大出血。

（5）失血性休克。

（6）凝血功能障碍。

（7）足月小样儿。

第一节　产 科 意 见

前置胎盘是妊娠晚期产前出血的主要原因之一。近年来，前置胎盘发生率日益升高，前置胎盘剖宫产术中大出血成为产科的重要问题，如果处理不当会导致产妇死亡。

多数学者认为中央性前置胎盘孕 36 周后终止妊娠为宜。有研究表明，孕妇在 36～37 周终止妊娠，新生儿窒息率较 36 周前终止者明显减少，且出血量较 37 周后终止者明显减少，故认为孕 36 周后终止妊娠较安全，但不主张 37 周后终止妊娠，以减少产前大出血的发生。

前置胎盘术中大量出血的原因见于子宫下段胎盘黏连、胎盘植入或子宫收缩乏力等。中央型前置胎盘引起的出血大部分与胎盘相关，往往为胎盘黏连及胎盘植入，出血难以避免。目前的处理在于术前充分地准备、积极地抗休克治疗以及及时地切除子宫。术前超声检查明确胎盘的位置、覆盖的范围，MRI 检查排除胎盘植入。

充分的术前准备是十分重要的。要进行充分的术前谈话，告知家属相关的风险。明确患者的血型，择期手术者，通知手术室备足量相同血型的血液。强效子宫收缩药物及子宫 B-Lynch 缝合线带至手术室。患者入手术室后，需打开两路静脉通道，其中一路为中心静脉，术前即取红细胞悬液 2 U 至手术室。

选择腰麻或连续硬膜外麻醉，取下腹正中直切口进入腹腔，根据胎盘覆盖的部位采用子宫下段横切口或纵切口，原则上要尽量避开胎盘，术者应在术前参考超声的胎盘定位情况考虑子宫切口位置。术中根据子宫下段的长度和宽度、与胎先露之间是否有胎盘组织夹杂及血管的充盈分布情况来选择。子宫切口应达到 10 cm，尽量避开粗大充盈的血管和胎盘，若无法避开胎盘，则先切开子宫的切口，再行胎盘打洞以减少出血。娩出胎儿后，可行子宫动脉结扎后再剥离胎盘以减少出血。我们的经验是胎儿娩出后，不剥离胎盘，先将子宫托出腹腔，一次性硅胶导尿管暂时性捆绑子宫下段。该方法的优点如下：① 快速；② 暂时性而非永久性阻断子宫的血供；③ 效果较确切，使出血速度明显减缓，创面暴露，易于缝合，从容止血，避免不必要的损伤。不要等胎盘自行剥离，应人工剥离胎盘，取胎盘与子宫之间间隙明显处逐步剥离胎盘。在子宫下段的胎盘附着部位，剥离面如有活动性血窦出血可采用可吸收线"8"字缝合，黏膜层热盐水纱布压迫止血，局部可喷凝血酶和立止血。对宫颈出血止血困难者，可切开子宫下段前壁暴露出血点，在直视下缝扎止血，具有较好效果。

胎盘剥离前，强烈而持续的子宫收缩十分重要。我院习惯催产素与欣母沛同时使用，催产素起效快但持久收缩作用差，欣母沛是含有天然前列腺素 $F_{2\alpha}$的(15S)-15-中甲基衍生物的氨丁三醇盐溶液，具有强而持久的刺激子宫平滑肌收缩的作用，临床上可用于治疗由于子宫收缩乏力导致的顽固性产后出血，两者配合使用，相互取长补短，大大减少了出血量，减少产后出血率。

随着剖宫产率的上升，凶险性前置胎盘的发生率上升，对于有前次剖宫产病史、同时为前壁胎盘的中央型前置胎盘，要考虑到膀胱黏连及术中大出血、暴露不清、膀胱损伤的可能，术前需要联系一位经验丰富的泌尿外科医师，以防不测。

前置胎盘合并胎盘植入时，应在做好抢救失血性休克的准备下行剖宫产。对胎盘植入病灶的处理，曾一度主张切除子宫。近年来国内文献报道，如胎盘植入较浅或面积较小者，可病灶切除术或创面缝扎术以保留子宫，但要警惕迟发 DIC。国外近来报道，对胎盘植入的病灶可以滞留原位不剥离，待其自然吸收，可以降低子宫切除率，减少输血 DIC 的发生率，也有先行 MTX 化疗、B 超监测、分期剥离植入胎盘的成功经验。然而，对胎盘植入面积大、植入深、广泛渗血及出血量大、不易止血者，还应考虑子宫切除术以保证产妇安全。

本病例诊治提示

(1) 前置胎盘者孕期需跟踪随访胎盘下缘上移情况，阴道流血状况，选择合适时机限期剖宫产。如有反复少量阴道流血，需提前终止妊娠。孕期无阴道流血者，可适当延长孕周，终止妊娠，以得成熟胎儿。

(2) 中央性前置胎盘，手术中随时面临大出血，需充分做好术前准备。需配备高年资有经验的手术医师和有抢救经验的麻醉医师。手术室准备充足的血源、凝血物质、强效缩宫素及子宫切除的手术器械。产妇进入手术室后需开放两路静脉通道。

(3) 术中与麻醉医师密切配合，随时告知术中出血情况，抗失血性休克要积极有效，补血、补液量要足，防止低血压时间过长。

(4) 子宫切除问题：如胎盘植入面积大，子宫壁菲薄，出血速度快，短期内出血量大，难以控制，要果断采取子宫切除，切不可犹豫不决，休克加重会失去抢救机会。如胎盘仅为黏连，可先结扎子宫动脉或用一次性硅胶导尿管暂时性捆绑子宫下段，压迫子宫动脉后，徒手剥离胎盘，以减少出血量或减慢出血速度，争取最佳止血效果。

(5) 术中不忘行必要的血常规、凝血功能检查，注意心率、血压、氧饱和度、尿量、瞳孔变化，动态关注患者全身器官功能变化。

本例患者孕期无异常出血，妊娠近38周，收入院限期行剖宫产。术前充分准备，由于胎盘附着面积广泛，子宫肌层牵拉非薄，打洞进入宫腔取出胎儿。在此过程中，短时间内出血速度快，出血量大，果断行子宫切除术。术前幸有充分准备，麻醉科医师积极主动配合，输血输液及时，虽有一过性血压降低，很快血压上升并稳定，抗休克治疗有效。由于出血量大、速度快，一时出现凝血功能障碍，及时补充新鲜冰冻血浆、冷沉淀、凝血酶原复合物，进一步确保止血的有效性。

第二节　重症医学科意见

中央性前置胎盘(complete placenta previa, CPP)是指胎盘完全覆盖子宫颈内口，胎儿不能经阴道分娩而必须手术分娩。凶险型前置胎盘致胎盘黏连和植入是引起产时、产后出血的主要原因之一，其出血发生率高，出血量大，常导致休克、DIC等严重并发症，临床处理困难，围生期子宫切除率高，严重威胁女性的生殖健康，如临床处理不当，常危及产妇生命。

一、病因

1. *子宫内膜病变*　产褥感染、刮宫或引产等所致的子宫内膜炎或子宫内膜缺损，使子宫蜕膜发育不良或形成不全。当孕卵植入时，血液供应不足，为了摄取足够的营养致使一部分平滑绒毛膜继续发育，扩大胎盘面积，使胎盘延伸至子宫下段，甚至遮盖子宫颈内口而形成前置胎盘。Ananth等研究认为，前置胎盘的发生与自然流产及人工流产有明显相关性。1次自然流产可增加70%发生前置胎盘的危险性，且随着流产次数的增加，发生前置胎盘的危险性也增加。

2. *胎盘异常及其他*　① 双胎，胎盘面积较单胎为大，而达子宫下段。双胎前置胎盘发病率较单胎高1倍。② 副胎盘，因主要胎盘在宫体部，而副胎盘达子宫下段，近宫颈口，甚至遮盖子宫颈内口而形成前置胎盘。

3. *孕卵植入过迟*　孕卵发育迟缓，进入宫腔后，未能在宫体部及时着床，继续下行而植入于子宫下段，形成前置胎盘。

二、临床表现及诊断

1. *典型症状*　无痛性阴道流血是前置胎盘的主要症状。出血是由于妊娠晚期或临产后子宫下段逐渐伸展，子宫颈管消失，子宫颈口扩张，而附着于子宫下段或子宫颈口的胎盘不能相应地伸展，以致前置部分的胎盘自其附着部位剥离，使血窦破裂而引起出血。出血可反复多次发生。患者因失血，多合并有贫血，其贫血程度与阴道出血量成正比。中央性前置胎盘如引起大量出血，可有面色苍白、脉搏细数、血压下降等休克现象。

2. *腹部检查*　子宫大小与停经月份相符合，子宫软，胎位清楚，胎先露多高浮，臀位和横位的发生率高，除非母体严重休克，一般情况下胎心均正常。临产后无强直性宫缩。

3. *阴道检查*　可疑前置胎盘者，禁止肛门检查及灌肠。目前阴道检查仅限于无B超设备、诊断不明确、为终止妊娠决定分娩方式时采用。检查必须在做好输液、备血及立即手术准备的条件下进行。检查方法：先用窥器检查有无阴道壁静脉曲张破裂，宫颈是否已消失。然后用手指在子宫颈周围的阴道穹窿部轻轻地触诊，如手指与胎先露之间有较厚的软组织，应疑为前置胎盘。

4. *超声检查*　超声检查对诊断前置胎盘的准确率可达90%～95%，是唯一可以发现中晚期妊娠前置胎盘的准确的无创性检查方法。经腹B超检查，先确定胎盘附着的准确部位，然后通过胎盘与宫颈内口的关系研究前置胎盘的类型。32周以后，即使无阴道流血，B超提示胎盘位置低，即可做出前置胎盘的诊断。在32周前，B超提示胎盘位置低且有阴道流血者，在排除其他出血原因后，也应做出前置胎盘的诊断。

5. *影像学检查*　对于胎盘浸润子宫肌层的深度估计，超声存在限制。因此，近年来国内外学者开始用MRI技术来弥补超声的局限性。MRI可清楚地观察胎盘浸润子宫肌层的深度，对于穿透性胎盘植入的预测准确性高，并且对于后壁胎盘和较肥胖的患者存在一定的优势。

6. *产后检查胎盘及胎膜*　对产前出血的病例，产后仔细检查娩出的胎盘，以便核实诊断。前置部分的胎盘呈黑紫色，有凝血，如这些改变在胎盘的边缘，而且胎膜破口处距胎盘边缘＜7 cm，则为部分性前置胎盘。

三、处理决策

中央性前置胎盘的处理需要产科、影像、检验、血库甚至ICU等多学科协作，应根据患者阴道流血量、有无休克、妊娠周数、胎儿是否存活、是否临产等因素综合判定，应该遵循个体化原则。其处理包括期待疗法及终止妊娠两方面，应注意平衡孕妇及胎儿两方面的利益。

1. *期待疗法*　前置胎盘期待疗法的原则是在确保母婴安全的前提下，延长孕龄，保护胎儿生存，降低围产儿病死率。期待疗法适用于阴道出血不多、胎儿尚未成熟、出生后不易存活的前置胎盘患者。对阴道出血较多的患者要根据其具体情况，如孕龄、胎盘前置程度、孕妇贫血程度、抢救措施等条件做具体分析后，决定是否采用期待治疗。对胎儿成熟度的判断是期待治疗中的关键之一。在正常妊娠中，随胎龄增大，胎儿体重成比例增长，胎肺也逐渐成熟。根据末次月经推算预产期，以确定胎龄是临床最常用的简便方法，但对于那些月经周期不准的患者，必须根据早孕反应及胎动时间、B超检查来综合分析确定较为正确的胎龄，来判定胎儿是否成熟，一旦胎儿成熟，应考虑终止妊娠，可以避免以后母体的出血及胎儿的死亡。

期待疗法的措施：前置胎盘一旦确定诊断，应卧床休息，反复出血或出血量较多者应住院观察，测血型、备血，静卧休息，孕妇应保持情绪平稳，适当给予镇静剂。避免局部刺激，禁止肛门检查及阴道检查。

2. 纠正贫血　轻度贫血的孕妇除饮食富含营养外，应予补血药物，如铁剂和多种维生素。中度以上贫血者，需多次输血。

3. 抑制宫缩，减少出血　这是期待疗法能否成功的关键步骤之一。常用药物硫酸镁目前仍为首选宫缩抑制剂。如出血量多时，需要快速纠正血容量后再用硫酸镁，以免血管扩张加重有效循环血量不足。另外，β_2肾上腺素能受体激动剂（如硫酸舒喘灵等）可以作为联合用药。

4. 促进胎儿发育和胎肺成熟　前置胎盘反复出血，影响胎儿发育，且常需提前终止妊娠，故促胎儿发育及促胎肺成熟很有必要，可予输复方氨基酸、葡萄糖及维生素C等能量合剂。促胎肺成熟可予地塞米松。

5. 预防感染　反复阴道出血，胎盘附着处开放的血窦和创面均有利于细菌生长繁殖，因而容易发生感染，所以在临床上要注意孕妇的脉率和体温变化，检查血白细胞计数，必要时应用抗生素。

6. 终止妊娠　前置胎盘产前出血的患者，若出血量多或伴有失血性休克，随时有可能危及母婴生命，此时不论孕周大小，均应立即终止妊娠，对前置胎盘产前无出血的患者，要等到胎儿成熟再终止妊娠。有条件的医院可行羊膜腔穿刺以测定胎肺成熟度来判定胎儿是否成熟，其他医院一般用B超检查胎盘成熟度间接反映胎儿成熟度。

终止妊娠的方式：剖宫产术是前置胎盘终止妊娠的主要方式，也是抢救前置胎盘大出血的根本措施。中央性前置胎盘临产后出血量增多而短时间内不能结束分娩，均宜选择剖宫产手术。前置胎盘剖宫产术中常发生大出血，主要原因是子宫切口选择不适当，增加出血量。因此，前置胎盘剖宫产术前常规B超胎盘定位选择手术切口，可减少出血量，减少产妇失血。

凶险型前置胎盘患者常出现严重产前、产时及产后出血，患者常继发休克、DIC，需要输血、急诊子宫动脉或者髂内动脉结扎、急诊子宫动脉栓塞及急诊子宫切除等措施。因此，其围手术期充分的准备及恰当的处理尤为关键。对于凶险型前置胎盘择期剖宫产优于急诊剖宫产。术前应该充分估计手术难度，虽然凶险型前置胎盘特指继发于剖宫产后覆盖子宫瘢痕的前置胎盘，但是实际工作中若前置胎盘患者既往有子宫手术史，如多次人工流产及清宫、子宫肌瘤挖除等常伴胎盘植入，应该视为“凶险型前置胎盘”。

剖宫产术前先行孕妇双侧髂内动脉球囊阻塞导管置管术，胎儿娩出后，将球囊扩张，完全阻塞髂内动脉（子宫动脉）的血流，然后根据具体情况按常规手术操作处理胎盘。研究结果发现，髂内动脉球囊导管预置术可显著减少术中出血量和输血量，目前国际指南推荐该方法用于前置胎盘孕妇的剖宫产术中，但需预防相应并发症，如血栓性疾病。

四、监护要点

1. 循环功能　胎盘前置和胎盘植入是凶险型前置胎盘出血的主要原因，所引起的产后出血十分凶险，短期内可导致循环失代偿而休克。本病例术中短时间内出血量即达 4 000 mL，血压进行性下降。对于早期即出现休克的患者，应尽早开放深静脉通路，动态监测中心静脉压对容量复苏有一定指导作用。另外，与袖带式无创血压监测相比，进行有创血压动态监测更能准确、实时地了解血压变化及治疗效果。

2. *凝血功能*　凶险型前置胎盘引起的短期内大量失血及随后抢救过程中的大量输血可引起急性凝血功能障碍，甚至是 DIC 的发生。在治疗过程中动态监测血小板、纤维蛋白原、D-二聚体、凝血酶原时间等变化，可以监控 DIC 的演变情况并指导临床治疗。DIC 过程中凝血因子和血小板被大量消耗，是 DIC 出血的主要原因。因此，积极补充凝血因子和血小板是 DIC 治疗的一项重要措施。可通过输注新鲜冰冻血浆、凝血酶原复合物、纤维蛋白原、冷沉淀因子、单采血小板等血制品来解决。

3. *呼吸功能*　对于大量失血，并接受大量液体复苏的患者发生术后急性肺损伤的概率显著上升。对于此类患者，术后应定时复查血气分析，通过氧合指数判定有无急性肺损伤及损伤程度。若存在急性肺损伤，可以通过影像学检查来了解肺部渗出情况。根据患者肺损伤程度的不同可以考虑给予不同方式的氧疗。

4. *肾脏功能*　凶险型前置胎盘术中大量失血可并发急性肾前性肾衰竭，若孕妇发病前即存在肾功能不全，则可进一步加重肾功能衰竭的程度。因此，在抢救复苏过程中，应平衡多方面的因素。容量复苏应充分，避免心输出量不足导致肾前性急性肾功能衰竭。抢救过程中尽可能减少肾毒性药物的使用。在充分容量复苏后，若肾功能仍无明显改善，应避免复苏过量。在病程中应定时监测患者血钾、酸碱平衡及血肌酐变化，若条件允许，应尽早行床旁 CRRT。

5. *产褥感染*　反复阴道出血，胎盘附着处开放的血窦和创面均有利于细菌生长繁殖，因而容易发生感染，所以在临床上要注意孕妇的脉率和体温变化，定期检查血常规，必要时应用抗生素，并应注意选择抗厌氧菌的药物。

参考文献

1. 刘丹丹，漆洪渡. 前置胎盘分娩时机及分娩方式与母子安全性. 实用妇产科杂志，2009：582－583.
2. 应豪，阮晟鸣，王德芬. 胎盘植入的诊治进展，实用妇产科杂志，2007：335－336.
3. 陈瑜. 晚期妊娠凶险型前置胎盘 23 例临床分析，临床医药实践，2011：346－348.
4. 王明，张力，刘兴会，卫蔷. 中央性前置胎盘并发胎盘植入 59 例临床分析. 现代妇产科进展，2011：249－252.
5. Ananth CV, Smulian JC, Vintzileos AM. The association of placenta previa with history of cesarean delivery and abortion：a meta-analysis. Am J Obstet Gynecol, 1997, 177(5)：1071－1078.
6. 曹海根，王金锐. 实用腹部超声诊断学. 北京：人民卫生出版社，1999：755－757.
7. 邱建宜. 晚期妊娠和并前置胎盘终止妊娠时机探讨. 广东医学，1999，20(5)：355－356.
8. 潘明明. 前置胎盘的期待疗法. 中国实用妇科与产科杂志，2001，17(2)：67－68.
9. Royal College of Obstetricians and Gynaecologists (2007). The role of emergency and elective interventional radiology in postpartum hemorrhage. Royal College of Obstetricians and Gynaecologists Good Practice Guideline No. 6. Royal College of Obstetricians and Gynaecologists, London.

第十二章　妊娠合并急性肾功能不全

【病史摘要】

患者，女性，25 岁，G_1P_0，孕 $26^{6/7}$ 周，发热伴血尿 2 d。

患者孕 14 周外院建卡产前检查，共 5 次，首次产前检查发现尿蛋白＋，隐血 3＋，至肾内科就诊，肾功能正常，未予以特殊治疗。入院前 2 d 无诱因下出现血尿，于入院前 1 d 因体温升高赴产前检查医院就诊，体温最高达 39.3℃，该院检查尿常规：尿蛋白 2＋，红细胞 60 个/HP，血常规：白细胞 12.73×10^9/L，肾功能：肌酐 344 μmol/L。予抗炎补液治疗，考虑肾功能不全，转我院。急诊复查生化指标提示，血常规：白细胞 12.8×10^9/L；尿常规：蛋白 3＋，隐血 4＋；肝肾功能：血钾 3.1 mmol/L，白蛋白 23 g/L，LDH 1 306 U/L，尿素氮 10.3 mmol/L，肌酐 523 μmol/L，尿酸 297 μmol/L。考虑急性肾功能不全，收住院治疗。患者自述孕前 2 年有急性肾盂肾炎史。

【体格检查】

T 38.1℃，P 106 bpm，R 20 bpm，BP 80/51 mmHg。全身无水肿，无瘀点、瘀斑；全身浅表淋巴结未触及，心肺听诊无明显异常；腹膨隆，无压痛、反跳痛，右肾区叩痛阳性，肝脾肋下未触及；双下肢无凹陷性水肿。

【产科检查】

腹围 98 cm，宫高 25 cm，有胎动，胎心 150 bpm，未及宫缩，宫体无压痛。

【辅助检查】

入院初期：

血常规：白细胞 10.6×10^9/L，血红蛋白 1 g/L，中性粒细胞百分比 90.4%，CRP 114 mg/L。

尿常规：白细胞 199/uL，红细胞 710/uL，尿白细胞＋，尿蛋白 2＋，隐血 4＋。

凝血功能：纤维蛋白原 4.989 g/L，D-二聚体 8.53 mg/L，纤维蛋白降解产物 29.6 mg/L。

电解质：钾 3.3 mmol/L，钠 126 mmol/L，氯 95 mmol/L。

肝肾功能：总蛋白 41 g/L，白蛋白 18 g/L，LDH 1 027 U/L，尿素氮 9.9 mmol/L，肌酐 528 μmol/L，pro－BNP 4 930.00 ng/L。

上腹部 B 超：1. 胆囊未见明显结石；2. 胰腺因气体干扰，显示不清；3. 肝脏、脾脏未见明显肿大；4. 双肾皮质回声稍增强。

胸腹水 B 超：双侧胸腔未见积液，未见腹水。

入院第 13 天：

胸部 CT：1. 双肺下叶感染，请结合临床；2. 双侧胸腔积液；3. 心脏增大。

【治疗经过】

入院后考虑“G_1P_0，孕 $26^{6/7}$ 周，急性肾盂肾炎，急性肾功能不全，高热”，予抗炎、补液纠正水电解质紊乱，补充白蛋白、多巴胺升压扩容等对症处理。入院第 2 天下午 3 点患者突发胸闷气促，伴呕吐反酸，诊断“1. 肺部感染、感染性休克，2. 慢性肾炎急性发作合并急性肾功能不全，3. 电解质紊乱，4. 低蛋白血症”。经全院会诊，考虑肾功能进行性下降，建议加强抗感染(启用泰能 1 g bid 静滴)，同时行血液透析治疗。征得家属同意，于入院后第 4 天行多次 CVVH 治疗，治疗过程中辅助输血浆、抗炎、补充白蛋白等治疗。入院第 11 天，患者感染症状明显控制，休克得到纠正，经多次床旁透析治疗，患者肾功能改善，复查胎情 B 超提示胎儿双顶径 66 mm，腹围 136 mm，股骨长 49 mm，胎儿较相应孕周小，建议终止妊娠进一步治疗。入院第 13 天胸部 CT：1. 双肺下叶感染，请结合临床；2. 双侧胸腔积液；3. 心脏增大。故继续泰能抗感染，并于入院第 14 天，以普贝生一枚纳入阴道引产，引产第 2 天因腹痛及阴道出血不明显，再予米索 1 片置入阴道，仍无产兆，后家属放弃引产，要求继续妊娠，胎心监护反应型。入院第 19 天，患者无发热、腹痛、感染等症状，停用泰能；肾功能恢复，拔出透析管后复查生化及血常规好转。入院第 21 天胎情 B 超：双顶径 70 mm，枕额径 88 mm，胸前后径 70 mm，腹前后径 75 mm，腹左右径 65 mm，股骨长 54 mm，胎盘Ⅱ级，胎心 147 bpm，子宫动脉 RI：0.68，PI：1.08，S/D：3.15，胎儿较前有增长趋势。予以出院门诊随访。

后记：患者出院后，产科门诊定期随访至妊娠 38 周，自然临产分娩一男活婴，评分 10 分，新生儿体重 2 850 g，患者随访肾功能正常。

【最终诊断】

(1) G_1P_0，孕 $26^{6/7}$ 周。

(2) 慢性肾盂肾炎急性发作。

(3) 急性肾功能不全。

(4) 感染性休克。

(5) 低蛋白血症。

(6) 低钾血症。

(7) 肺部感染。

第一节　肾内科意见

急性肾盂肾炎是指肾盂黏膜及肾实质的急性感染性疾病，主要由大肠杆菌引起。常见临床表现包括寒战发热，腰痛，肾区叩痛，尿频、尿急、尿痛等膀胱刺激症状(为膀胱同时有炎症的表现)。急性肾盂肾炎最严重的并发症是感染性休克。

妊娠是尿路感染的重要诱因，约 7%的孕妇有无症状性菌尿，年龄大者和经产妇发病率更高，其中半数为有症状的尿路感染。原因为：① 妊娠时孕酮分泌增加，致输尿管平滑肌松弛和蠕动减慢；② 妊娠期间尿液化学成分的改变有利于细菌生长；③ 妊娠子宫压迫输尿管，导致尿液引流不畅。

急性肾盂肾炎治疗的关键是使用血药浓度高及对致病微生物敏感的抗生素。临床上应根据患者的症状和体征的严重程度选择治疗方案和药物。急性肾盂肾炎的治疗目的在于：① 控制和预防败血症；② 清除进入泌尿道的致病菌；③ 防止复发。

一般来说，治疗分为两个阶段。

(1) 静脉给药迅速控制败血症。

(2) 继而口服给药清除病原体，维持治疗效果和预防复发。

药物选择的基本原则是：① 药物敏感；② 血药浓度足够高。

妊娠时由于黄体酮的分泌增加，使输尿管及肾盂蠕动减弱并扩张，导致尿路的功能性梗阻，易发生无症状性菌尿，如未及时发现和治疗，在妊娠晚期约50%的患者可发生有症状尿路感染。故妊娠早期就应常规做中段尿细菌培养，如有真性菌尿，不管有无症状均应及时治疗。这不但有利于防止妊娠后期发生有症状性肾盂肾炎和发展为慢性肾盂肾炎，且有助于减少妊娠期高血压疾病和早产，保护母婴安全。妊娠期尿路感染与一般尿路感染相同，妊娠期尿路感染治愈后易复发，应定期复查尿细菌定量培养。妊娠期一般不宜做静脉肾盂造影，必要时应于产后6周才检查。对伴有无症状性菌尿或下尿路感染症状（尿痛、尿频、明显的急性非复杂性膀胱炎）的妊娠妇女的治疗和非妊娠妇女一样，采用短程疗法。虽然没有明显的证据说明3 d疗法比单剂疗法效果佳，但是为稳妥起见建议使用3 d疗法。在药物选择方面，妊娠期妇女尿路感染的治疗能选择的可安全使用的药物较少，且需密切随诊。在妊娠早期阶段，磺胺嘧啶、呋喃妥因、氨苄西林、头孢类被认为是安全的。在妊娠晚期阶段（产前2～3个月），磺胺嘧啶应避免使用，因可导致核黄疸。甲氧苄胺嘧啶（TMP）通常不用，因为动物实验证明高剂量对胎儿有毒性，虽然在人类还没有发现有畸胎。氟喹诺酮类可能影响胎儿的软骨发育，四环素（特别是妊娠5个月后）及氯霉素不宜用。因此妊娠期尿路感染患者尽量选用呋喃妥因、氨苄西林或头孢类等药物。妊娠妇女发生肾盂肾炎，应住院行胃肠外给药，妊娠前有复发性尿路感染病史及妊娠前尿路感染复发的孕妇出现无症状性菌尿的患者均需要使用预防性治疗方案，如呋喃妥因、头孢氨苄、氨苄西林，任选1种，睡前口服，同时避免性生活，可有效预防尿路感染。

肾乳头坏死是肾盂肾炎的严重并发症之一，常发生于严重肾盂肾炎伴有糖尿病或尿路梗阻以及妊娠期肾盂肾炎患者，可并发革兰阴性杆菌败血症及导致急性肾损伤。

急性肾功能不全即急性肾损伤，定义为：由各种原因使两肾排泄功能在短期内（数小时至数周）迅速减低，使肾小球滤过功能（CCr）降低达正常的50%以下，血尿素氮及肌酐迅速升高，并出现水、电解质及酸碱平衡失调及急性尿毒症症状。

预防措施为：① 尽可能避免使用肾毒性药物；② 肌溶解者需要早期积极补充液体，可减轻肌红蛋白尿的肾毒性，甘露醇与碱化尿液疗效未证实；③ 需要使用造影剂时，高危患者应使用非离子等渗造影剂，静脉输入等张液体降低造影剂肾病（CIN）的发生率；④ 及时有效的ICU复苏可降低急性肾功能衰竭（ARF）或急性肾损伤（AKI）的发生率，必须避免低血压（SAP<80 mmHg），维持心输出量、平均动脉压和血管内容量以保持肾灌注，有利于肾功能恢复，当需要血管加压药逆转全身性血管扩张时（如脓毒血症休克）首选去甲肾上腺素。多巴胺等选择性改变肾血流量的药物，目前未显示能改变ARF的自然预后。

治疗原则：① 存在AKI风险或已发生AKI的患者，在没有失血性休克的证据时，建议使用等张晶体液而不是胶体液，作为扩张血管内容量的起始治疗；② 推荐对存在 AKI 风险或已发生 AKI 的血管源性休克的患者，在补液的同时联合使用升压药物；③ 建议对围手术期的患者或败血症休克的患者，依循治疗方案调控血流动力学与氧合参数，以预防 AKI 的发生或恶化；④ 对危重患者，建议胰岛素治疗目标位为血糖 6.11～8.27 mmol/L；⑤ 任何分期的 AKI 患者，总能量摄入达到 20～30 kcal/(kg·d)；⑥ 非高分解、不需要透析的 AKI 患者摄入蛋白 0.8～1.0 g/(kg·d)，发生 AKI 并行 RRT 治疗的患者为 1.0～1.5 g/(kg·d)，行 CRRT 及高分解状态的患者最高达到 1.7 g/(kg·d)，优先使用胃肠方式对 AKI 患者提供营养；⑦ 不推荐使用利尿剂来预防 AKI，除非是在治疗高容量负荷；⑧ 不推荐使用多巴胺、心房钠尿肽、非诺多泮、重组人胰岛素样生长因子(rhIGF-1)来预防或治疗 AKI，早期血液净化的介入能及时清除毒素，减轻肾脏负荷，有利于肾功能的恢复。

该患者以血尿为主要表现，进而很快出现急性肾损伤、感染性休克。积极抗感染及血液净化治疗后，感染得以控制，症状好转。

第二节　产 科 意 见

急性肾盂肾炎(acute pyelonephritis, APN)是妊娠期常见而严重的并发症，其妊娠期发病率为 0.5%～2%。由于妊娠期的生理特点及对药物使用的限制，妊娠期急性肾盂肾炎对孕妇及胎儿均带来不利影响，急性肾功能不全发生率 0.4%，急性呼吸功能不全发生率 0.3%，胎儿生长受限 6.7%，早产发生率 20%。

妊娠期急性肾盂肾炎的好发因素：① 雌孕激素分泌大量增加，雌激素使肾盂、肾、输尿管及膀胱肌层肥厚，孕激素则使其扩张、蠕动减弱；② 孕期增大的子宫压迫盆腔内输尿管而形成不同程度的机械性梗阻，因子宫右旋，右侧输尿管扩张扭曲更明显；③ 中孕以后增大的子宫和胎头将膀胱向上推移，易有排尿不畅和尿潴留；④ 孕期尿液中葡萄糖、氨基酸等营养物质含量增加，有利于细菌生长。

APN 临床表现典型，诊断相对容易。起病急骤，常发生于感染后 1～3 d，伴寒战、高热持续不退、全身不适、疲乏无力、食欲减退、恶心呕吐，甚至腹痛等；患者出现尿频、尿急、尿痛等尿路刺激症状及排尿未尽感；一侧或两侧肾区疼痛，肋腰点有压痛及叩击痛，上输尿管及中输尿管点可出现深压痛。尿镜检可见细菌，白细胞>10 个/HP；中段尿培养可见细菌阳性。

肾功能不全孕妇发生率 1/15 000～1/20 000，40%由子痫前期、子痫引起，妊娠相关肾功能不全死亡率<10%。

妊娠期肾功能不全：确立诊断主要依据血肌酐和尿素氮浓度以及肾小球滤过率(GFR)值，血肌酐>1.0 mg/dL(88 μmol/L)；BUN>13 mg/dL(4.6 mmol/L)。

急进性氮质血症：血肌酐在数日内每天增加 44.2～88.4 μmol/L 或血肌酐每天增加 50%或数日内增至 265.21 μmol/L，而尿量多寡不能列为 ARF 的必备诊断标准。

文献报道，血透患者妊娠率已达 1%～7%，而妊娠成功可达 70%。近年来有较多血透患者妊娠成功的报道，因此，血透对胎儿无不良影响，也不是终止妊娠的指征。

本病例诊治提示

(1) 慢性肾炎患者孕前应经产科与肾内科医师共同评估，排除妊娠禁忌。一旦妊娠，应接受产科、肾内科医师严密监护与诊治，营养科医师进行饮食与营养指导，防止病情进展，预防不良妊娠结局发生。

(2) 慢性肾炎患者孕期多饮水，防止过度劳累，保持外阴清洁，防治尿路感染，去除引起病情加剧、肾功能不全的诱因。

(3) 一旦出现感染，积极抗炎治疗，慎用肾功能损伤的药物。

(4) 保持水、电解质与酸碱平衡。

(5) 一旦肾功能进行性恶化，血液透析是抢救急性肾功能衰竭的最有效措施，可减少急性肾功能衰竭发生感染、出血和昏迷等并发症，缩短病程，降低围产期死亡率。

(6) 经过治疗病情稳定的患者，可严密监护下继续妊娠，血透不是终止妊娠的指征。

该孕妇 G_1P_0，孕 $26^{6/7}$ 周，慢性肾盂肾炎的基础上并发急性肾盂肾炎，血尿为主，伴发热，血象高，病情进展快，并发急性肾功能不全，同时并发肺部感染导致感染性休克，加剧了肾功能损伤。经肾内科及感染科协同诊治，及早得出正确诊断，并进行及时的抗炎治疗及血液透析治疗，患者病情很快得到控制并得到好的转归。患者病情好转后，考虑孕周小，期待治疗时间较长，经孕妇及家属沟通，同意终止妊娠，曾试行引产 2 d，未成功，孕妇经考虑后要求继续妊娠，在产科与肾内科的严密监护下期待治疗，至妊娠足月阴道分娩，新生儿良好，产妇预后良好。

第三节　重症医学科意见

一、诊断依据及鉴别诊断

1. 诊断依据　临床上诊断急性肾功能衰竭的辅助检查分为尿、血、超声等。

(1) 尿液检查：① 24 h 尿量少于 400 mL，每小时少于 17 mL；② 尿液镜检有红细胞，尿蛋白 1+～2+，尿比重降低达 1.010～1.015，若固定在 1.010 或＜1.010 时可确诊急性肾功能不全；③ 尿钠＞40 mmol/L；④ 尿中尿素氮与肌酐量下降，尿/血浆 BUN 值＜10（其他原因引起少尿的尿/血浆 BUN 值＞15），或尿/血浆 Cr 值＜10（其他原因引起少尿的尿/血浆 Cr 值＞20）；⑤ 肾功能不全指数（尿钠/血肌酐比值）＞1（其他原因引起少尿的肾功能不全指数＜1）。

(2) 血液检查：① 外周血检查有贫血，红细胞大小不等，血小板减少，白细胞轻度上升伴核左移，血沉加快；② 电解质紊乱，少尿期血镁＞6 mmol/L，血磷＞3 mmol/L，血钾＞6 mmol/L，血钠＜135 mmol/L，血钙＜4.5 mmol/L；③ BUN、Cr 升高，血 BUN 正常值为 1.8～7.1 mmol/L（5～20 mg/dL），轻、中、重度肾功能不全时分别为 7.1～8.9 mmol/L、8.9～21.3 mmol/L 和＞21.3 mmol/L，Cr 正常值为 44.2～132.5 μmol/L

(0.5～1.5 mg/dL)，轻、中、重度肾功能不全时分别为 132.5～221 μmol/L、221～442 μmol/L和>442 μmol/L。

(3) 超声检查：超声检查可迅速而简易地确定肾脏轮廓、位置、结构等，妊娠期可做，对孕妇及胎儿均无损害。

其实根据临床表现及以上辅助检查诊断肾功能不全并不困难，但妊娠并发急性肾功能不全的诊断标准(即急性肾功衰竭)的评判标准尚存在一些争议。有学者认为诊断标准与非妊娠者不同，因妊娠期肾小球滤过率和肾血浆流量比非孕妇女增加 30%～50%，可使 BUN 和 Cr 的滤过增多，造成血清中的 Cr、BUN 减少，妊娠期蛋白合成增加更使血 BUN 水平进一步下降，因此，妊娠期血浆 BUN 和 Cr 在正常范围内可能就有肾功能的改变，如动态监测肾功改变，BUN 每天升高 3.57 mmol/L，Cr 每天升高 44.2 μmol/L，伴尿常规异常，即提示急性肾功能衰竭。

2. 鉴别诊断 要注意功能性急性肾功能不全与器质性急性肾功能不全的鉴别(表 12-1)。

表 12-1 功能性与器质性急性肾功能不全的鉴别

鉴别要点	功能性肾功能不全	器质性肾功能不全
出现时间	病程早期出现	发病后较长时间出现
尿比重	>1.020	<1.015
尿渗透浓度(mmol/L)	>500	<350
尿/血肌酐比值	>40	<20
尿钠(mmol/L)	<20	>40
尿沉渣	正常或可有少量或中量透明管型及细颗粒管型，可伴少量红细胞和白细胞	可有多数粗大颗粒管型，坏死脱落的肾小管脱落细胞、白细胞等
甘露醇利尿	明显	不明显
肾功能不全指数(尿钠/血肌酐比值)	<1	>1

一般根据病史即可鉴别急、慢性肾功能不全，影像学检查(慢性肾功能不全双肾明显缩小)、肾图、贫血程度也可帮助鉴别。本例患者经过补液、肾替代治疗，肾功能完全恢复，行床旁 B 超检查未见双肾明显缩小，可基本排除慢性肾衰。

二、临床表现与发病机制

1. 临床表现 根据疾病的发展过程，临床上可将急性肾功能不全分为少尿期、多尿期和恢复期，各期主要的临床表现不同。少尿期一般在发病 12～24 h 即出现尿少和尿液改变。由于体内蛋白质产物不能经肾排出，导致氮质血症，轻者仅有血中 BUN 增高而无临床症状，中度者有厌食、恶心、呕吐、腹胀、腹泻等消化道症状，严重者可有中枢神经系统症状，如头昏、头痛、嗜睡、烦躁不安、抽搐及昏迷。由于肾排水减少，可导致水中毒，表现为全身水肿、脑水肿、充血性心力衰竭，还可导致代谢性酸中毒、电解质紊乱、贫血及出血倾向等。多尿期常出现在肾功能衰竭 2～6 周，每天尿量可达 3 000～6 000 mL，自觉症状好转，此时肾功能仍未恢复。多尿期持续 1～3 周，氮质血症逐渐消失，肾功能逐渐恢复，症状改善，全身情况开始好转。恢复期常在肾功能衰竭后 1 个月左右，此期尿量正常，氮质血症与酸中毒消失，由于营养严重失调，患者仍虚弱无力，完全恢复往往需3～6个月，甚至1年。少数患者可遗留永久性肾损害，即慢性肾功能不全。

2. 发病机制　急性肾功能衰竭(acute renal failure，ARF)是由多种病因引起的急骤发生的尿毒症综合征。与妊娠有关或与妊娠并发症及合并症有关的急性肾功能衰竭属于产科急性肾功能衰竭，也叫做与妊娠有关的肾功能衰竭(pregnancy-related acure renal failure，PR-ARF)。病因如下。

(1) 流产或分娩引起的肾功能衰竭：① 败血症性流产或引产，尤其是妊娠中期感染性流产引起ARF的机会大于早期感染性流产；② 严重的过敏反应；③ 羊水栓塞、DIC所致；④ 大出血所致肾脏缺血导致急性肾小管或肾皮质坏死而诱发ARF。

(2) 妊娠后期并发急性肾功能衰竭：① 先兆子痫、子痫；② 前置胎盘及胎盘早剥；③ 羊水栓塞。

(3) 产后的急性肾功能衰竭：产后出血、产褥感染、产后溶血性尿毒症综合征都易出现ARF。

(4) 其他容易并发急性肾功能衰竭的妊娠期疾病：① 妊娠期急性脂肪肝，约50%的患者肾小球中可见毛细血管内膜被纤维素阻塞，可诱发急性肾功能衰竭；② 孕期并发其他肝病诱发ARF；③ 孕期如发生高尿酸血症，也可致ARF；④ 孕期易患尿路感染、急性肾盂肾炎、呼吸道感染等，凡重症感染均可导致肾功能衰竭。

由于产妇特殊的生理特点，产妇在围产期发生肾功能不全的机会远高于非妊娠期。因为正常产妇在妊娠期生理性血容量增加、血液高凝状态以及肾盂、输尿管扩张，病理妊娠中常见的妊娠期高血压疾病、产科失血、休克或感染等，均能加重肾脏负担，引起肾功能损害，或使原有的肾脏疾病进一步恶化。妊娠合并急性肾功能不全的发病率在发达国家不足0.01%，国内报道约0.05%，孕产妇死亡率为10%～25%。妊娠合并肾功能不全以急性肾功能不全为主，且易发展成双侧肾皮质坏死及慢性肾功能不全。

三、监护要点

1. 一般监护及检查　生命体征(BP、HR、R、SaO_2、T)。

2. 辅助检查　血常规、肝肾功能、电解质、DIC全套、动脉血气分析，中心静脉压与胸部X线变化。根据实验室检查结果调整内环境酸碱及电解质平衡，纠正凝血障碍等。

3. 记录24 h出入量及净入量　入量包括输入的晶体、胶体和口服液体总量；出量包括尿量、大便、呕吐物等的排出量。净入量＝入量－出量。

4. 病原微生物的培养与药敏试验　对于感染患者加强病原微生物的培养与药敏试验。

四、治疗方案及目标

1. 急性肾功能衰竭的治疗　妊娠期ARF的处理与非妊娠期ARF处理相同，治疗目的要将少尿引起的内环境紊乱降低到最低程度。多数患病孕妇年轻，如能早期诊断及及时处理，急性肾功能不全的死亡率较非孕妇低。

(1) 少尿期的治疗

1) 维持内环境的稳定：少尿期常因急性肺水肿、高钾血症、上消化道出血和并发感染等致死。因此，治疗重点在于调节水、电解质和酸碱平衡，控制氮质血症，供给足够营养。

2) 积极处理原发病：一旦确诊，应立即寻找病因，积极处理。若 48 h 无好转，无论妊娠月份大小，均应终止妊娠。孕妇应取卧位休息，供给足够能量，防止机体蛋白进一步降解。

3) 补液原则：坚持"量出为入"的原则，防止水分过多摄入导致急性心衰和脑水肿。每天补液量＝显性失液量＋非显性失液量(800～900 mL)－内生水量(300～400 mL)。密切观察有无脱水、水肿征象，注意每天体重变化、血清钠浓度、中心静脉压及胸部 X 线变化，并结合心率、血压、呼吸，综合评判补液量是否合适。

4) 高血钾的处理：最有效的办法是血液透析和腹膜透析。在准备透析前应予以以下紧急处理：① 11.2%乳酸 50～60 mL 稀释后静脉滴注，伴代谢性酸中毒者可给 5%碳酸氢钠 250 mL 静滴；② 10%葡萄糖酸钙 10 mL 静注，以拮抗钾离子对心肌的毒性作用；③ 25%葡萄糖 200 mL 加胰岛素 16～20 U 静滴。应尽量将血钾控制在 6 mmol/L 以下。

5) 代谢性酸中毒的处理：轻度酸中毒无需治疗，当血浆实际碳酸氢根低于 15 mmol/L，应予 5%碳酸氢钠纠正(按每 5 mL/kg 可提高 CO_2结合力 4.5 mmol/L 计算患者所需补充的量)，但纠正过程中，应注意补钙。严重者补碱难以纠正，应尽快进行透析。

6) 心力衰竭的处理：心力衰竭常是由于体内水钠过多，细胞外容量扩大，造成心脏负荷加重引起。治疗与一般心衰基本相同，但用洋地黄类药物时，要按肾功能状况调整剂量。最好的措施是尽早透析。

7) 感染的处理：ARF 易引起肺部感染、泌尿系统感染及败血症等，是本病的主要死亡原因之一。选用药物时，应考虑药物的半衰期、排泄途径及肾功能障碍程度。一般来说，选用无肾毒性的第二、三代头孢类或青霉素类的广谱抗生素为好。

8) 促进肾功能恢复：辅酶 A 100 U qd 肌内注射，ATP 20 mg tid 肌内注射，均有助于肾功能恢复。

9) 尿毒症的处理：轻者重点控制蛋白质摄入量。每天肌注丙酸睾酮 25 mg，可促进蛋白质合成，从而降低血中非蛋白氮。严重者多主张尽早透析。

10) 透析治疗

① 预防性透析：是指在尚未发生明显的电解质紊乱及尿毒症前施行，适用于胎儿尚未成熟，需要延长孕周者。

② 治疗性透析：用于保守治疗效果欠佳的重症患者，通过透析纠正高血钾、低血钠、体液超负荷、严重酸中毒或氮质血症，从而降低孕产妇死亡率。许多学者认为增加透析次数可能会改善妊娠结局，而透析的类型对妊娠结局的影响没有显著差异。故多主张早期、多次透析。

早透析有下列益处：① 尽早清除体内过多的水分，避免水中毒；② 尽早清除体内的毒素，减轻毒素所致的各脏器病变；③ 减少各种并发症，使治疗简单化；④ 降低病死率；⑤ 使体液、热量、蛋白质及其他营养物质的摄入量放宽，有助于肾脏受损细胞的修复与再生。

透析指征为：① 急性肺水肿；② 高钾血症，血钾在 6.5 mmol/L 以上；③ 高分解代谢状态（血 BUN 每天增高>8.9 mmol/L）；④ 无高分解状态，但无尿 2 d 或少尿 4 d 以上；⑤ 二氧化碳结合力在 13 mmol/L 以下；⑥ 血 BUN 21.4～28.6 mmol/L 或血 Cr 442 μmol/L 以上；⑦ 少尿 2 d 以上，并伴有体液潴留，如眼结膜水肿、胸腔积液、心音呈奔马律或中心静脉压高于正常，持续呕吐、烦躁或嗜睡等尿毒症症状，血钾 5.5 mmol/L 以上，心电图疑有高钾等任何一种情况者；⑧ 严重的代谢性酸中毒，碳酸氢根持续低于 10 mmol/L，补碱难以纠正者。

透析有腹膜透析、间歇性血液透析（IHD）和连续性肾脏替代疗法（CRRT）3 种。腹膜透析因腹腔内有增大的子宫，效果较差。腹透置管位置比常规者要高些，由于小分子溶质可通过胎盘进入胎儿体内，故透析要早，以维持透析后血 BUN 在 10.71 mmol/L 为宜。腹透可使容量状态和电解质浓度逐渐变化，无须抗凝，引起心血管合并症、宫缩的机会较小，但腹膜炎发生率较高，因此对于有出血倾向、心血管功能不稳定、脑损害者可予腹膜透析。血液透析优点在于清除代谢废物的效率高，治疗时间短，但常有心血管的并发症，且需要抗凝剂。血液滤过（CRRT）则无明显心血管合并症，但也需要持续抗凝。近年来倡导以 CRRT 作为重症 ARF 的首选治疗。

CRRT 的适应证：① ARF 的少尿型或体液负荷过多者；② 需静脉抗感染、补液、补充营养者；③ ARF 伴多脏器功能衰竭者；④ 心脏手术后；⑤ 严重感染、败血症者；⑥ 严重的电解质紊乱及酸碱平衡失调者；⑦ 药物及毒物中毒；⑧ 不宜做 IHD 或腹透的患者，血压低且心功能不良者。

CRRT 较 IHD 有以下优点：① 血流动力学状态稳定；② 溶质及水分缓慢清除，故极少发生低血压及由之引起的肾血流灌注量减少，故可缩短少尿期，较 IHD 治疗者肾功能恢复快；③ 持续缓慢透析极少发生平衡失调综合征，患者易耐受；④ 可补充营养，有利于受损细胞的早日修复与再生；⑤ 可清除中、大分子毒物及细胞因子，减少并发症。

透析过程中需注意以下问题：① 宜采用碳酸氢盐透析，引起的反应较少；② 严格无菌操作，防止感染；③ 给氧，防止孕妇及胎儿缺氧；④ 胎心监护；⑤ 透析过程中密切观察病情变化，严防各种透析并发症的发生；⑥ 维持血 BUN<21.42～28.56 mmol/L（60～80 mg/L），超过此水平，胎死宫内的机会增加；⑦ 心理护理；⑧ 防止低血压，晚期妊娠的妇女透析时宜采用左侧卧位，以免发生仰卧位低血压综合征；⑨ 透析可使血中孕酮降低，从而导致早产，早产率可高达 75%，可在每次透析前予黄体酮 100 mg 肌内注射，严密观察宫缩情况，必要时采取抑制宫缩的措施；⑩ 避免发生高钙血症；⑪ 适当增加透析的频度与时间，有利于控制体重的增加和进行饮食的管理；⑫ 透析时肝素用量宜小，凝血时间宜维持在 2 min 内。

（2）多尿期的治疗：早期多尿阶段，肾功能尚未恢复，要注意水及电解质平衡。每天补液量以前 1 天为根据。补液方法：尿量的 1/4 补生理盐水，1/4 补等渗乳酸钠液，余 1/2 为 5%葡萄糖液。多尿期开始，血 BUN 仍可持续上升，已施行透析治疗者仍可继续透析。当血 BUN 下降，肾小管开始能回收盐分时，补液量要适当加以限制，一般每天入量不超过 3 500 mL。血 BUN 和 Cr 降低后，蛋白质和钠的摄入可不受限制，每天测体重及血 BUN 和血钾浓度。临床一般情况明显改善者可尝试暂停透析，病情稳定后停止透析。

（3）恢复期治疗：恢复期是一个很长的阶段，患者经过 ARF 整个阶段，蛋白消耗极大，多数有程度不一的营养不足表现，体重可下降 10～15 kg，故本期应加强营养，予高热量、高糖、高蛋白、高维生素饮食。

（4）分娩时间与方式：妊娠时肾脏负担加重，同时急性肾功能不全导致的代谢产物在体内积聚对胎儿也造成一定威胁。因此，一般认为妊娠合并肾功不全者宜在孕 33～36 周终止妊娠，以减少继续妊娠对母儿的危险。在妊娠任何时期，确诊急性肾功能不全，应于 24～48 h 内终止妊娠。若为足月妊娠，已临产而无产科指征，争取阴道分娩；若有产科指征行剖宫产者，术中要控制补液量。分娩时应做好预防及抢救产后出血的准备，并应有儿科医师参加抢救早产儿。早产儿在终止妊娠前应有计划地应用肾上腺皮质激素促进胎肺成熟，降低新生儿呼吸窘迫综合征的发生。

总之，妊娠合并急性肾功能不全是产科严重急症，处理相当棘手，需要产科医师和肾内科医师及 ICU 医师协作。及时诊治、处理可在一定程度上改善母儿结局。在妊娠期及分娩期要积极处理，予以重视，在产后亦需监测肾功能，警惕特发性产后肾功能衰竭的发生。做好围产保健，对避免肾功不全的发生有重要意义。

参考文献

1. Wing DA, Fassett MJ, Getahun D. Acute pyelonephritis in pregnancy: an 18-year retrospective analysis. Am J Obstet Gynecol, 2013, 8(13): 1044 - 1052.
2. Pazos Otero N, Fuentes Ricoy L, Ferrández Pérez B, Martínez Vázquez C, Martínez Poch M, Osuna Díaz JL. Pyelonephritis and pregnancy. Our experience in a general hospital. Anales de Medicina Interna, 2007, 24(12): 585 - 587.
3. Farkash E, Weintraub AY, Sergienko R, Wiznitzer A, Zlotnik A, Sheiner E. Acute antepartum pyelonephritis in pregnancy: a critical analysis of risk factors and outcomes. Eur J Obstet Gynecol Reprod Biol, 2012, 162(1): 24 - 27.
4. Selcuk NY, Onbul HZ, San A, Odabas AR. Changes in frequency and etiology of acute renal failure in pregnancy (1980 - 1997). Ren Fail, 1998, 20: 513 - 517.
5. Najar MS, Shah AR, Wani IA, Reshi AR, Banday KA, Bhat MA, Saldanha CL. Pregnancy related acute kidney injury: A single center experience from the Kashmir Valley. Indian J Nephrol, 2008, 18(4): 159 - 161.
6. Furaz-Czerpak KR, Fernández-Juárez G, Moreno-de la Higuera MÁ, Corchete-Prats E, Puente-García A, Martín-Hernández R. Pregnancy in women on chronic dialysis: a review. Nefrologia, 2012, 32(3): 287 - 294.
7. Inal S, Reis KA, Armağan B, Oneç K, Biri A. Successful pregnancy in an end-stage renal disease patient on peritoneal dialysis. Adv Perit Dial, 2012, 28: 140 - 141.
8. Jiménez-Víbora E, Ortega-Ruano R, Mozo-Mínguez E, Del Toro-Espinosa N, Ríos-Camacho C. Pregnancy in haemodialysis patient. Nefrologia, 2012, 32(6): 859 - 861.
9. 刘兴会. 产科肾功能不全的诊治特点. 首届泛珠三角围产医学会议论文集，2006：379 - 385.
10. Turney JH, Ellis CM. Obstetric acute renal failure 1956 - 1987. Br J Gynecol, 1989, 96: 679 - 687.
11. Rubina Naquvi, Akhtar F, Ahmed E, et al. Acute renal failure of obstetrical origin during 1994 at one center. Ren Fail, 1996, 18(4): 681 - 683.

12. 陆军，严道珍，杨秀平等. 产后出血性尿毒症的血浆置换治疗. 中华妇产科杂志，1998，33(8)：499-500.
13. 王德炳，张树基. 危重急症的诊断与治疗. 北京：中国科学技术出版社，1997：208-213.
14. 曹泽毅. 中华妇产科学. 北京：人民卫生出版社，1999：568-571.
15. 方国祥. 妊娠并发急性肾功能衰竭. 中华肾脏学杂志，1988，4：230.
16. 沈清瑞，叶任高，于学清. 血浆净化与肾移植. 北京：人民卫生出版社，1999：55-61.

第十三章　妊娠合并系统性红斑狼疮

【病史摘要】

患者，女性，28 岁，G_1P_0，孕 $32^{1/7}$周，发现腹水及血压升高半天。

孕妇孕 $17^{2/7}$周起建册，正规产前检查。孕 2 月出现双侧踝关节水肿，时有加重，无胸闷、气急、血压升高、颜面红斑、光过敏、口眼干燥等不适，产前检查时发现尿蛋白 3+，24 h 尿蛋白定量 1.76 g，尿素氮 6.9 mmol/L，肌酐 64 μmol/L，肾脏内科就诊，考虑患者妊娠期，未给予特殊处理。孕 5 月双下肢水肿加重，门诊发现血沉升高（36 mm/h）、dsDNA 升高（711 U/mL）、补体 C3 降低（0.32 g/L）、抗 SS－A 阳性、抗心磷脂抗体阴性、RF 阴性、LE 细胞未发现，后经多次复查，仍有免疫学异常，继续门诊随访 1 周后，其双下肢水肿进一步加重。查尿常规：白细胞 3+，红细胞 4+，尿蛋白 3+；血常规：血红蛋白 61 g/L。诊断为系统性红斑狼疮（SLE）。入肾内科住院治疗 5 周（至孕 6 月），给予甲强龙等免疫抑制治疗；加强纠正贫血、利尿、抗凝等对症处理。住院过程中出现肝肾功能异常，存在狼疮明显活动，建议终止妊娠，家属拒绝，继续治疗后病情较前有所好转出院，出院后强的松 40 mg qd 口服。孕中晚期无头晕眼花、胸闷心悸、皮肤瘙痒等不适。入院当天产前检查发现血压 143/96 mmHg，白蛋白 27 g/L，24 h 尿蛋白定量 10.34 g，腹部 B 超提示腹水48 cm，胎情 B 超提示胎儿较孕周偏小，考虑"G_1P_0，孕 $32^{1/7}$周，妊娠合并 SLE，FGR，腹水，低蛋白血症"收入院。患者自发病以来，精神尚可，饮食可，小便稍有减少。以往身体健康，否认家族遗传病史。

【体格检查】

T 36.8℃，P 100 bpm，R 20 bpm，BP 146/95 mmHg。营养情况中等，神志清，步态正常，水肿 2+，皮肤黏膜无黄染、苍白、瘀点、瘀斑。心肺听诊无明显异常。肝脾肋下未及，无肝区叩击痛，无肾区叩击痛。神经系统检查无异常。膝反射存在。

【产科检查】

腹部膨隆，腹围 94 cm，宫高 26 cm，胎儿估计 1 000 g，有胎动，胎心 150 bpm，未及宫缩，宫体无压痛。骨盆外测量无异常。

【辅助检查】

血常规：白细胞 16.1×10^9/L，血红蛋白 115 g/L，血小板 128×10^9/L，中性粒细胞百分比 73.8%。尿常规：尿蛋白 3+。24 h 尿蛋白定量 10.34 g。凝血功能：凝血酶原时间 8.0 秒，部分凝血活酶时间 19.0 秒，纤维蛋白原 4.2 g/L，D－二聚体 0.655 mg/L，纤维蛋白降解产物 15.8 mg/L。肝肾功能：总蛋白 48 g/L，白蛋白 24 g/L，谷丙转氨酶 48 U/L，谷草转氨酶 48 U/L，乳酸脱氢酶 1 274 U/L，尿素氮 7.7 mmol/L，肌酐 60 μmol/L，尿酸

412 μmol/L。免疫标志物：血清 IgG 3.07 g/L，IgA 1.03 g/L，IgM 2.41 g/L，C3 1.02 g/L，C4 0.23 g/L，循环免疫复合物 0.025，IgE 26 U/mL，C 反应蛋白0.99 mg/L，抗双链 DNA 抗体 21.25 U/mL。

腹部 B 超：腹水 48 mm。胎情 B 超：单胎头位，BPD 71 mm，腹围 148 mm，股骨长 50 mm，胎盘位于前壁，胎盘下缘距宫颈内口＞70 mm，羊水指数 54 mm，S/D 8.5。

【治疗经过】

入院当天完善相关辅助检查并评估病情后，考虑该妇存在 FGR、大量蛋白尿、低蛋白血症、腹水，继续妊娠对母胎均不利，故急诊行剖宫产术终止妊娠。娩一活婴，体重 900 g，评 10 分。术后继续予以甲强龙 40 mg bid 静滴治疗，辅以补液、止血、抗炎等对症处理。术后第 3 天，一般状态良好，T 37.6℃。查体：心肺无殊，双乳泌乳畅，腹软，无压痛。腹部切口干燥，无渗出，无红肿，未见硬结。子宫复旧好，恶露少，无异味。术后第 4 天甲强龙减量为 60 mg qd 静滴，3 d 后甲强龙再减量为 40 mg qd，以后改强的松 30 mg 口服，并转入肾内科进一步诊治。期间予白蛋白纠正低蛋白血症。患者入肾内科后病情稳定，双下肢水肿消退，建议行肾脏活检，患者拒绝，继续强的松口服治疗，至入院第 14 天予以办理出院。

【最后诊断】

(1) G_1P_1，孕 $32^{1/7}$周，剖宫产。

(2) FGR。

(3) SLE。

(4) 子痫前期。

第一节　肾内科意见

一、概述

系统性红斑狼疮是一种多因素(遗传、性激素、环境、感染、药物、食物、遗传等)参与的系统自身免疫性疾病。患者突出表现有多重自身抗体并通过免疫复合物等途径造成全身多系统受累。狼疮性肾炎是系统性红斑狼疮严重的并发症。约 50%以上的系统性红斑狼疮患者临床上有肾脏受累。

妊娠增加 SLE 复发活动的风险，妊娠任何时期至产后半年，狼疮活动风险增加 2～3 倍，50%的患者出现明显的病情活动；大多数为轻、中度活动，15%～30%为重度活动。

二、妊娠对 SLE 的影响

妊娠合并 SLE，由于雌激素增高，免疫系统异常，可以诱发或加重 SLE 活动。有报道，妊娠及产后可以加重 SLE，恶化率为 15%～74%，在 SLE 活动期受孕，受孕后体内性激素的改变，尤其是雌激素水平的升高，使免疫反应持续增强，加重病情。SLE 病情处于非活动期(包括控制期和缓解期)的孕妇中，有 10%～30%的患者在妊娠时和产后数月内出现病情复发和恶化。SLE 病变处于活动期的患者，SLE 恶化的机会比非活动期者高 2～3 倍，尤其以妊娠早期和产后更为明显。

SLE 孕妇的流产率、死胎率及胎儿生长受限、子痫前期等并发症的发病率明显上升。流产率及早产率分别为 25%和 15%。SLE 主要影响胎儿的宫内环境，妊娠早期，自然流产可能与母体的抗干燥综合征 A、B 抗原的抗体通过胎盘有关，而妊娠晚期胎儿死亡则可能与胎儿发育不良、胎盘功能低下、妊娠合并妊娠期高血压疾病有关。

三、处理原则

SLE 无活动者不需要处理，按计划随诊；轻度活动者，低剂量糖皮质激素维持（≤20 mg/d），其副反应有高血压及糖尿病，唇裂风险增加 2 倍；中度活动者，需要用较高剂量糖皮质激素甚至冲击量。其他选择包括静脉输注丙种球蛋白，这对血液系统和狼疮性肾炎有效。对于病情难以控制，近期又不能自然分娩者当终止妊娠。

终止妊娠的方式：孕 37 周，病情稳定或仅轻度活动，无阴道分娩禁忌证，可阴道分娩。孕 37 周前出现病情活动时，应全面评估病情和胎儿情况，适量增加糖皮质激素用量。若病情控制，应尽可能延长孕周，提前剖宫产；若病情不易控制甚至需要加免疫抑制剂，当立即终止妊娠，方式为剖宫产。若狼疮严重活动，且孕周尚小，胎儿存活可能性小，应以母体为重，可考虑引产。

SLE 活动的表现形式：25%～90%有皮肤表现，10%～40%有血液系统表现（血小板减少、贫血等），20%有关节炎表现，4%～30%出现肾损害。孕期狼疮性肾炎更容易出现高血压及肾功能损害。

第二节　产 科 意 见

系统性红斑狼疮（systemic lupus erythematosus，SLE）是一种累及全身多系统、多器官的自身免疫性疾病，好发于育龄妇女。其临床表现复杂、病程迁延、反复，血清中可出现多种自身抗体。

妊娠可增加 SLE 活动的风险。尽管 20 世纪 80 年代的研究显示，SLE 孕妇与非妊娠期妇女比较病情活动无明显增加。而在鼠模型中用高雌激素模拟妊娠，发现生理及免疫学方面的改变增加了 SLE 的活动；并且近几年研究表明，妊娠可使 SLE 活动或加重；妊娠期初发 SLE 或使原有 SLE 病情恶化者明显增多，可增加 2～3 倍，这可能与孕期高水平的多种性激素的变化致免疫内环境改变，出现 Th2 优势，Th1 途径受抑制，故以 Th2 途径介导的 SLE 病情加重。妊娠诱发或加重 SLE，多见于妊娠中晚期和产褥早期。

孕前有 SLE 病史者，诊断并不困难，关键是根据病情选择适当的妊娠时机。而妊娠期首次发生的 SLE 患者临床症状表现各种各样，无特异性，因没有与狼疮相关的病史，许多症状体征也容易被认为是妊娠、分娩或手术相关的并发症的临床表现，增加了临床诊断的难度，极容易延误诊断或误诊。

回顾此例患者病史，可明晰诊断思路，使SLE得以及时诊断。① 无皮肤红斑、皮疹、脱发、关节痛等SLE相关病史；② 肾功能损害不明显，但进展性蛋白尿；③ 轻度高血压；④ 腹腔积液；⑤ 不明原因贫血；⑥ 生化检查发现血沉加快，考虑自身免疫疾病，化验外周血多种自身抗体阳性，dsDNA升高，抗SS-A阳性，补体C3降低，低补体血症，后经多次复查，仍有免疫学异常；⑦ 激素治疗，病情可得到控制。据美国风湿病学会(ACR)1997年推荐的诊断标准，可诊断为SLE。用SLE疾病活动指数(SLEDAI)评分，结合临床表现评估病情为妊娠期SLE活动。

2008年Clowse等对2000～2003年间The Nationwide Inpatient Sample (NIS) 中SLE的孕妇与对照组比较研究证实，SLE妊娠后发生严重的妊娠并发症的风险明显增高。SLE患者妊娠期间的主要并发症是妊娠期高血压疾病。研究表明，SLE患者发生妊娠期高血压疾病的风险高于健康人群，而SLE主要引起胎儿宫内窘迫及胎儿生长受限等。此例患者血压升高，羊水偏少，胎儿脐血流S/D值明显增高，FGR，胎龄$32^{1/7}$周，早产儿出生体重900 g。

对于孕期出现狼疮病情活动的患者，在风湿免疫科的指导下积极使用糖皮质激素控制病情，密切监测病情变化及不断评估，注意孕妇和胎儿安全，选择适当时机终止妊娠。

本病例诊治提示

(1) 重视掌握相关及交叉学科的知识，扩展诊断思路，进行鉴别诊断。

(2) 随着自身免疫性疾病发病率的升高，妊娠与疾病病情的相互影响，特别是妊娠期首发的SLE病例，非常容易混淆为孕期生理病理状况，鉴别诊断有时非常困难，应警惕自身免疫性疾病。

(3) 对孕期或产后不明原因高热、蛋白尿、贫血、多浆膜腔积液等排除感染及相关疾病后，应首先考虑首发SLE或SLE活动，进行免疫学相关检查，必要时进行肾穿刺以尽早明确诊断，最大限度地避免延误诊断或误诊。

(4) 孕期应密切监测病情变化，特别对有迫切生育要求的孕妇，应加强与风湿免疫科的合作，防止疾病在妊娠过程中活动及恶化，从而减少不良妊娠结果的发生。

(5) 重视胎儿生长发育监护，选择恰当的终止妊娠的时机，争取更好的妊娠结局。

该患者从孕2月始出现蛋白尿，孕5个月进一步检查出现血沉、dsDNA升高、补体C3降低、抗SS-A阳性，继而出现贫血，诊断为SLE活动期，家属拒绝终止妊娠，故予激素及抗凝治疗，辅以纠正贫血。后患者病情难以控制，狼疮持续活动，蛋白尿进行性加重，低白蛋白血症、肝肾功能损害，腹腔积液。孕期在产科和风湿免疫科医师的密切随访中，观察病情有加重恶化趋势，在孕$32^{1/7}$周剖宫产分娩，终止妊娠后病情得到控制。

第三节　重症医学科意见

一、概述及围产期的特殊性

系统性红斑狼疮又称免疫复合物病，是一类病因不明的疾病，是针对细胞核一种或多种成分的自身抗体和免疫复合物引起的组织或细胞损伤。其病因和发病机制可能与遗传因素、环境因素(紫外线、药物、过敏、感染、社会与心理压力)、激素变化(雌激素)和免疫学异常有关。SLE 患者 90%是妇女,且多发于生育年龄,患者 10 年和 20 年的存活率分别为 75%和 50%。SLE 患者肾小球病变,导致蛋白尿,肾脏功能下降,严重者可出现肾功能衰竭。

1. 妊娠对 SLE 的影响　妊娠对 SLE 病情变化的影响各家报道不一,如果不存在狼疮性肾炎,一般认为妊娠不改变 SLE 的长期预后。多数学者认为妊娠早期和产褥期病情会加重,因此建议 SLE 患者准备妊娠前,应积极治疗,等待病情稳定至少 6 个月,再考虑妊娠,约 92%的 SLE 孕妇妊娠预后是满意的。狼疮性肾炎患者,妊娠期间肾脏负担加重,多数妊娠期病情加重,产后 3～6 个月有少数患者肾脏功能仍然不正常。多数产科和内科医师的意见是在 SLE 活动期不适宜妊娠,妊娠有可能加重 SLE 病情,妊娠后可能加重肾脏病变,产后 SLE 病情可能恶化,妊娠晚期可能发生妊娠期高血压疾病。

妊娠使狼疮性肾炎病情恶化,一般多发生在妊娠晚期。妊娠晚期 SLE 患者又容易发生妊娠期高血压疾病,二者临床特点相似,都具有高血压、水肿、蛋白尿。但狼疮性肾炎恶化与妊娠期高血压疾病的临床处理不同,因此区分二者尤为重要。狼疮性肾炎加重时,如果胎儿尚未成熟,需要增加肾上腺皮质激素的剂量,以便控制病情。

妊娠加重 SLE 病情,除加重肾脏负担外,尚需考虑 SLE 对母体的其他致命影响,如产后发生肺栓塞、肺出血、肺动脉高压、心脏血管栓塞等,这些并发症都有可能危及产妇生命。此外,因长期使用肾上腺皮质激素,使得母体免疫抑制,产后极易感染。长期使用肾上腺皮质激素,容易发生骨质疏松、低钙血症,需要足量补钙。

2. SLE 对妊娠的影响　SLE 不影响妇女的生育能力,但对早、中、晚期妊娠的结局都有不良影响。SLE 容易合并妊娠期高血压疾病,因而与产科关系密切,妊娠期间约 1/3 患者平稳,1/3 缓解,1/3 加重。SLE 能引起多次流产、胎死宫内、胎儿生长受限、新生儿先天性心脏病、早产、围生儿发病及死亡率高。由于 SLE 病情活动、抗磷脂抗体综合征引起的出凝血机制异常、SLE 引起的肾脏损害等因素的共同作用,造成 SLE 患者妊娠后发生不良妊娠转归者明显高于健康者。

SLE 患者末梢血管栓塞,造成肢端坏死,可有雷诺病表现。当髂内动脉、子宫动脉及螺旋动脉受损,造成胎盘、绒毛缺血,血流在绒毛间隙灌注不良,可导致胎儿的氧气和营养供应障碍。因此,SLE 孕妇容易发生早期自然流产、胎儿生长受限、胎死宫内、早产、窒息、围产期缺氧等。

SLE 对胎儿的另一影响是使胎儿患先天性 SLE,新生儿出生时已具有皮肤损害,在面部、头皮和上胸部表现为红色斑片状皮肤损害,这些改变通常在 1 岁内消失。这些新生儿还常常合并不明原因的贫血、白细胞减少、血小板降低、心包和心肌炎,脐血或新生儿血呈现抗核抗体阳性。

如果 SLE 平稳 6 个月以上,不存在肾受损表现,肾功能正常,无蛋白尿,未发生妊娠期高血压疾病,不存在抗磷脂抗体,多数患者的预后好。

二、诊断及诊断依据

根据 1997 年美国风湿病协会修订的 SLE 诊断标准,在 11 项诊断标准中,具有任何 4

项或以上，即可诊断 SLE。这 11 项标准如下：① 颧部红斑；② 盘状红斑；③ 日光过敏；④ 口腔溃疡；⑤ 关节炎；⑥ 浆膜炎（胸膜炎或心包炎）；⑦ 肾脏病变（24 h 尿蛋白定量＞0.5 g 或单次尿蛋白 3＋，尿镜检有细胞管型）；⑧ 神经异常（抽搐或精神心理障碍）；⑨ 血液异常（溶血性贫血、白细胞减少、淋巴细胞减少、血小板减少）；⑩ 免疫学检查异常（狼疮细胞阳性）；⑪ 抗核抗体（ANA）阳性。

SLE 患者常见贫血，还可有白细胞减少和血小板减少症，肾小球受累的患者有一半出现蛋白尿和管型，可能出现肾功能不全，其他实验室检查包括梅毒血清学假阳性、部分凝血酶原时间延长、类风湿因子阳性等。

各类狼疮病的临床表现虽有不同，但其中急性坏死性小动脉炎、细动脉炎是本病的主要病变。狼疮细胞是 SLE 特征性病变。SLE 患者除了有抗核抗体外，还可以有抗核苷酸抗体、抗血小板抗体等。狼疮性肾炎患者免疫复合物沉积于肾脏。活动性狼疮性肾炎患者，由于补体 C3、C4、C50 分解代谢高，合成代谢降低，补体在血管外分布增加，血清中 C3、C4、C50 水平降低。当 SLE 活动时补体减少，血沉加快。此外，还应进行母儿心电图、超声心动图以及肝肾功能、血液凝固实验等全面检查。

由于 SLE 有不同的抗原族，测试出不同的抗体，具有不同的临床意义。

(1) 抗核抗体（ANA）：阳性率 98%，是最好的筛选方法，阳性者诊断红斑狼疮。如果重复试验阴性，不考虑 SLE。

(2) DNA 抗体：阳性率 70%，与疾病的活动性和肾炎有关。

(3) 抗 SS－A 抗体：为 SLE 特异抗体，干燥综合征、皮肤 SLE、伴有肾炎时亦为阳性，本抗体与新生儿狼疮和先天性心脏传导阻滞高度相关。

(4) 抗 La 抗体：在抗 SS－A 抗体阳性的干燥综合征患者中常呈阳性。

(5) 抗着丝点抗体：硬皮病患者 90%阳性。

(6) 抗心磷脂抗体（ACL）：与血管栓塞、习惯性流产、胎死宫内有关。

(7) 狼疮抗凝物（LA）：与血小板减少性紫癜有关。

(8) 抗核糖核蛋白抗体：与结缔组织病有关。

(9) 高亲和力抗 DNA 抗体：与狼疮性肾炎有关。

三、鉴别诊断

1. 妊娠期高血压疾病　肾型 SLE 患者和妊娠期高血压疾病患者均可以出现高血压、蛋白尿。脑型 SLE 可以发生癫痫，与严重妊娠期高血压疾病的子痫抽搐发作的临床表现难以区分，由于两种疾病处理方法不同，进行鉴别尤为重要。通过实验室检查可以区分：① SLE 患者免疫指标（如 ANA 等）阳性，妊娠期高血压疾病患者免疫指标阴性；② 血清补体 C3、C4、C50 在妊娠期高血压疾病时是升高的，而 SLE 活动时是降低的。

鉴别妊娠期高血压疾病与 SLE 病情加重很有必要。妊娠终止，妊娠期高血压疾病立即缓解，而 SLE 不能缓解。如 SLE 病情加重，则治疗方法有所不同，需要增加泼尼松用量，或用其他免疫抑制剂。

2. 贫血　妊娠期最多见的是缺铁性贫血、营养性贫血，通过补充铁剂、叶酸、调整饮食,多数能纠正。SLE患者贫血可能是免疫引起的溶血性贫血,患者为正常色素、正常细胞性贫血,抗人球蛋白试验呈阳性,而营养性贫血免疫指标阴性,抗人球蛋白试验亦呈阴性。

3. *原发性血小板减少性紫癜* 约有25%的SLE患者发病时有血小板减少,被误认为原发性血小板减少性紫癜。通过骨髓穿刺可进行区分,SLE患者巨核细胞不减少,原发性血小板减少性紫癜患者巨核细胞减少。另外,可进行抗核抗体及其他免疫学检查,如免疫指标阳性,支持SLE,如阴性,可排除SLE。

4. *淋巴结肿大* 有5%SLE患者以淋巴结肿大起病,淋巴结大小可达直径2~4 cm,并且伴有低热。可行淋巴结活体病理检查以排除淋巴结结核及霍奇金病。

四、监护要点

由于妊娠对SLE的影响,积极做好产前检查是对妊娠合并SLE患者的基本要求,尤其对于妊娠前未很好控制SLE的患者而言,其意义更大。除了做好基本的产前检查,定期进行皮肤出血点、免疫标志物及尿蛋白定量检查也极为重要。

在妊娠晚期和产褥期频繁进行血液系统(血常规、DIC)、泌尿系统(尿常规、尿蛋白定量、泌尿系统超声)、肝肾功能等检查也相当重要。对病情进展的SLE患者,进行床旁动态生命体征监测是必须的。

1. *妊娠期胎儿监护* SLE对胎儿的不良影响有流产、早产、胚胎停育、胎死宫内、胎儿心脏传导阻滞、FGR、胎儿窘迫等。围产期应加强胎儿监护。妊娠早期行B超检查以确定胎龄及胚胎发育情况。妊娠中期监测胎儿生长,超声检查除外胎儿畸形,注意胎心听诊,必要时进行胎儿心电图和超声心动图检查,了解胎儿心脏传导阻滞及心脏受损情况。妊娠30周后,每周进行NST试验,及时发现异常,为适时终止妊娠提供参考。

2. *妊娠期母体监测* 合并SLE的孕妇,需定期进行产前检查,注意血压、体重、宫高、腹围变化,每次检查尿常规,发现蛋白尿时,进行24 h尿肌酐廓清和蛋白定量以及肾功能检查。孕前和孕期均应定期检查血清狼疮抗凝物、抗心磷脂抗体和抗SS-A抗体,这些化验检查与妊娠结局有关。当妊娠晚期不能确定发生了妊娠期高血压疾病还是SLE病加重时,进行补体检查,可以提供鉴别诊断的参考。定期进行糖筛查试验,及时识别妊娠期糖尿病。

五、治疗

SLE的病情有活动期和相对稳定期,趋向多次反复加重。SLE的类型有相对重点,如皮肤型、肾型、脑型,类型严重时不宜妊娠,即使妊娠也容易发生流产。轻症SLE合并妊娠时,妊娠早期往往相对稳定。

治疗SLE主要依靠药物,可应用免疫抑制剂。常用的药物有如下几种。

1. *肾上腺皮质激素* 治疗SLE的首选药物,也是紧急抢救时的用药。泼尼松10~80 mg/d,根据病情,尽量小剂量应用。泼尼松在通过胎盘时,被11β-脱氢酶作用,通过胎盘量很少，对胎儿副反应少。一般情况下，要求SLE患者病情控制1年，而且泼尼松维持量小于15 mg/d(也有的医院要求小于10 mg/d)，再考虑妊娠。在临产应急情况下，应给予氢化可的松静脉点滴。地塞米松和倍他米松较易通过胎盘，妊娠期间应避免使用。分娩前不宜大剂量冲击，以免引起胎儿肾上腺皮质萎缩。

2. 硫唑嘌呤　给药后迅速通过胎盘，动物模型研究发现有致畸作用，人类中虽然未发现致畸，但是据报道长期持续应用对新生儿有副反应，包括淋巴细胞减少、血清免疫球蛋白降低(如IgM、IgG降低)、新生儿胸部X线片见胸腺阴影缩小、FGR发生率高等。

3. 阿司匹林　除免疫抑制剂外，应用小剂量阿司匹林40～80 mg/d，有利于前列环素路径舒张血管、抗栓、改善胎盘循环，应用时需要监测血清凝血酶原时间和活动度，注意出血倾向。对关节炎和浆膜炎患者可以应用非甾体类抗炎药，包括阿司匹林类药物，但考虑到胎儿动脉导管早闭的危险，在孕24周以后避免使用治疗剂量，而低剂量使用在整个妊娠期尚属安全。

4. 肝素　对于有血管栓塞、死胎史的患者，应用低分子肝素皮下注射，具有溶栓、改善胎盘循环的作用，可争取胎儿存活，改善围产儿预后。肝素(5 000～7 500 U/d，分2次皮下注射)或低分子肝素(3 000 U/d，每天分1～2次皮下注射)与小剂量阿司匹林联用适用于治疗妊娠期抗磷脂抗体综合征患者。肝素和低分子肝素既不能透过胎盘屏障，也不能从乳汁分泌。因此，在孕期及哺乳期均可安全使用，但用药过程中需注意凝血功能的监测。

5. 环磷酰胺和甲氨蝶呤　二者主要用于严重病例，甲氨蝶呤主要用于脑型SLE，妊娠期间除病情需要外，尽量避免使用，它们具有血象抑制、肝肾功能损伤等副反应。

6. 免疫球蛋白　对严重抗磷脂抗体综合征或难治性病例是否应在预防性使用阿司匹林的基础上再加用免疫球蛋白一直是个有争议的问题。Shoenfeld等研究证实，免疫球蛋白可有效预防或降低SLE的复发，但价格昂贵，治疗后病情易反弹，且存在传播血源性疾病的可能，使其应用受到一定限制。

7. 血浆置换　通过清除血浆中免疫复合物、游离的抗体、免疫球蛋白及补体成分，使血浆中抗体滴度减低，并改善网状内皮系统的吞噬功能，对于危重患者或经多种治疗无效的患者有迅速缓解病情的功效。

SLE患者妊娠期长期服用肾上腺皮质激素，应注意如下几点。

(1) 任何肾上腺皮质激素都有微弱的水钠潴留作用，应注意孕妇有无水肿和体重增加情况，适当限盐。

(2) 长期服用肾上腺皮质激素，容易发生骨质疏松，妊娠期容易缺钙，孕妇体重大，建议及早补钙，穿平底鞋，避免外伤性骨折。

尽管许多学者推荐对妊娠合并狼疮性肾炎患者在孕期持续应用免疫抑制剂，但尚不清楚在围产期是否要加大剂量。通常认为围产期最有可能使病变活动或恶化，但缺乏确切的证据。

应用肾上腺皮质激素需要及早筛查妊娠期糖尿病，建议分别于妊娠20、28、32周，进行糖筛查试验，对于高度怀疑GDM孕妇，妊娠晚期再查1次。

大鼠和兔长期应用肾上腺皮质激素的试验结果表明有增加唇裂的危险，在人类尚未见报道。有少数报道，母亲妊娠期应用肾上腺皮质激素，新生儿肾上腺皮质受抑制。因此建议儿科医师加强对新生儿的检查和监护。

1）妊娠期高血压的控制：合并高血压者妊娠前必须停用 ACEI 及 ARB；若一直服用噻嗪类利尿剂，不必停用；避免使用袢利尿剂，因其可导致胎盘血流不足；妊娠期 SLE 患者血压>140/90 mmHg，降压药首选拉贝洛尔。

2）终止妊娠的时间及方式：根据胎儿情况和母亲病情决定终止妊娠的时间，但不宜超过预产期。终止妊娠方式，除有产科指征或胎儿情况不能阴道分娩而实行剖宫产外，一般可以阴道分娩，产程中需要密切监护胎儿有无缺氧。

3）新生儿处理：新生儿可能发生的并发症有早产、新生儿窒息、SGA、心脏传导阻滞、新生儿狼疮、血小板减少、贫血、新生儿免疫力低下（IgM、IgG 水平低下）、淋巴细胞减少、胸腺小、光敏性皮炎、新生儿骨髓抑制和肾上腺皮质功能低下等。分娩时儿科医师应参加抢救，取脐带血进行有关化验，必要时转入 NICU 进行较长时间的监护。

4）母乳喂养问题：如果母亲继续服用泼尼松，可以母乳喂养。应用硫唑嘌呤、环孢素、环磷酰胺时，建议回奶。

5）并发症的防治：妊娠合并 SLE 患者需注意妊娠期间反复流产、胚胎停育、胎儿生长受限、胎死宫内、死产、早产、围产期缺氧、早期发生妊娠期高血压疾病等问题。此类问题需要根据患者情况，早期诊断，早期治疗。

6）狼疮危象的治疗：是指 SLE 出现严重的系统损害，以致危及生命，如急进性狼疮性肾炎、严重中枢神经系统损害、溶血性贫血、血小板减少性紫癜、粒细胞缺乏症、严重心脏损害、严重狼疮性肺炎、严重狼疮性肝炎、严重的血管炎等。此时的治疗目的在于挽救生命、保护受累脏器、防止后遗症。可以给予甲强龙冲击疗法（0.5～1 g/d，连续 3 d 为 1 个疗程，疗程间隔期 5 d 以上，间隔期间和冲击后需口服泼尼松 0.5～1 mg/(kg・d)，或静脉注射等效剂量的甲强龙）、静脉滴注大剂量人体免疫球蛋白（0.4 g/(kg・d)，连续 5 d 为 1 个疗程）及维持水电解质平衡、补充白蛋白、纠正贫血、改善心功能等对症支持治疗。

六、预后

妇女妊娠后，心、肝、肾的生理负担加重，加之 SLE 对各脏器的损害，且胎儿是 1/2 异体的移植物，母体免疫系统有适应变化，致使部分孕妇 SLE 病情加重，产后出现病情恶化，其肾脏损害通常是不可逆的改变，因而妊娠对 SLE 患者有损无益。

SLE 有家族遗传倾向，孕妇容易发生流产、早产、死胎、胎儿心脏传导阻滞、围产儿缺氧，故而妊娠结局不良。如病情稳定，症状轻，妊娠期合理用药，密切监护母亲及胎儿，适时终止妊娠，亦有不少孕妇 SLE 活动者妊娠成功。

参考文献

1. Lockshin MD. Pregnancy does not cause systemic lupus erythematosus to worsen. Arthritis Rheum, 1989, 32: 665 - 670.

2. Cohen-Solal JF, Jeganathan V, Grimaldi CM, et al. Sex hormones and SLE: influencing the fate of

autoreactive B cells. Curr Top Microbiol Immunol, 2006, 305: 67-88.

3. Grimaldi CM. Sex and systemic lupus erythematosus: the role of the sex hormones estrogen and prolactin on the regulation of autoreactive B cells. Curr Opin Rheumatol, 2006, 18: 456-461.
4. Clowse ME, Magder LS, Witter F, et al. The impact of increased lupus activity on obstetric outcomes. Arthritis Rheum, 2005, 52: 514-521.
5. Clowse ME. Lupus activity in pregnancy. Rheum Dis Clin North Am, 2007, 33: 237-252.
6. 林其德. 重视妊娠合并自身免疫性疾病的诊治. 中国实用妇科与产科杂志,2010,26(6): 401-402.
7. Petri ML. Sex hormones and systemic lupus erythematosus. Lupus, 2008, 17: 412-415.
8. Javier A, Cavallasca, Hugo A, et al. Maternal and fetal outcomes of 72 pregnancies in Argentine patients with systemic lupus erythematosus (SLE). Clin Rheumatol, 2008, 27: 41-46.
9. Ruiz-Irastorza G, Lima F, Alves J, et al. Increased rate of lupus flare during pregnancy and the puerperium: a prospective study of 78 pregnancies. Br J Rheumatol, 1996, 35: 133-138.
10. Clowse ME, Jamison M, Myers E, et al. A national study of the complications of lupus in pregnancy. Am J Obstet Gynecol, 2008, 199: 127. e1-6.
11. 陈再英,钟南山. 内科学. 第7版. 北京: 人民卫生出版社,2008: 856-866.
12. 丰有吉,李荷莲. 妇产科学. 北京: 人民卫生出版社,2002: 137-139.
13. 杭燕南,王祥瑞等. 当代麻醉学. 第2版. 上海: 上海科学技术出版社,2013: 162-168.
14. 王芬,徐建华,徐胜前等. 64 例次系统性红斑狼疮患者妊娠结局及临床分析. 中华疾病控制杂志,2011,15(10): 888-890.
15. 狄文,赵珣璇. 妊娠合并系统性红斑狼疮的药物治疗. 上海医药,2012,33(21): 3-5.
16. 张建平,张蜀宁. 妊娠合并系统性红斑狼疮的诊治. 中国实用妇科与产科杂志,2010,26(6): 403-406.

第十四章　产科重症感染与控制

第一节　产科感染概述

导致产科感染的病原菌多来自阴道、肠道及其他感染部位。其中阴道是个典型的微生态系统，通常阴道内寄生着各种微生物，菌群的组成中以兼性厌氧的乳杆菌为优势菌，另外还有葡萄球菌、革兰阴性杆菌、棒状杆菌、类杆菌、链球菌、肠球菌、消化球菌、白色念珠菌和支原体等，它们相互制约，相互作用，相互依赖，处于微环境平衡状态。人体健康状态下并不引起致病，只有机体免疫力、细菌毒力和细菌数量三者平衡被打破、菌群失调或者外源性病原体侵入，方可导致炎症发生。

女性妊娠期间高雌激素水平使得阴道上皮细胞内糖原聚集，糖原分解后乳糖含量增多，阴道 pH 下降，同时，阴道前庭腺体和阴道分泌物增加，外阴常常处于湿润状态，有利于细菌的生长繁殖。阴道黏膜充血、水肿和通透性增加使得阴道黏膜较孕前容易损伤，并且妊娠期免疫抑制，机体免疫力下降，更易发生各种阴道感染。妊娠期细菌性阴道病及阴道假丝酵母病会直接导致自然流产、早产、胎膜早破、羊水感染、产褥期重症感染以及围产儿并发症。

在我国产科感染中，培养检出的革兰阴性杆菌类细菌包括：大肠埃希菌、肺炎克雷伯菌、奇异变形杆菌、普通变形杆菌、枸橼酸杆菌、产气肠杆菌、阴沟肠杆菌、铜绿假单胞菌、摩氏摩根菌、黏质沙雷氏菌、洛菲不动杆菌及其他肠杆菌科细菌；革兰阳性球菌包括：金黄色葡萄球菌、表皮葡萄球菌、溶血葡萄球菌、松鼠葡萄球菌、塞氏葡萄球菌、耳葡萄球菌、模仿葡萄球菌、其他葡萄球菌、无乳链球菌、粪肠球菌、星座链球菌、牛链球菌、淋病奈瑟菌；厌氧菌包括：革兰阳性厌氧杆菌、革兰阳性厌氧球菌、革兰阴性厌氧杆菌；酵母菌属包括：白色念珠菌、光滑球拟酵母菌、克柔氏假丝酵母菌、热带假丝酵母菌；支原体包括：解脲支原体和人型支原体。常见的多重耐药菌为产超广谱 β-内酰胺酶的大肠埃希菌与肺炎克雷伯菌以及耐甲氧西林金黄色葡萄球菌。抗菌药物的广泛应用与社会、环境的变化，使病原微生物数量、种类、性状发生不同改变，随之对人体影响亦有所不同。适时掌握病原菌的分布特点、动态变化与致病性，是合理选择抗菌药物治疗和预防妇产科感染性疾病的关键所在。临床医师可根据本院病原微生物实验室每年统计公布的细菌的种类、数量、分布情况和耐药性，及时调整药物，提高准确性、有效性，减少滥用及无效使用抗菌药物，减少耐药的发生。以下将对一些常见产科重症感染的致病菌进行分析，并提出如何做好预防及控制。

第二节　常见产科感染的预防与控制

一、无乳链球菌感染

无乳链球菌(group B streptococcus，GBS)是一种条件致病菌，常定植在女性阴道和直肠。国内报道，10.1%～32.4%孕妇的直肠、阴道存在无乳链球菌的定植，这是孕妇围产期感染中的致病性最强的链球菌，能产生多种外毒素和溶组织酶，使病变迅速扩散，引起严重感染。新生儿败血症、肺炎、脑膜炎等早发性感染通常是由于母体阴道GBS的定植所导致。GBS感染还可导致产褥感染、孕产妇败血症、早产及泌尿系统感染等等。无乳链球菌感染严重威胁孕产妇和新生儿的生命，因此采取“早预防、早发现、早治疗”的措施对降低产科重症感染具有重要意义。细菌培养阳性是明确GBS感染的基本手段，但无乳链球菌的培养检出受多种因素的影响，例如取材部位、检查时间、检测方法等。马延敏等发现，产妇筛查3次的GBS阳性率为29.7%，筛查2次的阳性率为15.5%，而筛查1次的仅为9.9%。因此多数学者建议，为提高GBS检出率，临床医师应同时采集患者宫颈、阴道、肛周等多个部位的样本进行培养，对于出现感染症状的患者，还应采集相应的血液、脑脊液、感染部位分泌物进行培养，必要时需重复检查。微生物检验医师必须对每1份样本进行及时地接种培养和涂片观察，GBS是革兰阳性链球菌，标本接种于血平板经24 h培养，98%的GBS可见β溶血环，通过革兰染色和CAMP实验、触酶实验等生化反应进一步确定。随着大环内酯类抗菌药物的使用量在全球显著增加，导致大量耐药株的出现，有研究提示，无乳链球菌对青霉素、万古霉素和头孢菌素类抗生素均高度敏感，而对克林霉素和红霉素的耐药率逐年上升。有研究发现，我国北京、广州地区GBS普遍对红霉素耐药性较高(46%)，且与克林霉素耐药的一致性达到94%，这一现象主要与红霉素耐药基因*ermA*和*ermB*有关。由于万古霉素具有肾毒性，青霉素类抗生素和头孢菌素类抗生素可作为孕妇及新生儿治疗的首选药物，应用抗生素48～72 h，体温无持续下降，应及时做相应的检查，寻找病因，根据药敏结果足量给药，并保持血药有效浓度。感染严重者，可同时短期给予肾上腺皮质激素，提高机体应激能力。

二、念珠菌感染

妊娠期妇女因机体抵抗力下降，阴道黏膜充血、水肿，pH下降，雌二醇(E_2)明显升高，易诱发糖耐量异常，这些因素均有利于念珠菌的繁殖。有文献报道，早期妊娠合并外阴念珠菌病的检出率为10%，随着孕周的增加，检出率也明显增高，念珠菌黏附宿主细胞，通过菌丝有效获取营养，产生多种过氧化物酶、蛋白水解酶、炎性介质和各种细胞因子，这些因素使胎膜中蛋白成分和羊膜中的胶原纤维水解，胎膜脆性增加，导致胎膜结构破坏而发生胎膜破裂，炎性反应使临近羊膜上的溶酶体释放出磷脂酶 A2，促使胎膜上的花生四烯酸转化为前列腺素，诱发宫缩，导致早产。念珠菌性阴道炎可引起早产、胎膜早破、羊膜炎、产褥感染、围产儿死亡和新生儿鹅口疮等严重的不良妊娠结局。在念珠菌感染中以白色念珠菌检出率最高，白色念珠菌是最常见的条件致病菌，寄居在阴道，黏附在阴道上皮细胞上，开始呈芽生孢子和发芽，当出现阴道炎症状时可以见到念珠菌芽管和菌丝，芽管又形成可以促进白色念珠菌的寄居并形成集落。临床怀疑念珠菌感染时，取分泌物放在玻片上，加 1～2 滴 10%氢氧化钾溶液，在高倍镜下观察，检出念珠菌出芽及菌丝，提示念珠菌已在阴道黏膜定居。因为只有带菌丝的念珠菌在阴道黏膜上才有黏附力和入侵阴道细胞的能力，若未检出菌丝，可能仅仅只是腐生性念珠菌的污染，不能诊断为念珠菌感染。对于临床表现高度怀疑是念珠菌感染的，在显微镜下未见孢子和菌丝时需要进行念珠菌培养，选用沙保氏琼脂选择性培养基在 25℃及 35℃培养。观察菌落生长状况，根据菌落、菌丝、孢子、荚膜等形态的观察和有关糖同化试验、糖发酵试验、芽管试验等进行念珠菌分型鉴定，用微量稀释法测定最低抑菌浓度。大部分念珠菌对制霉菌素、两性霉素 B、伊曲康唑、5-氟胞嘧啶等比较敏感，制霉菌素按 FDA 分类属于围产期 B 类药物，考虑到药物对胎儿的毒性作用，一般首选制霉菌素，而咪唑类药物耐药性比较高，应避免使用。对于严重反复发作的妊娠期念珠菌感染建议临床医师根据培养和药敏结果来指导治疗，从而减少耐药株的出现，提高念珠菌阴道炎的治愈率。

三、支原体和衣原体感染

引起产科重症感染的致病支原体主要有解脲支原体（ureaplasma urealyticum，UU）、人型支原体（mycoplasma hominis，MH），还有沙眼衣原体（chlamydia trachomatis，CT）。孕妇感染 UU 后，UU 可破坏胎膜组织结构，降低胎膜的防御功能，使其不能承受子宫内压力的变化，造成胎膜早破。同时，宫颈分泌物 UU 可上行感染胎膜、胎盘、羊水，并通过脐血引起新生儿败血症，UU 还可经产道、宫内及产后母婴接触传播给新生儿，导致新生儿支原体肺炎。CT 是一类严格真核细胞内寄生微生物，能抑制细胞的溶解性，而避免自生被破坏，稳定存在于宿主细胞内，其偏好于侵入柱状上皮细胞，最常见的入侵部位就是宫颈管，易上行感染导致羊膜炎，造成胎膜早破、早产及产褥感染等。因此，为了避免因支原体及衣原体感染导致的不良妊娠结局，如流产、胎膜早破、死胎、新生儿支原体肺炎等，需对孕妇进行支原体及衣原体的检测。受检者暴露宫颈，先以干棉球擦净宫颈表面分泌物，将无菌棉拭子伸入宫颈内 1～2 cm 处，停留 10 秒，旋转 1 周，再停留 10 秒后取出，立即置标本管中送检。受检者取材前 1 周内应避免使用任何抗菌药物治疗。支原体检测一般是采用支原体培养药敏试剂盒，提供 12 种常用抗菌药物：红霉素、四环素、强力霉素、美满霉素、交沙霉素、罗红霉素、克拉霉素、左旋氧氟沙星、环丙沙星、氧氟沙星、司帕沙星和阿奇霉素。支原体由于缺乏细胞壁，对青霉素类、头孢菌素类、糖肽类等抑制细胞壁形成的抗菌药物天然耐药。对于确诊支原体感染的孕妇既要根据药敏结果选择有疗效的抗菌药，也要考虑对胎儿的影响。四环素类、喹诺酮类及大环内酯类抗菌药是治疗支原体感染的 3 大类药物，但由于四环素类和喹诺酮类为妊娠期禁忌药物，因此，主要考虑选用大环内酯类药物，如红霉素、阿奇霉素等，大环内酯类药物为妊娠期用药分类中的B类药物，妊娠期有用药指征时可以根据药敏结果选用敏感的药物。四环素和阿奇霉素对沙眼衣原体感染的孕妇也有一定疗效。

四、耐药菌感染

随着近年不合理使用抗生素和滥用抗生素的情况不断增加，导致细菌抗药性的不断增强，大大降低了抗生素的有效率，同时也导致了多重耐药菌（multi-drug resistant bacteria，MDR）的不断增加。有报道，上海地区2012年耐甲氧西林金黄色葡萄球菌（methicillin-resistant staphylococcus aureus，MRSA）和耐甲氧西林凝固酶阴性葡萄球菌（methicillin-resistant coagulase-negative staphylococci，MRCNS）的平均检出率分别为52.1%和77.0%。大肠埃希菌、克雷伯菌属（肺炎克雷伯菌和产酸克雷伯菌）和奇异变形杆菌中产超广谱β-内酰胺酶（extended-spectrum β-lactamases，ESBLs）的检出率分别为60.1%、35.8%和38.9%。多重耐药菌已经成为院内感染的最主要的致病菌。产科重症感染中常见的多重耐药菌为产ESBLs的大肠埃希菌与肺炎克雷伯菌，以及MRSA和MRCNS。由于重症监护室（intensive care unit，ICU）收治患者病情大多危急，基础病严重、机体免疫功能低下，抗感染能力较差，经常需要进行各种侵入性检查，且长期和广泛使用抗菌药物，耐药菌的发生率明显高于普通病房。相关文献显示重症监护室多重耐药菌感染率要比普通病房高5～10倍，常见多重耐药菌包括MRSA、耐万古霉素肠球菌（VRE）、产ESBLs细菌、耐碳青霉烯类抗菌药物肠杆菌科细菌（CRE）[如产Ⅰ型新德里金属β-内酰胺酶（DDM-1）或产碳青霉烯酶（KPC）的肠杆菌科细菌]、耐碳青霉烯类抗菌药物鲍曼不动杆菌（CR-AB）、多重耐药/泛耐药铜绿假单胞菌（MDR/PDR-PA）和多重耐药结核分枝杆菌等。因此收住重症监护室的产科重症感染的患者还同时面临着院内感染多种多重耐药菌的威胁。且多重耐药菌引起的感染呈现复杂性、难治性等特点，故针对产科重症感染多重耐药菌，最主要的还是预防与控制。目前认为接触传播是多重耐药菌的主要传播方式，如通过污染的物品及手等传播。

根据研究，应对多重耐药菌感染的发生与传播控制方法主要有以下几个方面：① 首先是加强抗菌药物合理使用及抗菌药物分级管理以减少耐药性的产生，根据微生物室的培养药敏报告选择使用抗生素；② 完善多重耐药菌感染患者的管理，及时对感染者和携带者采取接触隔离措施；③ 医护人员加强手卫生，切断传播途径、保护易感患者；④ 加强环境卫生消毒管理干预。除此之外，还包括多重耐药菌预防控制的培训教育、研发新的药物和治疗方法等。控制多重耐药菌感染的发生及传播最主要还是需要我们提高医护人员对控制措施的执行力。

产科重症感染是产科危重症之一，严重威胁产妇的生命，患者病情变化快，死亡率很高。为了降低死亡率，产科医护人员和微生物科检验师必须及时对患者进行必要的监测。对妊娠晚期的孕妇进行阴道分泌物细菌培养检测，发现无感染症状的定殖菌时，可提前进行局部的清除干预，重点检测无乳链球菌、支原体、衣原体及真菌。积极做到早发现、早诊断、早治疗，预防感染的发生。对于检出多重耐药菌的产科重症感染患者，立即进行接触隔离，加强手卫生，严格按微生物药敏结果进行抗生素的使用，避免多重耐药菌的进一步传播扩散。做好产科重症感染的预防、控制及治疗，有效降低产科重症感染的死亡率。

参考文献

1. 马延敏，吴连方，黄醒华. 孕妇B族链球菌带菌与母婴预后的关系. 中华妇产科杂志，2000，35：32-35.
2. Van Dyke MK, Phares CR, Lynfield R, et al, Evaluation f universal antenatal screening for group B streptococcus. N Engl J Med, 2009, 360: 2626-2636.
3. 杨明，梓永弘. Dmitriev A. B族链球菌的红霉素耐药基因研究. 中华儿科杂志，2002，40：470-473.
4. Roth AC, Milsom I, Forssman L, et al. Intermittent prophylactic treatment of recurrent vaginal candidiasis by postmenstrual application of a 500 mg clotrimazole vaginal table. Genitourin Med, 1990, 66(5): 357-360.
5. 李永红，吴钦兰，邹一梅等. 生殖道B族溶血性链球菌、支原体和沙眼衣原体感染与胚胎发育停止的关系. 中国医学科学院学报，2010，32(5)：513-515.
6. Olomu IN, Hecht JL, Onderdonk Ao, et al. Perinatal corredates of Ureaplasma urealyticumin in placenta parenchyma of singleton pregnancies that end before 28 weeks of gestation. Pediatrics, 2009, 123(5): 1329-1336.
7. 罗晓星. 围生期安全用药指南. 北京：人民卫生出版社，2005.
8. 朱德妹，汪复，郭燕等. 2012年上海地区细菌耐药性监测. 中国感染与化疗杂志，2013，13(6)：409-419.
9. 唐平，张勇昌，陈惠琴. 住院患者双重及多重耐药染的调查. 中国感染控制杂志，2009，8(6)：418-419.
10. IS Cosgrove SE, Kaye KS, Eliopoulous GM, et al. Health and economic outcomes of the emergence of third-generation cephalosporin resistance in enterobacter species. Areh InternMed, 2002, 162(2): 185-190.
11. Blot SI, Vandewoude KH, Hoste EA, et al. Outcome and attributable mortality in critically Ill patients with bacteremia involving methicillin-susceptible and methicillin-resistant Staphylococcus aureus. Arch Intern Med, 2002, 162(19): 2229-2235.
12. Valero Juan LF, Campos RM, Sáenz González MC. The incidence of nosocomial infection in the Intensive Care Unit of the Hospital Clínico de Salamanca (1993-1994). Rev Clin Esp, 1996, 196(5): 281-288.

第十五章 超声在危重孕产妇抢救中的应用

超声医学的快速发展为妇产科临床提供了强有力的影像学检查方法，已经成为妇产科临床医师不可缺少的检查手段。超声作为妇产科医师的“眼睛和手”逐渐改变了临床诊断和治疗的模式，尤其在急危重孕妇的抢救及胎儿宫内安危评价中发挥着十分重要的作用。本章将对妊娠期高血压、产前出血、双胎输血综合征、异位妊娠、妊娠期急性脂肪肝等影响孕妇及胎儿的急危重疾病，从其超声表现特点及超声在临床治疗中的价值等几个方面进行阐述。

第一节 超声在妊娠期高血压疾病监测与随访中的应用

妊娠期高血压疾病是孕产妇特有的一种全身性疾病，多发生于妊娠 20 周以后至产后 2 周，临床主要表现为水肿、高血压、蛋白尿 3 大症状。本病严重威胁母婴健康，是引起孕产妇和围产儿死亡的主要原因。

一、超声评价方法

妊娠期高血压疾病对于孕妇及胎儿都会产生严重的影响，晚期妊娠超声检查的侧重点是了解宫内胎儿的安危情况，其主要检查手段是产科多普勒超声检测。产科多普勒超声检查的血管包括：子宫动脉、脐动脉、大脑中动脉、脐静脉、上下腔静脉、肺静脉、静脉导管、动脉导管。这些血管的多普勒超声检测证明其对妊娠期高血压疾病、子宫胎盘功能不全、FGR 等的诊断具有重要的临床意义。

二、超声表现及意义

1. 动脉血流的检测

(1) 子宫动脉

1) 妊娠期子宫动脉舒张期血流增加，妊娠期间搏动指数(PI)<1.5，阻力指数(RI)<0.8。

2）子宫动脉的血流动力学反映了母体侧子宫胎盘的功能。

3）具有异常子宫动脉血流频谱的孕妇，其蛋白尿、早产和剖宫产、胎儿窒息及极低体重出生儿的发病率明显增加。

（2）脐动脉

1）在孕10周，脐动脉血流频谱无舒张期血流。孕16周后，脐动脉舒张期血流明显增加，孕20周为1.75，孕36周降至1.0以下。妊娠晚期脐动脉舒张期血流缺失（absent end-diastolic velocity，AEDV）或反向血流都应视为异常。

2）脐动脉血流动力学改变对FGR诊断的敏感性为64%，阳性预测值为72%。

3）以脐动脉血流S/D>3.0作为标准，其诊断FGR的敏感性为45%～78%，特异性为85%～94%，阳性预测值为43%～84%，阴性预测值为77%～96%。

4）脐动脉多普勒超声检测对FGR治疗的随访也有重要的临床价值。1/3的孕妇在卧床休息后脐动脉的PI明显降低，其中卧床休息24 h内PI可降低达27%，而且卧床休息能改善围产期结局。

5）脐动脉舒张末期血流缺失是脐动脉血流改变的一种极端形式，反映了胎儿-胎盘循环血量的严重不足、血流阻力指标极度升高的状态，表明了胎儿宫内严重缺氧，其围产儿发病率和死亡率极高。大多数情况下，AEDV的出现提示胎儿循环已经出现或临近失代偿阶段，警示胎儿预后不良。若一旦出现AEDV且胎儿已经具备在母体外生存的能力，应立即终止妊娠，以免不良的宫内环境进一步对胎儿造成损害，继而引起围产儿发病率及死亡率升高。

（3）大脑中动脉

1）大脑中动脉（MCA）的血流频谱从孕16周至孕36周相对稳定，脑血管阻力较低，整个妊娠期间都可以出现舒张期血流。孕36周后，由于胎儿肺血管床的血管收缩，发生了血液的重新分布，使得MCA舒张期血流增加。但是，一般来说，妊娠期间的MCA－PI总是大于1.5。

2）MCA舒张期血流增加，PI降低，当PI低于相同孕周胎儿平均PI的两个标准差时，提示胎儿脑缺氧。

3）当胎盘功能减退时，如FGR、胎盘阻力升高、脐动脉血流阻力升高，胎儿缺氧导致脑血流重新分布，MCA扩张，导致脑循环阻力降低，因此大脑中动脉搏动指数/脐动脉搏动指数或大脑中动脉阻力指数/脐动脉阻力指数的比值降低。研究证实，MCA－PI/UA－PI是诊断FGR更敏感的指标。当MCA－PI/UA－PI<1.08或MCA－RI/UA－RI<1.0时，提示胎儿存在脑保护效应。此时必须加强胎儿Doppler超声检测，若胎儿孕龄合适，应及时分娩。

4）MCA－PI下降而后升高，呈双相改变，提示胎儿严重脑缺氧，可能存在脑水肿。若胎儿MCA－PI连续数天未有明显改变，可提示脑自主调节功能丧失，是脑损害的主要表现指标。若MCA－PI下降后升高，右心输出量减少时，提示胎儿全心功能受损，其围产儿死亡率高达50%。

（4）冠状动脉

1）在胎儿体位合适的情况下，孕31～32周的胎儿采用彩色和脉冲波多普勒超声可显示胎儿的冠状动脉。

2）若在孕31周之前，甚至提早到孕26周左右，可以显示胎儿冠状动脉血流，提示冠状动脉畸形即肺动脉狭窄或闭锁伴室间隔完整所引起的右室壁窦状隙冠状动脉交通，或胎儿严重缺氧。

3）研究表明FGR胎儿伴有脐动脉舒张末期反向血流或血流中心化的危险状态下，冠状动脉显示相对容易，一般于DV搏动指数升高后24 h可见冠状动脉。这也提示胎儿出现心脏保护效应，是FGR胎儿濒临宫内死胎或产后新生儿循环衰竭的高度危险状态，是围产期结局不良的表现。

2. 静脉血流的检测

（1）脐静脉

1）正常脐静脉表现为平稳的血流频谱，因为它不受胎儿心房、心室收缩和舒张的影响。

2）当下腔静脉压力升高，如右心衰竭、各种原因所致的三尖瓣反流和完全性房室传导阻滞，可以表现为脐静脉出现切迹。

3）胎儿宫内缺氧，出现脐静脉搏动性改变，提示胎儿宫内缺氧已经进入失代偿期。

（2）上下腔静脉

1）上下腔静脉因为受到右心室和右心房收缩和舒张的影响较大，故表现为三相波。首先是心房收缩所致的后向血流（A波），其后是右室收缩的前向血流（V波）和心室舒张早期的前向血流（E波）。

2）当下腔静脉压力升高，肝静脉和上下腔静脉前负荷指数、搏动指数增高。

3）胎儿宫内缺氧，出现脐静脉搏动性改变，肝静脉和上下腔静脉前负荷指数、搏动指数增高，提示胎儿宫内缺氧已经进入失代偿期。

（3）静脉导管

1）胎儿静脉导管的血流频谱早在孕8～10周就有可能被记录到，其具有特征性的频谱。可记录到心室收缩期峰值速度（S）、心室舒张期峰值速度（D）和心房收缩期峰值流速（a）。

2）静脉导管的阻力指数、搏动指数不受声束与血流夹角影响，是反映压力阶差的良好指标。

3）静脉导管搏动指数增高、零或反向a波是最佳分娩时间的预测指标。其中后者是最晚出现的一个参数，距离胎儿心率追踪的改变或死亡仅有几天的时间。

4）目前认为，孕龄＞32周，脐动脉出现AEDV、静脉导管PI增高超过相同孕周胎儿PI平均值的2个标准差以上，可以考虑终止妊娠。

第二节　超声在妊娠中晚期出血及其妊娠结局中的应用

产前出血是妊娠期极其常见的一个并发症，病因构成复杂，临床诊治困难。尤其是妊娠中晚期阴道出血者，不良妊娠结局显著增加，早产率、胎儿死亡率、围产儿死亡率及产后出血率明显增高。正确、及时地诊断出血原因以及规范管理妊娠期出血的孕妇是有效控制出血、挽救母儿生命、减少产科并发症的关键。产前超声检查是临床对妊娠中晚期出血病因诊断及预测产前出血者妊娠结局的首选方法。妊娠中晚期出血占所有妊娠的2%～6%。出血的原因很多，包括局部因素（主要是前置胎盘、胎盘早剥、胎盘植入、前置血管、宫颈机能不全及子宫破裂等）、全身因素及不明原因。

一、胎盘早剥

（1）妊娠20周后至分娩前，正常位置的胎盘于胎儿娩出前，全部或部分自子宫肌壁剥离，称胎盘早剥，其发病率为0.46%～2.1%。妊娠期高血压疾病是导致胎盘早剥的主要诱因，由于血压升高，使胎盘基底膜的螺旋小动脉发生急性小动脉粥样硬化，引起远端毛细血管缺血、坏死、破裂和底蜕膜出血，形成血肿，使该处的胎盘自子宫壁剥离，出现阴道流血，常伴有腹痛、子宫收缩及子宫压痛等症状。胎盘后的出血又会浸入胎盘实质或子宫肌壁，引起肌纤维分离，断裂甚至变性，当血液浸入浆肌层时，子宫表面见紫兰瘀斑，称"子宫胎盘卒中"，使子宫肌壁变得很薄弱，当子宫收缩力减弱，易发生产后出血，危及孕妇及胎儿的生命。

（2）胎盘早剥的超声表现因剥离范围、出血时间及出血量等不同而出现不同的声像。根据胎盘早剥的不同声像，将胎盘早剥分成2型，即胎盘增厚型和边缘血肿型。

1）胎盘增厚型的声像图特征：胎盘厚度大于6 cm，内为混合性回声、强回声及无回声。

2）边缘血肿型的声像图特征：胎盘边缘剥离，形成血肿，表现为混合性回声团。

二、前置胎盘

（1）前置胎盘指在妊娠28周后，胎盘仍附着于子宫下段或覆盖宫颈内口，位置低于胎儿先露部时，称前置胎盘。在妊娠中晚期，子宫下段逐渐拉长，从1 cm拉长至7 cm，此时由于子宫肌壁的收缩，前置的胎盘与子宫肌壁发生错位剥离，导致出血。尤其是前壁的前置胎盘附着在子宫瘢痕处时，由于子宫瘢痕处肌肉化程度差，影响子宫收缩，使开放的血窦不能关闭，剥离时更易出血，出现"凶险性前置胎盘"大出血。

（2）前置胎盘是妊娠晚期出血最常见的原因，临床常常根据妊娠中晚期无痛性阴道出血做出诊断。经阴道超声检查是安全的，不会增加阴道出血的危险，可作为前置胎盘诊断的金标准。另外，经会阴超声在确定胎盘位置中也比经腹超声更具优越性，可替代经阴道超声，尤其是出血情况比较严重，不适合经阴道超声检查时。

（3）超声检查根据胎盘与宫颈内口的关系，将前置胎盘分成4种类型：① 中央型或完全型前置胎盘：胎盘完全覆盖宫颈内口；② 部分型前置胎盘：胎盘覆盖部分宫颈内口；③ 边缘型前置胎盘：胎盘边缘达宫颈内口，但未覆盖宫颈内口；④ 低置胎盘：胎盘下缘距宫颈内口小于7 cm。

三、前置血管

(1) 前置血管是指脐带血管走行于胎膜间，缺乏脐带华通胶及胎盘的保护，位于胎先露的下方，跨越或接近宫颈内口，多见于帆状胎盘时位于胎盘边缘处的脐血管、分叶状胎盘或副胎盘时连接不同部分胎盘之间的脐带血管。

(2) 临床表现是妊娠中晚期无痛性阴道流血。胎先露下降时，可压迫血管，导致胎儿窘迫或窒息。但更严重的是，经阴道分娩胎膜自然破裂或人工破膜时，损伤前置血管致胎儿死亡。

(3) 经阴道超声诊断前置血管比经腹超声更清晰。

(4) 前置血管的二维超声图像表现为宫颈内口上方或附近管条状回声，紧贴肌壁走行，位置固定，没有脐带螺旋，追踪其起源，可发现其与脐带附着部位或胎盘边缘相连。彩色多普勒超声显示管条状回声内可见血流信号，并可探及搏动频率与胎儿心率一致的动脉频谱。

四、胎盘植入

(1) 胎盘植入是指胎盘附着异常，胎盘绒毛异常植入子宫肌层。子宫瘢痕、子宫下段、残角子宫等部位是胎盘植入的好发部位，往往合并前置胎盘，易导致妊娠中晚期、第三产程中及产后出血，甚至出现子宫穿孔等严重并发症。

(2) 超声主要表现

1) 胎盘增厚、面积增大，胎盘内血窦异常丰富，表现为形态不规则、大小不等的无回声区，呈“虫噬”或“硬奶酪”状，内可见流动的云雾状低回声。

2) 胎盘后间隙消失或不显示。

3) 胎盘附着部位肌层变薄(<2 mm)，甚至出现连续中断，局部向外凸起。

4) 可累及膀胱，导致膀胱壁浆膜层变薄或回声中断，局部呈结节状隆起。

5) 彩色多普勒显示胎盘附着部位血管增多、增粗、不规则。

五、子宫破裂

(1) 子宫破裂是指子宫先天缺陷或后天损伤，导致妊娠子宫体部或下段肌层完全或部分断裂。

(2) 根据断裂的程度，分为完全破裂和不完全破裂。妊娠期子宫破裂多发生在有剖宫产或子宫手术史的孕妇。

1) 完全性子宫破裂的超声声像图改变：子宫肌壁局部回声完全中断，羊膜囊通向腹腔，胎儿多已死亡，常位于腹腔内。

2) 不完全性子宫破裂的声像改变：子宫肌壁明显变薄<3 mm，其回声层次失去连续性，追踪见局部肌层缺失，浆膜层尚未断裂，加压探头可见羊膜囊膨出。

第三节　超声在双胎输血综合征诊断中的应用

双胎输血综合征(twin to twin transfusion syndrome，TTTS)是指单绒毛膜囊双胎通过共同胎盘的血管吻合进行不平衡的单向血液灌注，导致双胎均出现明显的血流动力学改变而引起的一系列病理生理异常及相关临床表现。单绒毛膜双胎妊娠有10%～15%发生TTTS，在所有双胎妊娠中TTTS发生率1.6%。如果不予处理，胎儿围产期死亡率高达80%以上，存活儿中将有35%残留长期神经系统后遗症。

一、TTTS的早期超声筛查

1. 双胎妊娠绒毛膜性的判断

(1) 人类的双胎分为单卵双胎和双卵双胎，TTTS几乎均发生于单绒毛膜双羊膜双胎，所以双胎绒毛膜性的判断是诊断TTTS的前提。

(2) 在孕7～9周，经阴式超声诊断绒毛膜性最准确，此时羊膜分层，羊膜和胚外体腔能清楚显示，可通过计数来判断绒毛膜性。

(3) 随着孕周的增加，羊膜囊也随之增大，大约到孕12周，羊膜和绒毛膜相互融合，此时不能再通过计数来判断绒毛膜性。

2. 早孕及中孕早期超声对TTTS的筛查

(1) 双胎NT差异>0.6 mm，联合静脉导管血流异常，心房收缩波a波反向可以很好地筛选出TTTS的高危群体，敏感性75%，特异性92%。双胎间NT的差异和不正常的静脉导管血流早期反映了供者和受者之间血流的不平衡状态。

(2) 脐带附着方式：在孕11～14周，经阴式超声可以很清楚地观察到脐带附着部位。

(3) 隔膜皱褶：两羊膜腔内羊水量的差异是TTTS第一阶段的典型表现，当出现轻度差异时，随着一侧羊膜腔内羊水量的减少，多余的隔膜折叠而表现为隔膜皱褶，在孕15～17周，约30%的单绒毛膜囊双胎出现隔膜皱褶，其中一半进展为严重的TTTS，另一半则出现中度的TTTS。

1) 胎盘动脉-动脉吻合：孕18周后，超声可以探测到胎盘的动脉-动脉吻合，TTTS的发生率与没有动脉-动脉吻合者相比明显减少，而且即使发生TTTS，有动脉-动脉吻合者通常并不严重，预后较好。因此认为动脉-动脉吻合对TTTS有代偿性的保护作用。

2) 因为孕中期发生TTTS常常是致命的，及时的诊断和治疗非常重要，TTTS的早期筛查可以对高危人群进行密切监控和细致评价，使其尽早得到适当的治疗，从而提高胎儿的存活率，降低其远期神经系统及其他并发症。

二、TTTS的诊断

TTTS的产前诊断非常重要，主要依靠超声。目前产前超声诊断TTTS的标准如下。

(1) 确诊的单绒毛膜双羊膜双胎。

(2) 受血儿羊水过多，小于妊娠 20 周时最大羊水垂直深度<8 cm，妊娠 21～26 周时最大羊水垂直深度>10 cm，且有胀大的膀胱；供血儿羊水过少，最大羊水垂直深度<2 cm，且膀胱小或见不到。

(3) 胎儿的体质量差异对 TTTS 的诊断价值不大。

(4) 供血儿出现不正常脐动脉血流(舒张期血流消失或反向)；受血儿内脏肥大，出现不正常的脐静脉或静脉导管血流，并可见因高容量导致的心室肥大、瓣膜反流甚或心功能不全等一系列超声心动图表现。

三、TTTS 的超声分级

为确定胎儿的预后及使其治疗方案具有可比性，Quintero 等根据 TTTS 的严重程度采用超声表现将其分为 5 期。

(1) Ⅰ期：为受血儿出现羊水过多，供血儿出现羊水过少，供血儿的膀胱可显示。

(2) Ⅱ期：为供血儿的膀胱不充盈。

(3) Ⅲ期：为出现不正常的多普勒血流，供血儿脐动脉舒张期血流减少或反向，受血儿出现反向的静脉导管血流或脐静脉出现搏动。

(4) Ⅳ期：受血儿出现水肿征象。

(5) Ⅴ期：为 1 个或 2 个胎儿死亡。

双胎输血综合征是发生于单绒毛膜双胎的一种严重并发症，胎儿死亡率高，存活儿可存在长期神经系统并发症，其发病机制与胎盘存在血管吻合有关，超声在双胎输血综合征的筛查、诊断、分级、治疗及预后评估中发挥着十分重要的作用。

第四节　超声在异位妊娠诊断中的应用

异位妊娠是指受精卵种植在子宫体腔以外部位的妊娠，又称宫外孕。异位妊娠多发生在输卵管、子宫角、剖宫产切口瘢痕处、卵巢、腹腔、子宫颈及残角子宫等部位，是临床常见的急腹症之一，其发生率占妊娠的 0.5%～1.0%，近年来发病率呈上升趋势。异位妊娠发病急，病情凶险，部分病例早期表现隐匿，诊断困难。异位妊娠最常见的发病部位为输卵管，尤其是壶腹部及峡部，间质部妊娠少见，但临床表现较凶险。子宫角妊娠是位于宫腔内的异位妊娠，由于受精卵着床于子宫角部，随妊娠囊生长增大，向宫腔方向长，可继续妊娠，也可向子宫角突出则可能出现子宫破裂。瘢痕妊娠、卵巢妊娠、子宫颈妊娠、残角子宫妊娠、腹腔妊娠相对少见。

一、输卵管妊娠

输卵管异位妊娠超声表现为卵巢旁的异常结构，异位妊娠发生的时间不同，声像图表现差异很大。

（1）早期未破裂亦无先兆流产的输卵管妊娠典型的超声表现为卵巢旁探及厚壁囊性结构，内可见卵黄囊及胎芽，可伴有胎心搏动，盆腔常无游离液体，这类异位妊娠较易诊断。有时异位胚胎已停止发育且无明显腹内内出血的输卵管妊娠病灶较小，易漏诊。

（2）已发生输卵管妊娠流产或破裂的患者，盆腔内常可见游离液体。

（3）附件区可见输卵管妊娠病灶及凝血块所形成的包块。

（4）输卵管间质部妊娠病灶位于子宫角部，病灶周边有不完整的肌壁结构，其中妊娠囊型诊断相对容易，妊娠囊边界清楚，与宫腔关系较易识别。

（5）与宫腔不相连的子宫角部异位妊娠病灶是间质部妊娠，与宫腔相连的则可能是子宫角妊娠。包块型与宫腔关系有时难以判断。

（6）输卵管早期异位妊娠病灶很小，超声检查常无法探及，此时宫腔内积血可表现为类妊娠囊样囊性结构，称假妊娠囊或蜕膜管型，易误诊为是宫内早孕或胚胎停育。

二、子宫角妊娠

子宫角妊娠的发生率仅次于输卵管妊娠，妊娠囊位于子宫腔宫角部，与输卵管间质部紧邻，因此子宫角妊娠与输卵管间质部妊娠超声声像图表现易相互混淆。

（1）输卵管间质部妊娠声像图特点：妊娠囊或团块位置极度靠近子宫底部浆膜层，位于子宫角旁，与宫腔不相通，其内缘接近子宫角内膜，但并不与之相连接，存在长短不等的距离，外缘仅有间断薄肌层围绕。

（2）子宫横切面探查见一侧宫底膨隆，妊娠囊或团块与子宫底部间可见浅凹陷。

（3）妊娠囊周边可探及丰富或较丰富的血流信号，呈动、静脉频谱。

（4）子宫角妊娠声像图特点是在宫腔回声即将消失的同时出现妊娠囊或包块结构，与宫腔相通，四周有完整的肌层包绕。

三、剖宫产切口处瘢痕妊娠

有剖宫产史的患者再次妊娠时，受精卵完全或部分着床于前次剖宫产切口瘢痕处，称为瘢痕妊娠。瘢痕妊娠可分为 3 型。

（1）Ⅰ型：妊娠囊完全位于瘢痕部位，宫腔内无妊娠囊。Ⅰ型瘢痕妊娠超声诊断准确率高，一般不会出现误诊、漏诊。

（2）Ⅱ型：妊娠囊部分着床于瘢痕部位，大部分妊娠囊位于宫腔内，位置偏向宫腔下段。Ⅱ型瘢痕妊娠常被忽略，易误诊为宫内早孕，按常规方式（药物流产或人工流产）终止妊娠后，常流血不止。

（3）Ⅲ型：剖宫产瘢痕部位低回声包块周边环绕彩色多普勒血流信号。Ⅲ型瘢痕妊娠多发生于终止妊娠或清宫术后，患者病灶部位血流丰富时可能被误诊为滋养细胞肿瘤。

四、宫颈妊娠

是受精卵着床于宫颈管内，宫颈内口以上宫腔内无异常回声，宫颈管内妊娠囊周边可有血流信号。宫颈妊娠需与妊娠囊位置下移至宫颈管部位的难免流产进行鉴别，难免流产患者的妊娠囊多变形且张力低，妊娠囊周边无血流信号。

超声检查是异位妊娠最主要的诊断方法，既可进行诊断，又可进行治疗后观察和监测，指导临床处理。超声引导介入治疗还可对一些特殊部位异位妊娠的患者直接进行治疗，对于异位妊娠的诊治具有重要的意义。

第五节　超声在妊娠期急性脂肪肝诊断中的应用

妊娠急性脂肪肝是一种少见的临床综合征，其发病率为1/10万～5/10万，大多发生在妊娠晚期。主要病变为肝脏脂肪变性，起病急骤，病情凶险，大量肝细胞在短时间内快速脂肪变性，以黄疸、凝血功能障碍和肝功能急剧衰竭为主要特征，同时伴有脑、肾脏等多脏器功能不全。本病产妇病死率18%，60%的患者需ICU治疗。目前国内无统一的AFLP的诊断标准，诊断依靠临床症状及实验室检查，需除外普通肥胖型脂肪肝、妊娠期高血压疾病、妊娠期肝内胆汁淤积症和急、慢性肝炎等相关疾病。

一、急性脂肪肝的肝脏超声表现

(1) 超声对脂肪肝诊断有较高的敏感性，其图像为非特异性表现，其程度与肝脂肪含量高低密切相关，当肝内脂肪含量＞50%，超声的敏感性可达90%。

(2) 早期二维超声显示肝脏体积无明显增大，随着病情发展，肝脏体积可缩小，尤以肝右叶为明显。

(3) 肝实质回声大多呈弥漫性增强，稍增粗，呈雪花状，强弱不一，不随深度的增加而回声下降。随病情的转归回声可由强转弱，出现片状低回声区。

(4) 肝内管道结构显示稍模糊，但管壁尚可识别，门静脉主干内径正常或偏细。

(5) 彩色多普勒显示肝内血管形态、血流分布无明显异常改变。

(6) 检测门静脉血流速度正常或加快。

二、胆囊声像图改变

其中以胆囊壁水肿多见，是炎症直接作用于胆囊而致胆囊静脉、胆囊淋巴液回流受阻，再加上肝细胞损害肿胀，肝内胆管压力增高更加剧胆囊静脉、淋巴液回流受阻所致，常合并胆囊内胆汁充盈差或无胆汁。

胰腺损伤所占比例不高，一旦发生提示病情危重，可出现胰周积液。可合并脾肿大、胸腔及腹腔积液等表现。

综上所述，AFLP 具有一定的超声图像特点，结合临床症状和实验室检查，有助于 AFLP 的早期诊断，对临床预后判定、及时采取有效的治疗措施提供有益信息，且因其简便易行、可床边多次动态检查，故在影像学诊断中可作为首选检查方法。

参考文献

1. 曹梦云，施裕新，李桂明等. 31 例妊娠期急性脂肪肝的腹部超声特点及分析. 中国医学影像学杂志，2011，1：66－68。
2. 汪龙霞. 超声在异位妊娠诊治中的应用. 中华医学超声杂志(电子版)，2013，10(7)：512－516。
3. 刘志红，蔡爱露. 超声在双胎输血综合征中的应用进展. 医学影像学杂志，2011，21(5)：763－766。
4. 张雪珍，周启昌. 产前超声在妊娠中晚期出血及其妊娠结局中的应用. 中南医学科学杂志，2012，40(3)：303－307。
5. 姜立新，吕国荣. 产科多普勒超声检测的临床意义. 中国医学影像技术，2002，18(9)：954－956。
6. 吕国荣，姜立新. 胎儿超声心动图学. 北京：北京大学医学出版社，2003，63－74.
7. 吕国荣. 胎儿颅脑和心脏畸形超声诊断. 北京：北京大学医学出版社，2010，378－454。

第十六章　危重孕产妇抢救过程中的护理

急危重症孕产妇是指从妊娠开始至产后 42 d 发生的严重威胁孕产妇及围产儿生命的病症。一些妊娠合并症是造成孕产妇死亡的重要原因。由于患者病情危重变化快，所以必须在短时间内进行积极的抢救与治疗。现代产科管理制度改革之一是将危重孕产妇转入 ICU 监护治疗，Loveno 等称之为“生命挽救程序(life saving procedure)”。目前危重产妇入住 ICU 人数正逐年增加，加强危重孕产妇的 ICU 护理也是降低急危重症孕产妇并发症发生及死亡率的重要举措。

第一节　常规重症监护护理要点

一、严密监测病情变化

（一）循环功能监测

持续心电监护，密切监测血压，循环不稳定者给予有创动脉血压监测。根据中心静脉压及时调整输液量，防止输液过多引起心衰的发生。对血压低或不稳定者积极抗休克治疗，必要时给予血管活性药物。

（二）肾功能监测

准确记录 24 h 出入量，注意尿量、色、比重和血尿素氮、肌酐、血钾的变化，对肾功能进行及时的评价和监测。若尿量减少、全身水肿、尿素氮短期内成倍升高、水电解质改变，提示肾功能衰竭。

（三）呼吸功能监测

呼吸困难是呼吸衰竭的主要症状，应密切观察呼吸频率、节律、血氧饱和度，根据病情监测血气分析。当孕产妇出现羊水栓塞、妊娠期高血压疾病合并心力衰竭、肺栓塞以及产后大出血时会发生呼吸急促，呼吸频率达到 25～30 bpm，甚至更快，伴有端坐呼吸，呼吸困难。当出现产科出血性休克、妊娠合并重度子痫以及 DIC 时产妇会出现呼吸减慢，呼吸频率小于 8 bpm，语声低微无力伴有口唇、甲床发绀，听诊双肺有哮鸣音。

（四）血液系统功能监测

严密监测血小板计数、凝血时间、凝血酶原时间，注意观察患者的意识状态、皮肤黏膜有无出血倾向。

（五）肝功能及中枢神经系统功能监测

严密监测患者的意识、生命体征、肝酶及胆红素、颅内压等是否有变化。抽血时要注意穿刺部位是否出血不止或出现皮下瘀血。严密监测凝血时间、凝血酶原时间及纤维蛋白原等。

（六）消化功能监测

观察大便颜色及胃内引流物，若出现柏油样便或胃内引流物为血性或呕血，提示可能为急性消化道出血。

（七）产科观察

注意观察切口有无渗血，腹腔、盆腔等引流管的情况，经常挤压引流管，保持引流管通畅，准确记录引流液的颜色、性质和量。对剖宫产术后患者应及时观察子宫硬度、宫底高度、阴道流血和恶露的情况以及外周循环灌注情况，尽早发现威胁生命安全的危险因素。

（八）休克的监测

如患者出现面色苍白、血压下降、心率增快、脉搏细弱、皮肤湿冷以及神志淡漠、反应迟钝、烦躁不安等症状，提示有休克早期征象。

二、做好呼吸系统监护护理

当孕产妇出现呼吸异常或血氧饱和度低于90%时应立即给予氧疗，可以采取鼻导管或面罩给氧，必要时配合医师进行气管插管，使用呼吸机辅助呼吸治疗。

1. 血氧饱和度监测护理　进行血氧饱和度监测时，应密切观察并排除外界因素的干扰：① 患者出现躁动或翻身时导致指套脱落，应给予适当固定手指；② 仪器探头与手指接触不良，可调整探头角度，更换探头或手指；③ 手指甲涂指甲油、指甲病变引起的甲床过厚，监测结果将会出现3%～6%的误差，保持指甲干净，避免在有病肢端进行监测；④ 避免在有血压监测、动脉穿刺和静脉输液的肢体上进行测量。当出现血氧饱和度数值低于正常值时，应先排除外界因素的存在，再积极给予处理。

2. 人工气道护理　建立人工气道，及时准确地应用机械通气，能迅速改善患者的缺氧状况，防止重要脏器的组织损害和功能障碍。人工气道分为简易人工气道(如口/鼻咽通气管、喉罩导气管、联合气管插管)、经口气管内插管、经鼻气管内插管及气管切开置管。

(1) 人工气道固定：人工气道建立后，随时存在脱管的危险，因此必须采取有效的固定措施。

1) 气管插管的固定：常用的固定方法有：① 胶布固定法；② 绳带固定法；③ 支架固定法；④ 弹力固定带固定法。

2) 气管切开置管的固定：将2根寸带，一长一短，分别系于套管两侧，将长的一端绕过颈后，在颈部左侧或右侧打一死结或打外科手术结，以防脱出，松紧适度，以一指的空隙为宜。翻身时最好2人合作，保持头颈部与气管导管活动的一致性，且注意对气管导管的压力减小到最低，尤其是螺纹管长度适宜，辅以有效支架托扶，可防止脱管发生。

(2) 气囊的管理

1) 气囊的作用：使气管插管固定在相应部位，使导管与气管壁之间严密无隙，既防止呕吐物、血液或分泌物流入肺内，又避免机械通气时漏气。

2）气囊的充盈度：气管毛细血管灌注压约为 25 cmH_2O，若气囊压力大于此压力则可致缺血性损伤或组织坏死。目前所用的气管导管均采用低压高容量气囊，恰当充气后，不易造成气管黏膜损伤。一般充气不超过 8～10 mL，不需要气囊定期放气。有学者建议采用带有双套囊的导管，交替使用可以减少气管黏膜局部压迫。

3）监测气囊压力：充气时最好有测压装置，无测压条件时，需掌握最小闭合容量技术，即气囊充气后，吸气时无气体漏出。方法：将听诊器放于气管处，向气囊内注气，直到听不到漏气声为止，抽出 0.5 mL 气体，可闻少量的漏气声，再注气，直到吸气时听不到漏气声为止。需定时监测气囊压力 1 次，鼻饲前一定要监测气囊压力。

4）气囊漏气判断：如果机械通气的过程中气道压力过低，此时患者往往有明显的喉鸣，如考虑为气囊破裂，大多数情况下，需更换气管内套管。

（3）人工气道的湿化：气道湿化的目的是保持气道的温度和湿度，保持气道的生理功能，稀释呼吸道内分泌物，使其易于咳出或吸引出。

1）湿化液的选择

A. 注射用水：低渗液体，通过湿化吸入，为气管黏膜补充水分，保持黏膜-纤毛系统的正常功能，主要用于气道分泌物黏稠、气道失水多及高热、脱水患者。但注射用水对气道的刺激较大，若用量过多，可造成气管黏膜细胞水肿，增加气道阻力。

B. 生理盐水：系等渗盐水，对气道刺激较小，主要用于维持气道黏膜-纤毛正常功能。但失水后发生浓缩，对气道的刺激较强。

C. 0.45%氯化钠溶液：再浓缩后浓度接近生理盐水，对气道的刺激性比生理盐水小。

D. 5%氯化钠溶液：系高渗液体，对气道的刺激较大。可从黏膜细胞内吸收水分，从而稀释痰液，使之易于咳出，主要用于排痰。

2）湿化量及湿化时间：正常人每天从呼吸道丢失的水分为 300～500 mL，建立人工气道后，每天丢失量剧增。成人以每天 250 mL 为最低量，具体需要根据临床情况而定。对于早期机械通气患者，宜增加湿化量。湿化量根据痰液的黏稠度、量及患者的生理需要及时调整，持续湿化者湿化量应以 200～250 mL 为宜。医疗护理技术操作常规中要求气道耗水量每天不小于 250 mL，间断注入湿化液的间隔时间为 1～2 h，成人每次 3～5 mL，能有效地预防痰栓的形成。

3）湿化的标准

A. 湿化满意：痰液稀薄，能顺利引出或咳出；导管内无痰栓；听诊气管内无干鸣音或大量痰鸣音；呼吸通畅，患者安静。

B. 湿化过度：痰液过度稀薄，需不断吸引；听诊气道内痰鸣音多；患者频繁咳嗽，烦躁不安，人机对抗；可出现缺氧性发绀、脉搏氧饱和度下降及心率、血压等改变。

C. 湿化不足：痰液黏稠，不易吸引出或咳出；听诊气道内有干鸣音；导管内可形成痰痂；患者可出现突然的吸气性呼吸困难、烦躁、发绀、血压升高及脉搏氧饱和度下降等。

目前，临床上使用的湿化方法有多种，比较而言，加湿器加热湿化方法是一种国内外公认的效果确切的方法。

(4) 吸痰

1) 吸痰管的选择：吸痰管长度应选择比气管套管长 4～5 cm，而以深入气管导管下方 1～2 cm 为宜，吸痰管规格宜选择相当于气管插管内径的 1/2 或略小于人工气道内径的 1/2。过细，黏稠痰不容易吸出；过粗，不易插入气管插管且可造成吸痰时缺氧。

2) 负压要求：不宜过大，一般为－16.0～10.7 kPa(－120～－80 mmHg)。

3) 吸痰：过去常规 2 h 吸痰 1 次，经验证明更易误伤血管，不必要的刺激反而使分泌物增多，但吸痰不及时又可造成呼吸道不畅、通气量降低、窒息，所以按需吸痰是保持呼吸道通畅的关键。

4) 人工气道吸引的并发症：① 气道黏膜损伤；② 肺不张；③ 感染；④ 加重缺氧；⑤ 诱发气道痉挛；⑥ 心律失常。

5) 注意事项

A. 吸痰应遵循无菌技术操作原则，每次均需更换无菌吸痰管。

B. 严格掌握吸痰时间，以免加重缺氧，每次吸痰不宜超过 15 秒。

C. 吸痰同时要观察患者的脉搏氧饱和度情况，如有明显的脉搏氧饱和度下降或颜面发绀要立即停止操作。

D. 为防止或减轻吸痰时出现憋气，吸痰前后给予高浓度吸氧，因吸痰前后易造成缺氧和低氧血症，因此，吸痰前后各给 2～3 min 纯氧应列为吸痰标准操作步骤。

E. 吸痰时先吸引气管插管或气管切开导管内分泌物，再吸引口、鼻腔内分泌物。抽吸过口鼻腔分泌物的吸痰管，决不可再吸气道内分泌物。每次吸痰最多连续 3 次，且每次持续时间不超过 10～15 秒，通过观察发现，如果吸痰连续超过 3 次或持续时间过长，SaO_2 会降低甚至出现窒息和气道损伤。

3. 机械通气护理

(1) 呼吸机的检查：呼吸机使用前检查包括：气密性检查、气源供气检查、通气机设置参数的检查(包括压力上限、分钟通气量上下限、窒息报警、触发灵敏度、吸入氧气浓度、吸气流量等)。

(2) 使用过程中的维护

1) 检查管道内有无积水，定时倾倒接水瓶内湿化水。

2) 查看接水瓶是否密闭，管道是否漏气、有无打折。

3) 查看湿化器是否需要加无菌蒸馏水，湿化效果如何，是否需要更换湿化滤纸。

4) 查看空气或氧气进气口端的捕水器有无积水，机器的散热通风口有无堵塞现象，压缩机的通风口过滤网每周清洗 1 次。

5) 通气口可自锁的轮子要锁住，防止机器移动，电源插头要牢固。

6) 如果通气机要长期使用还要每周更换 1 套呼吸机管路和湿化罐，有的还需要定期更换吸入和(或)呼气口滤器，使用人工鼻者，一般 24 h 更换 1 次。

(3) 呼吸机报警的检测及处理：密切观察呼吸机的转运情况及各项指标的设置是否合适。如有报警，应迅速查明原因，给予及时排除，否则会危及患者的生命。如报警原因无法确定时，首先要断开呼吸机，使用简易呼吸器进行人工呼吸维持通气和氧合，保证患者的安全，再寻求其他方法解除报警并对呼吸机进行检修。

1）检查故障的一般规律：① 按照报警系统提示的问题进行检查；② 检查气源（氧气、压缩空气），注意管道连接是否紧密，有无漏气；③ 观察各监测参数有无异常，分析原因；④ 查看各连接部分是否紧密，有时是管道各部分的连接处、湿化罐、接水瓶等连接处松脱，注意管道不要打折、扭曲；⑤ 及时清除管道内积水（包括接水瓶），呼吸机管道水平应低于患者的呼吸道，以防引起呛咳、窒息及呼吸机相关性肺炎的发生。

2）气道压力的监测

A. 高压报警：① 患者呼吸道分泌物过多；② 湿化效果不好刺激呼吸道；③ 患者气道痉挛或有病情变化（气胸、支气管痉挛、肺水肿等）；④ 呼吸机管道内积水过多，管道受压、打折等；⑤ 患者激动、烦躁；⑥ 气道内痰或异物堵塞或气囊脱落堵塞气管插管（后者见于老式气管插管）。

B. 低压报警：① 气囊漏气、充气不足或破裂；② 呼吸机管路（包括接水瓶、湿化罐等）破裂、断开或接头衔接不紧造成漏气；③ 气源不足造成通气量下降；④ 患者通气量不足时，设置方式参数不正确；⑤ 对于气道压力的报警，一旦找到原因要及时处理，不能随便消掉报警或置之不理。

3）人机呼吸对抗的常见原因及对策

A. 原因：① 开始用机不适应；② 自主呼吸过强、烦躁不配合；③ 咳嗽、疼痛；④ 通气不足或通气过度；⑤ 出现气胸、肺不张、气管痉挛、循环功能异常等并发症；⑥ 呼吸机故障。

B. 对策：① 耐心解释，争取配合或使用简易呼吸机过度；② 增加呼吸流量，吸纯氧抑制自主呼吸，如不奏效，在排除机械因素后，可使用吗啡、地西泮等中枢抑制药；③ 适当使用镇咳、镇痛药；④ 调整呼吸机参数；⑤ 积极预防和治疗并发症，必要时行胸腔闭式引流或经漂浮导管监测血流动力学；⑥ 应及时更换呼吸机或停机检修。

三、做好镇静、镇痛护理

对重症患者进行镇静和镇痛治疗的目的：① 提高患者对呼吸机和气管插管的耐受性；② 抑制呼吸中枢的呼吸驱动力；③ 降低吸痰带来的影响；④ 减轻患者的焦虑心情；⑤ 防止患者自行拔出气管插管；⑥ 改善睡眠；⑦ 使机械通气机与患者的自主呼吸同步。

镇静药有苯二氮䓬类（如安定）、吩噻嗪类（氯丙嗪、异丙嗪）、丁酰苯类、丙泊酚等。镇痛药有吗啡、哌替啶、芬太尼、舒芬太尼等。在实施镇痛、镇静的过程中需要对患者的各器官功能进行严密监测，尤其是呼吸、循环系统功能。

（一）镇静、镇痛治疗对呼吸及循环功能影响

多种镇静、镇痛药物都可产生呼吸抑制。阿片类镇痛药引起的呼吸抑制是呼吸频率减慢，潮气量不变。苯二氮卓类可产生剂量依赖性呼吸抑制作用，通常表现为潮气量降低，呼吸频率增加，低剂量的苯二氮䓬类可掩盖机体对缺氧所产生的通气反应，低氧血症未得到纠正，特别是未建立人工气道通路的患者需慎用。丙泊酚引起的呼吸抑制表现为潮气量降低和呼吸频率增加，负荷剂量可能导致呼吸暂停，通常与速度及剂量直接相关，

给予负荷剂量时应缓慢推注，并酌情从小剂量开始，逐渐增加剂量达到治疗目的。

镇静、镇痛治疗对循环功能的影响主要变现为血压变化。阿片类镇痛药在血流动力学不稳定、低血容量或交感神经张力升高的患者更易引发低血压。苯二氮䓬类镇静药（特别是咪达挫仑和地西泮）在给予负荷剂量时可发生低血压，血流动力学不稳定尤其是低血容量的患者更易出现，因此，负荷剂量在给药速度不宜过快。

（二）镇静、镇痛治疗期间呼吸与循环功能监测

监测患者的呼吸频率、幅度、节律、呼吸形式，常规监测脉搏氧饱和度，酌情监测呼气末二氧化碳，定时监测动脉血氧分压和二氧化碳分压，对机械通气患者定期监测自主呼吸潮气量、分钟通气量等。

严密监测血压、中心静脉压、心率和心电节律。镇静、镇痛不足时，患者可能出现呼吸浅促、潮气量减少、氧饱和度降低、血压高、心率快等；镇静、镇痛过深时，患者可能表现为呼吸频率减慢、幅度减小、缺氧以及二氧化碳蓄积等，结合患者镇痛、镇静状态进行评估，以免发生不良事件。

（三）加强护理，预防并发症

应用 Ramsay 评分观察患者的镇静效果，通常将 Ramsay 评分控制在 3～4 分，以维持理想的镇静水平。镇痛、镇静治疗期间，应尽可能实施每天唤醒计划，通常在每天上午中断或减少镇静药物输注，让患者完全清醒并且能回答几个简单的问题或完成一些简单的指令性动作，如动手指头、转眼珠等。对于神志不清患者，如出现血压升高、脉搏加快或不自主运动增加时即达到目的。在实施每天唤醒计划期间，床边有专人守护，严密监测患者的生命体征，适当约束患者的双上肢，以防意外拔管的发生。在患者清醒期间鼓励患者肢体运动及咳痰。在患者接受镇痛、镇静治疗的过程中，应加强翻身、拍背、体位引流，促进呼吸道分泌物排出。

四、早期营养支持

患者严重创伤、失血、有酸碱失衡和电解质紊乱，处于高代谢和负氮平衡，导致组织修复迟滞和免疫功能下降。必须早期进行积极的营养支持。根据营养素补充途径，临床营养支持分为肠外营养支持与肠内营养支持。经胃肠道途径供给营养是重症患者首先考虑的营养支持途径。在肠内全营养治疗的实施过程中，需要严密的监测与护理。

（一）营养液输注护理

(1) 营养液配制要保持清洁无菌，操作前要洗手戴口罩。营养液最好现配现用，开启的液体应放入冰箱内冷藏，保存时间不超过 24 h。

(2) 妥善固定管道，防止导管移位脱出，喂养前确定胃管位置。

(3) 每 4～6 h 检查患者的耐受性，调整输注速度，速度可从慢到快。先以 50 mL/h 的速度开始，如果患者耐受良好，则可以 25 mL/h 的速度递增。

(4) 输注过程中要定期监测胃内残余量，如果残余量≤200 mL，可维持原速度，如果残余量≤100 mL 增加输注速度 20 mL/h，如果残余量≥200 mL，应暂时停止输注或降低输注速度。

(5) 肠内营养液的浓度与总量应逐渐增加。输注浓度从低到高，容量从少到多，初始浓度为8%～10%，维持浓度可提高到20%～25%，初始容量为500 mL/d，维持容量可提高到2 000～2 500 mL/d。3～5 d达到维持容量的患者，提示接受肠内营养。

(6) 营养液输注时应适当加温，一般保持37～38℃为宜，尤其在冬季，避免刺激胃肠道，引起腹泻。

(7) 输注营养液的管道应每24 h更换，接头处保持无菌状态。

(8) 保持喂养管通畅，定时冲洗管道。在每次喂养结束时用生理盐水冲洗管腔，以免管道堵塞。如经喂养管给药，则在给药前后均需用温水冲洗管道。每次冲洗的液体量至少要50 mL。如出现管道不通，应查找原因，并注入温水冲洗，确定阻塞者需及时更换喂养管。

(9) 做好患者的口腔护理，鼻腔置管的患者，由于鼻饲时缺乏食物对口腔内腺体的刺激，唾液分泌减少，口腔有异味或不适感。因此每天需进行口腔护理，定时漱口，以保持口腔清洁，防止口腔感染。

(10) 准确记录出入量，检查液体和电解质的平衡情况。注意皮肤的弹性、口渴、脉搏、血压等体征及症状。

（二）预防肠内营养并发症

1. 机械并发症　鼻咽食管损伤是长期经鼻咽食管进行肠内营养的并发症。喂养管质地过硬或管径过粗可导致鼻咽食管损伤。常见有鼻咽不适，鼻咽部黏膜糜烂和坏死，鼻部脓肿，急性鼻窦炎，声嘶，咽喉部溃疡和狭窄，食管炎，食管溃疡和狭窄，气管食管瘘，胃、空肠、颈部食管造口并发症等。预防措施主要是加强监护，熟练掌握操作技术，选择直径细、质地软的喂养管。

2. 胃肠道并发症　如恶心、呕吐、腹泻、便秘等。

(1) 管饲前翻身、拍背、吸痰、清理呼吸道，以减少喂养过程中因呼吸问题引起的恶心呕吐。发生呕吐时，应立即停止胃肠营养，监测残余量，并将患者的头偏向一侧，清理分泌物，同时监测呼吸、心率、氧饱和度变化。对肠内营养耐受不良(残余量>200 mL、呕吐)的患者，可使用促胃肠动力药物，在喂养管末端夹加温器，也有助于患者肠内营养的耐受。

(2) 腹泻时应记录大便性质、排便次数和量。注意肛周皮肤的清洁。输注营养液时注意输注速度，肠内营养液需新鲜配制和低温保存，一旦腹泻应降低营养液浓度，减慢输注速度，在饮食中加入抗痉挛或收敛药物以控制腹泻。

(3) 出现便秘时要记录24 h的出入量，适当补充温开水和粗纤维食物。

3. 代谢并发症　包括水、电解质、糖、维生素和蛋白质代谢的异常。常见的有高血糖、水过多、脱水、低血糖、低/高血钠、低/高血钾及脂肪酸缺乏。应每天记录出入量，定期监测全血细胞计数、凝血酶原时间、血糖、肌酐、钾、钠、钙、镁等指标。

4. 感染并发症

(1) 吸入性肺炎：误吸是肠内营养最严重和致命的并发症。临床表现为呼吸急促、心率加快，X线表现肺部有浸润影。如有大量的胃肠内营养液突然吸入气管，可在几秒钟内发生急性肺水肿。一旦发生误吸，应立即停用肠内营养，并将内容物吸净。即使小量误吸，也应鼓励患者咳嗽，咳出气管内液体。如有食物颗粒进入气管，应立即行气管镜检查并清除。应用抗生素治疗肺内感染，行静脉输液及肾上腺皮质激素消除肺水肿。加强护理，可将患者置于半卧位，床头抬高 30°～45°，防止食物反流。喂养前验证喂养管道位置正确，喂养过程中避免管道移位，监测胃残余量情况，如果残余量≥200 mL，应暂停输注或降低输注速度。

(2) 营养液污染：严格执行营养液输注过程中的清洁与消毒措施。

五、积极预防感染

(一) 预防肺部感染

保持病室内空气新鲜，严格控制探视人数，医护人员认真执行手卫生，防止交叉感染。如无禁忌证，将床头抬高 30°～45°。吸痰时严格无菌操作，呼吸机管路每周更换 1 次，如有污染，随时更换。将集水杯放置在管路的最低位，及时倾倒冷凝水，调节理想的气囊压力(25～30 cmH_2O)，持续声门下吸引，以降低呼吸机相关性肺炎的发病率。做好患者的口腔护理，预防呼吸机相关性肺炎的发生。

(二) 预防尿路感染

妥善固定尿管，采用密闭式引流装置，保持引流通畅及尿道口清洁，大便失禁的患者清洁以后予消毒。监测尿液 pH，pH>6.8 时每 2 周更换 1 次导尿管，pH<6.7 时每 4 周更换 1 次。定期检查尿常规，尽早拔除导尿管。

(三) 预防导管相关性血液感染

(1) 加强基础和各种管道护理。

(2) 护理过程严格无菌操作。留置中心静脉导管过程中采取最大化无菌屏障措施。穿刺处选用无菌的透明或半透明敷料覆盖插管部位，在导管置入 24 h 内首次更换敷贴，以后 3 天 1 次，密切观察切口、引流及穿刺等部位有无红肿。

(3) 密切观察体温、血象变化，尽早采集血、尿等标本，做细菌和药敏试验。

第二节　危重孕产妇监护护理要点

一、子痫监护与护理

子痫是指孕妇妊娠晚期或临产时或产后，眩晕头痛，突然晕厥，两目上视，手足抽搐，全身强直，少顷即醒，醒后复发，甚至昏迷不醒的疾病，又称妊娠痫症。子痫是由先兆子痫症状和体征加剧发展而来的。子痫可发生于妊娠期、分娩期或产后 24 h 内，被分别称为产前子痫、产时子痫和产后子痫，是产科四大死亡原因之一。子痫诊断一旦明确，立即就地进行急救处理。待抽搐控制后，转送监护病房进行进一步治疗。

(一) 先兆子痫观察

子痫前期重度的孕产妇会出现除高血压、水肿、蛋白尿症状以外的表现，如头痛、眼花、胃部不适、恶心、呕吐等症状。护理人员密切监测患者的生命体征，认真听取患者的主诉，发现有异常情况及时报告医师。在此时期如不认真对待和采取相应的处理会导致患者出现子痫。

（二）子痫观察

患者在先兆子痫的基础上出现抽搐发作，有时会伴有昏迷。典型的子痫发作时，患者会出现瞳孔散大且固定，牙关紧闭并瞬即头向一侧偏斜，而口角及面部肌肉颤动，数秒钟后会出现全身以及四肢肌肉强直，双臂伸直伴双手紧握。发生抽搐时患者面色青紫，氧饱和度低，甚至出现窒息。抽搐持续 1 min 左右会出现强度减弱，并全身肌肉出现松弛，随即患者发生深长吸气并发出鼾声而恢复正常呼吸。患者在抽搐发作前期和抽搐发作期间会出现神志丧失。昏迷的患者会出现呕吐物窒息或者误吸导致吸入性肺炎。护理人员要严密观察患者的症状变化，及时遵医嘱正确用药。

（三）子痫护理

(1) 尽量单人单间，避免光线和噪声刺激，严重者应遮光或用布覆盖患者双眼，或带黑色眼镜。用棉球塞住患者双耳，工作人员言语、动作要轻，以免刺激患者引发或加剧抽搐。

(2) 发现患者抽搐时，立即放入开口器或包以纱布的压舌板，防止咬伤唇舌。如有活动义齿，应予取出，以防误入气管。

(3) 保持呼吸道通畅，昏迷有舌后坠者，使其头偏向一侧，用舌钳将舌牵出口腔外并固定，有义齿者取出，及时清除口、鼻腔分泌物，有痰液阻塞者及时吸痰。

(4) 严密观察患者生命体征的变化，尤其是血压的变化，每 2～4 h 测血压、脉搏及呼吸 1 次，每 4 h 测体温 1 次。认真记录抽搐发作的时间、昏迷深度、尿量等。留置导尿管，定时做尿液检查。

(5) 用药观察护理：以硫酸镁为首选，一般用硫酸镁 5 g 加 5%葡萄糖 80 mL 静脉缓慢注射，另 5 g 加 1%普鲁卡因 2 mL 肌内注射，以后按 1～2 g/h 的速度静脉滴注，以尽快控制抽搐，使首日总量最多达到 30 g，以后按病情逐渐减量。应用硫酸镁时必须注意观察以下 4 点：① 膝反射是否存在；② 尿量是否不少于 25 mL/h；③ 呼吸是否不少于16 bpm；④ 胎动胎心是否正常。如果膝反射减弱或消失，尿量＜25 mL/h，呼吸＜16 bpm 或胎动减少、胎心减慢或消失，应立即停药。可用 10%葡萄糖酸钙 10～20 mL 静脉注射以解毒。

(6) 子痫发作时应有专人护理。床旁应有防护栏，必要时给予使用保护具，以防坠床跌伤。

(7) 患者抽搐昏迷时应禁食，持续昏迷者可给予肠内营养。

(8) 按医嘱给予解痉、镇静、降压、利尿等药物，并注意观察治疗反应和效果。

(9) 留置导尿，观察尿液变化。做好基础护理，防止各种并发症。

二、产后出血观察与护理

胎儿娩出后 24 h 内出血量达到或超过 500 mL 者，称为产后出血。产后出血为产妇死亡的重要原因之一，在我国占产妇死亡原因的首位。

（一）一般护理

对急性产后出血并发休克的产妇，一定要待休克好转后才可于床上慢慢移动，禁忌突然坐起引起体位性低血压。产妇应安置在安静、清洁、便于抢救的病房。

（二）病情观察

胎儿娩出后要注意观察胎盘剥离的征兆，及时娩出胎盘，如发现胎盘娩出后伴大量阴道出血，应及时按摩子宫，并立即配合医师进行抢救，并密切观察产妇血压、脉搏变化，并做好记录。

（三）心理护理

精神因素是引起子宫收缩乏力的原因之一，如精神过度紧张可造成产程延长、产妇衰竭；情绪波动太大也会导致产后出血。因此，需要加强患者的心理护理，缓解患者的紧张情绪。

三、做好患者的基础护理

每 2 h 翻身拍背 1 次，主动或被动活动双下肢，以预防褥疮和下肢静脉血栓形成。保持会阴部清洁、干燥。针对产后新生儿存活情况，做好产后乳房护理，在母婴分离期间，帮助产妇或教会家属排空乳房，保持充分泌乳或尽早给予回奶处理。加强患者营养支持，气管插管期间给予静脉营养或肠内营养，拔管或气管切开后鼓励患者经口进食。尊重患者权利，注意患者隐私的保护。

四、做好患者的心理护理

（一）高危孕产妇心理变化特点

孕产妇心理现象的产生是生理、心理与社会因素相互作用的结果。怀孕分娩过程对孕妇是一次极大的心理应激过程，此时她们的情感比较敏感、脆弱，极易受到家庭和社会的压力。孕产妇积极的心理反应不仅有利于自己身心健康，也有利于胎儿、新生儿的发育成长。但部分妇女易产生消极心理反应，使其心理活动失衡，导致心理障碍。有研究显示，孕产妇焦虑、抑郁发生率为 11%～25%。

高危孕产妇的心理反应比普通孕妇更为复杂、多变。怀孕使高危孕产妇喜悦和兴奋，但由于自身患有疾病或其他不利于妊娠分娩的因素，担心药物会影响胎儿发育，担心胎儿被感染，有自责和孤独感。多重情绪构织了高危孕产妇特殊的心理。加强高危孕产妇的心理护理，提高她们对自身疾病的认识，稳定情绪，保持良好的心态，对产妇、胎儿、新生儿均有积极的意义。

（二）心理护理措施

1. 建立良好的护患关系　良好的护患关系是心理护理取得成效的关键。当孕妇确诊为高危妊娠，情绪会突然变得压抑或躁动不安，感情会变得脆弱。医护人员要主动地与孕妇交谈，鼓励她们说出心里话，耐心倾听她们倾诉，了解她们的真实想法，满足她们的心理需要，使孕妇能充分信赖医护人员，以正确的态度对待现实的困境，并积极配合保健和治疗。同时医护人员也要理解和同情她们失去婴儿的悲伤。

2. *全面评估患者，采取针对性护理* 仔细了解患者的年龄、性格、职业、文化、病情等，评估孕妇的心理状态，提供孕妇诉说的环境，鼓励孕妇诉说心里的烦恼和担心，讨论分析产生心理问题的直接原因和间接原因，通过与孕妇交谈了解孕妇对高危妊娠的认识程度，发现孕妇忧虑和担心的问题，进而实施耐心细致的心理疏导。指导孕妇采取正确的应对方式，采取必要的方法减轻孕妇的焦虑和恐惧，以防精神紧张、恐惧、疲劳及不良刺激导致病情发展。

3. *充分发挥家人的作用* 患者心理的良好调节离不开家人的积极支持。家属积极参与到护理当中，可以达到事半功倍的效果。护理人员应耐心地向家属讲解治疗的重要性，强调家庭尤其是丈夫对于患者治疗及康复的意义，促进家属与患者的良性互动。子宫切除对育龄期妇女的生理、心理甚至整个家庭的影响是巨大的，需要加强与家属的沟通，可以适当延长探视时间，让家属多陪伴劝导患者，减轻患者的孤独感，帮助患者树立战胜疾病的信心。

4. *采取合适的交流方式* 对于气管插管或气管切开的患者，暂时失去语言能力，加之病情危重、担心胎儿或新生儿的健康，易出现烦躁、焦虑、恐惧等情绪。护士需要通过笔谈、手势等方式来与之交流，及时了解患者所需，并做出相应的回答，给患者以安全感。

参考文献

1. 王晓阳，卢靖荣，张凌云. 急危重症孕产妇抢救的护理 21 例. 中国实用护理杂志，2003，19(8)：30－31.
2. Loverro G，Pansini V，Greco P，et al. Indication and outcome for intensive care unit admission during puerrium. Arch Gynecol Obstet，2001，265(4)：195－198.
3. 马军，侯志敏. 危重产妇合并多脏器功能衰竭的监测与护理. 中国冶金工业医学杂志，2013，30(1)：99.
4. 赵萍，贾丹萍. 孕产妇危重症并发多器官功能衰竭的护理. 护士进修杂志，2010，25(8)：760－761.
5. 苏春蓉. 高危孕产妇心理健康及护理研究进展. 右江医学，2012，40(3)：424－426.
6. 郭琳. 心理干预模式在高危妊娠孕产妇护理中应用效果分析. 中国社区医师，2013，15(5)：310.
7. 叶文芸，杨春仙. 重度高危孕产妇 810 例分析及护理对策. 解放军护理杂志，2006，23(10)：55－56.
8. 张静，宋燕波. 24 例急危重症孕产妇的监测与护理. 护理实践与研究，2013，10(11)：61－62.
9. 王丽华，李庆印. ICU 专科护士资格认证培训教程. 第 2 版. 北京：人民军医出版社，2012：4.
10. 黄艺仪，张美芬，李欣. 现代急诊急救护理学. 北京：人民军医出版社，2008：6.

第十七章　产科专科护理实施

据记录，在 2009 年 10 月 1 日至 2010 年 9 月 30 日的 1 年内，上海市第六人民医院危重孕产妇抢救中心共救治危重孕产妇 96 例，绝大多数患者通过绿色通道直接进入抢救中心，故患者入院时，往往病史不清(详)、病情危重、发展趋势不明、临床表现复杂等，因此，及时、准确捕捉异常生命体征、潜在表现、客观的临床症状数据、病情发展趋势等，为医师及时、全面地了解患者的情况、判断病情、诊断、治疗和抢救提供客观资料、赢得宝贵抢救时间，显得尤为重要。

在急救诊治过程中，医师、护士不是分裂的两组人员，而是一个团体。医护人员应相互配合，齿状交错，无缝衔接。下文将从接诊急救流程和护理措施、产科人员急救能力培训、急救物品管理等几个方面阐述这几年我们积累的临床护理经验。

第一节　危重急救护理措施(流程)

一、入院(室)时

(1) 平卧、保暖。

(2) 吸氧。

(3) 生命体征监测：心电监护，收集 T、P、R、BP、氧饱和度、末梢血糖等(主动使用无创的仪器，尽早、尽可能收集较多的生命体征数据，为医师及时、全面地了解患者情况、判断病情、诊断、治疗和抢救提供资料)。

(4) 对症观察：意识、疼痛、出血点(处)等。

(5) 留置导尿：正确评估排出量。

(6) 精确记录出入量。

(7) 产前(孕妇)：听取、记录胎心，观察有无子宫收缩，阴道出血等产科情况。

(8) 消毒隔离：未明确诊断前，按“疑似感染性疾病”级别做好床边隔离。

(9) 了解有无过敏史，做好身份识别手圈。

(10) 完成各项护理评估。

二、按医嘱执行

(1) 收集各类标本：动静脉血、尿等，及时送检，同时抽取备血。

(2) 及时追索、询问检验结果，告知医师。

(3) 开放静脉通路，留置针选择18G，使用输血用输液器。

(4) 用药

1) 注意用药顺序、时间(补液要记录“使用”和“结束”时间)、频率、滴速，并及时、准确、精确记录。

2) 观察药物疗效，同时注意药物副反应观察。

3) 注意补液速度，根据补液速度、心率、尿量，初步评估体液总量(循环量)是“缺”还是“过多”状态。观察补液滴速与心率的关系。

(5) 手术准备：按手术范围备皮等，同时通知儿科接受早产儿护理准备。

(6) 到手术室接新生儿：与儿科医师同往，准备早产儿窒息抢救用品，注意新生儿保暖。

三、明确诊断或病情稳定期

(1) 特殊、不常见疾病，咨询或请专科护理会诊。

(2) 各类导管：妥善固定，保持引流通畅，观察并记录色、泽、量。

(3) 观察

1) 按医嘱定时测量生命体征并记录。

2) 症状观察

A. 血液系统：有无出血危险，注射部位的凝血时间，皮下和黏膜等出血观察，警惕颅内、消化道等出血症状。有无高凝状态和血栓形成，警惕肺、心、脑等重要脏器栓塞症状。

B. 神经系统：脑肿瘤、脑血管疾病者观察患者意识、神志、瞳孔大小、是否对称、对光反射，有无压迫症状，有无头痛、呕吐等。

C. 泌尿系统：观察患者尿的色、质、量，需要透析的患者有无低血压、低血钾、高血钙等。

D. 消化系统：急性胰腺炎、急性脂肪肝等患者观察出入量，出量的色、泽、量，各类导管的固定，保持其通畅。

E. 呼吸系统：呼吸的节律、方式，有无胸痛、有无伴心率异常等情况。

F. 复合伤：观察患者血压、血容量、疼痛、呼吸频率和方式、意识，重视患者的主述。

G. 长期卧床患者要注意下肢活动，促进下肢静脉血液回流，以避免血栓形成。

(4) 手术准备。

四、术后护理

以妇产科手术为主的术后护理如下。

(1) 剖宫产术后常规护理。

(2) 生命体征监护：至少 48～72 h。

(3) 合并非妇产科手术：咨询相关科室或请护理会诊，制定护理措施，明确并发症、合并症的观察要点。

五、宣教

(1) 患者和家属怎样配合医疗和护理。

(2) 随访、继续就医的必要性。

(3) 疾病康复知识。

患者和家属都必须在短时间内学习大量新知识和一些不熟悉的技能和方法。所以要考虑如何确保患者确实学到了宣教内容，她(们)对宣教内容理解了多少，能否履行布置的任务。

第二节　产科护理人员急救护理培训

一、理论

(1) 产科专科理论学习并考核，掌握产科常规护理理论，有助于对产科常规护理工作内在质量的提高。

(2) 产科常见并发症的学习：由产科医师、高年资护士讲课，提高对并发症症状的观察、异常生命体征的及时发现以及护理和执行医嘱的能力。

(3) 急救理论学习：急救基础理论、生命体征异常的常见关联疾病和观察、急救操作的流程和注意事项等。

(4) 急救仪器、设备的维护保养：请监护病区护士长、设备科技术人员进行讲课和指导。

二、操作

(1) 基础急救操作：心肺复苏(成人、新生儿)、新生儿插管、呼吸机(有创、无创)使用等。

(2) 练习和掌握：通过考核，到 CCU、ICU 病房轮转，牢固掌握操作技能。

三、配合

(1) 与医师一起讨论、制定护理急救流程，征询医师在急救过程中希望护士配合的要求。

(2) 主动、积极实施护理措施：如生命体征的观察、监护，除了测量心率、血压外，还可以在医师未到场或医嘱还未提出前，进行指末血糖的测定，心电监护，指末氧饱和度的监测，开放静脉通路，常规血、尿标本采集或准备，留置导尿等，使医师能尽早、尽可能全面地了解患者的情况，制定疾病诊治方向、方案，为急救争取时间和成功率。

四、综合应急能力培训

按急救流程和预案，以“情景模拟”、“角色预定式”进行模拟演练，并在演练时对预案的实际可行性、合理性进行改进。

第三节 预案和制度的制定与完善

一、预案

是在总指挥领导下的产房、产科护士长或当班最高年资助产士为护理总指挥，指挥当班各岗位护理人员各司其职、职责分明，以最短时间执行抢救医嘱，与医师相互协作，以提高抢救成功率。

1. 制定　由产科危重孕产妇抢救中心成员集体讨论制定，即由医师、护士、管理人员一起制定，以保证流程的完整、流畅、可行。

2. 改进、完善和补充　每年或在每次实施后，进行讨论和改进。

3. 演练　每年演练2次(2月份、8月份)，使每个护理人员都能得到实践，特别是覆盖到新进人员，做到无盲点。

二、制度

1. 制定　按照卫生部法律、条例和医院相关要求制定，制度简洁、明了、易记、可行并上墙。

2. 重视岗位职责的制定　由全体护理人员集体讨论、修改、制定，每班、每位在岗人员职责明确，责任分明，使患者得到及时的、准确的、全方位的护理和治疗，减少工作盲点，减少差错事故。

3. 急救物品管理

(1) 仪器设备：定点放置、定人保管、定时检查、定时送检保养(设备科)。

(2) 急救物品：定点放置、定人保管、定时清点、定期消毒。

(3) 按急救特点和需要，备置“急救盒”，如：子痫盒、新生儿插管盒等。

4. 药品管理

(1) 备药

1) 病区备药：少量、多品种常用和急救药。

2）借药单：协定急救借药单，列出药物名称、计量、数量、空格栏，大量使用时，填上日期、时间和签名，开启“借药绿色通道”，抢救后与药房核对、清点、结算。

（2）药剂科专管人员参与：定期上门检查，更换，保证药品在有效期内，并安全放置（温度、环境等）。

（3）专用急救盒内药品：急救盒放置必要的相应急救药，每天清点、登记，药剂科管理同上。

第四节　总　　结

一、护理急救技能是基础

护理人员在危重孕产妇的抢救中发挥重要作用。对异常生命体征的发现能力和及时汇报；对抢救措施实施的提前，为抢救赢得时间，对提高抢救成功率起关键作用。医嘱审核、药物使用、有效静脉通路开放、病情观察等护理配合，避免护理差错的出现，提高护理急救技能是保证危重孕产妇抢救成功的基础。随着医学科学的迅速发展，尤其在危重孕产妇抢救过程中，先进医疗设备的操作、多种药物使用中的观察、多项监测方法的掌握，对异常生命体征发现的敏感性，都是对产科护理人员的严峻考验。

二、“角色预定式”抢救配合预案模式

在危重孕产妇抢救现场常有多人参与，在职责不明确的情况下会严重影响抢救效率。我们在制定抢救配合预案时采用角色预定式预案模式，明确抢救过程中的角色和角色任务，各个参与抢救的护理岗位职责明确，定期进行演练，不断强化护理人员的角色意识，确保在实战中稳定发挥、忙而不乱。从医护人员对抢救流程的自我评价中可以看出，通过反复演练，护理人员对抢救能力的自信心有了显著提高，而自信心的增强对护理人员急救技术的稳定发挥起着重要作用。医师对护理抢救配合的满意度也大为提高。随着多学科交叉运用于危重孕产妇抢救，病情观察、仪器监护、药物使用、护理文件记录等变得复杂而繁琐，职责明确、分工细致是保障抢救过程中护理工作有条不紊开展的重要方面。而通过角色预定式抢救配合预案的反复演练，每个护理人员对自己在真实抢救中的职责了然于心，这对于危重孕产妇抢救的成功十分重要。

三、共同参与“产科医师开放式组织学习的知识管理模式”体系

由于非产科病因的危重孕产妇明显增多，妊娠与合并症相互影响，原发病症状及体征不典型，容易照成产科医师延误诊断、误诊及漏诊。而病情的复杂或加速恶化，又增加了护士观察病情、辨别异常的难度。多个相关科室会诊医师开具的医嘱多种多样，产科护士的相关知识较为薄弱，特别是内、外科合并症的特点及病情变化。因此我们采用无缝式衔

接，组织产科护理人员共同参与到“产科医师开放式组织学习的知识管理模式”体系中，适应医疗护理环境新变化。使我们的护理团队增加了相关知识，提高了合并症的病情监测、治疗方案、疗效观察以及健康教育等方面的综合知识与技能，从而提高了危重孕产妇的抢救成功率。

参考文献

1. 李华萍，黄亚绢，顾京红等. 危重孕产妇抢救管理临床模式研究. 中国妇幼保健，2011，26(27)：4170－4172.
2. 朱丽萍，何丽萍，秦敏等. 上海市危重孕产妇抢救网络建设及成效. 中国妇幼保健，2010，25：150－152.
3. 朱丽萍，贾万梁. 上海市产科质量探制情况分析与对策. 中国妇幼保健，2007，22(30)：4210－4212.
4. Hogan M C. Foreman K J. Naghavi M. et al. Maternal mortality for 181 countries，1980－2008：asystematic analysis of prgress. lancet，2010，375(9726)：1509－1523.
5. 何含兵，罗长坤，孙兆林等. 医院科技创新文化、组织学习与科技创新绩效的关系研究. 研究与发展管理，2010，22：112－118.
6. Raisch S，Birkinshaw J，Probst G，et al. Orgaizational ambidexterity：balancing exploration and exploration for sustained performance. Organi Sci，2009，20(4)：685－695.
7. Miller K D，Zhao M，Calantone R J. Adding interpersonal learning and tacit knowledge to march's exploration—exploritation model. Acad of Managt J，2006，49(4)709－722.
8. Wayne R. Cohen. Cherry and Merkatz's Complications of Pregnancy. 北京：科学出版社，2009.

第十八章　围产期危重症患者用药及其注意事项

妊娠相关疾病中高血压病、产后出血、脓毒血症是进入ICU的3个主要原因。

妊娠期妇女因其体内发生了一系列的生理变化，药物在体内的吸收、分布、代谢、排泄等过程与普通人群有所差异。同时，因部分药物可通过胎盘等屏障在母体与胎儿之间进行交换，不同时期胚胎发育情况也有所不同。了解药物在妊娠期妇女、胎盘、胎儿中的动力学过程及药物在胚胎不同发育时期对胎儿的影响，对于指导妊娠期妇女用药安全，具有重要意义。

美国FDA根据药物的妊娠危险度进行了分类（表18－1），建议尽量选用A、B类药物，尽量避免使用未分类的药物。

表18－1　FDA妊娠分类标准

分　类	标　　准
A级	孕妇体内研究，无危险
B级	动物实验无危险，但人体试验不充分，或动物有毒性但人体研究无危险
C级	动物研究显示毒性，人体研究不充分，但用药可能利多弊少
D级	有危害人体的证据，但可能还是益处多
X级	致人类畸形，危险大于益处

第一节　抗感染药物

妊娠期的药物应用需考虑药物对孕妇和胎儿两方面的影响。对胎儿有致畸或明显毒性作用的药物，如四环素类、喹诺酮类等，妊娠期应避免应用。对孕妇和胎儿均有毒性作用的药物，如氨基糖苷类、万古霉素、去甲万古霉素等，妊娠期也应避免应用。确有应用指征时，须在血药浓度监测下使用，以保证用药安全、有效。妊娠期感染应使用药物毒性低，对胎儿及孕妇均无明显影响，也无致畸作用的药物。妊娠期抗菌药物的最高分类为B级（表18－2），如青霉素、头孢菌素等β－内酰胺类等。

表18－2　B级危险度的抗感染药物

分　类	药　　物
抗菌药	青霉素类、青霉素类＋β－内酰胺酶抑制剂、头孢菌素类、氨曲南、美罗培南、厄他培南、多尼培南、克林霉素、达托霉素、磷霉素、红霉素、阿奇霉素、甲硝唑、呋喃妥因、奎奴普丁－达福普汀

续 表

分 类	药 物
抗真菌药	两性霉素B制剂、特比萘芬
抗寄生虫药	甲氟喹、硝唑尼特、吡喹酮
抗分枝杆菌药	利福布汀
抗病毒药	阿昔洛韦、阿扎那韦、达仑那韦、去羟肌苷、恩曲他滨、恩夫韦地、依曲韦林、伐昔洛韦、马拉维若、奈非那韦、利托那韦、沙奎那韦、替诺福韦、泛昔洛韦、替比夫定

产科手术前预防性抗菌药物的应用，为脐带结扎后使用头孢唑林或头孢呋辛。妇科手术前预防性抗菌药物的应用，为头孢唑林，或头孢呋辛，或头孢曲松，或头孢噻肟，涉及阴道加用甲硝唑，或用头孢西丁，或头孢美唑，如对青霉素类、头孢菌素类过敏，预防阳性菌可用克林霉素，必要时预防阴性菌可用氨曲南。

哺乳期感染者应用任何抗感染药物时，均宜暂停哺乳，停止哺乳时间可根据不同药物代谢的时间而定。

一、头孢哌酮/舒巴坦

【安全性】

B级。曾在大鼠中进行了生殖研究，所用剂量高达人体用量的10倍，未发现其生育能力受到损害，也未发现药物有任何致畸作用。舒巴坦和头孢哌酮均可通过胎盘屏障，但尚未在妊娠妇女中进行过足够的和有良好对照的试验。由于动物生殖研究的结果通常不能预测人体的情况，因此，只有在医师认为必要时孕妇才能使用本品。

哺乳期用药只有少量的舒巴坦和头孢哌酮能分泌到人体的母乳中。尽管只有少量的舒巴坦和头孢哌酮能够进入到母乳中，但哺乳期妇女仍应小心使用本品。

【适应证】

单独应用本品适用于治疗由敏感菌所引起的下列感染。

上、下呼吸道感染；上、下泌尿道感染；腹膜炎、胆囊炎、胆管炎和其他腹腔内感染；败血症；脑膜炎；皮肤和软组织感染；骨骼和关节感染；盆腔炎、子宫内膜炎、淋病和其他生殖道感染。

联合用药：由于本品具有广谱抗菌活性，因此单用本品就能够治疗大多数感染，但有时也需要本品与其他抗生素联合应用。当本品与氨基糖苷类抗生素合用时，在治疗过程中应监测患者的肾功能。

【用法用量】

成人用药只表18－3。

表18－3 头孢哌酮/舒巴坦成人每天推荐剂量

比 例	头孢哌酮/舒巴坦(g)	头孢哌酮(g)	舒巴坦(g)
2∶1	1.5～3.0	1.0～2.0	0.5～1.0

上述剂量分等量，每12 h给药一次。在治疗严重感染或难治性感染时，本品的每天

剂量可增加到 12 g(2∶1 头孢哌酮/舒巴坦，即头孢哌酮 8 g，舒巴坦 4 g)。舒巴坦每天推荐最大剂量为 4 g。

肝功能障碍患者的用药：参见【注意事项】部分。

肾功能障碍患者的用药：肾功能明显降低的患者(肌酐清除＜30 mL/min)舒巴坦清除减少，应调整头孢哌酮/舒巴坦的用药方案。肌酐清除率为 15～30 mL/min 的患者每天舒巴坦的最高剂量为 2 g，分等量，每 12 h 注射 1 次。肌酐清除率＜15 mL/min 的患者每天舒巴坦的最高剂量为1 g，分等量，每 12 h 注射 1 次。遇严重感染，必要时可单独增加头孢哌酮的用量。

在血液透析患者中，舒巴坦的药物动力学特性有明显改变。头孢哌酮在血液透析患者中的血清半衰期轻微缩短。因此应在血液透析结束后给药。

老年患者用药：在伴有肾功能不全和肝功能受损的老年人群中进行了头孢哌酮/舒巴坦的药物动力学参数的研究，与正常健康受试者相比，在这些患者中舒巴坦和头孢哌酮均显示出半衰期延长，药物清除减少和表观分布容积增加。舒巴坦的药物动力学参数与肾功能的损害程度高度相关，而头孢哌酮的药物动力学参数则与肝功能的损害程度关系密切。

【作用机制】

头孢哌酮/舒巴坦的抗菌成分为头孢哌酮为第三代头孢菌素，通过在细菌繁殖期抑制敏感细菌细胞壁黏肽的生物合成而达到杀菌作用。舒巴坦除对奈瑟菌科和不动杆菌外，对其他细菌不具有任何有效的抗菌活性。但用细菌进行的生化研究显示，舒巴坦对由β-内酰胺类抗生素耐药菌株产生的多数重要的β-内酰胺酶具有不可逆性的抑制作用。

通过对耐药菌全细胞的研究证实，舒巴坦可防止耐药菌对青霉素类和头孢菌素类抗生素的破坏，并且舒巴坦与青霉类和头孢菌素类抗生素具有明显的协同作用。由于舒巴坦可与某些青霉素结合蛋白相结合，因此敏感菌株通常对本复方制剂的敏感性较单用头孢哌酮时更强。本复方制剂对所有对头孢哌酮敏感的细菌均具有抗菌活性。

【注意事项】

1. 过敏反应　有报道，接受β-内酰胺类或头孢菌素类抗生素治疗的患者可发生严重的、偶可致死的过敏反应。这些过敏反应更易发生在对多种过敏原有过敏史的患者中。一旦发生过敏反应，应立即停药并给予适当的治疗。发生严重过敏反应的患者须立即给予肾上腺素紧急处理，必要时应吸氧、静脉给予激素，并采用包括气管内插管在内的畅通气道等治疗措施。

2. 肝功能障碍患者的用药　头孢哌酮主要经胆汁排泄。当患者有肝脏疾病和(或)胆道梗阻时，头孢哌酮的血清半衰期通常延长并且由尿中排出的药量会增加。即使患者有严重肝功能障碍时，头孢哌酮在胆汁中仍能达到治疗浓度并且其半衰期仅延长 2～4 倍。遇到严重胆道梗阻、严重肝脏疾病或同时合并肾功能障碍时，可能需要调整用药剂量。同时合并有肝功能障碍和肾功能损害的患者，应监测头孢哌酮的血清浓度，根据需要调整用药剂量。对这些患者如未密切监测本品的血清浓度，头孢哌酮的每天剂量不应超过 2 g。

3. 一般注意事项　与其他抗生素一样，少数患者使用头孢哌酮治疗后出现了维生素 K 缺乏，其机制很可能与合成维生素的肠道菌群受到抑制有关，包括营养不良、吸收不良

(如肺囊性纤维化患者)和长期静脉输注高营养制剂在内的患者存在上述危险。应监测上述这些患者以及接受抗凝血药治疗患者的凝血酶原时间,需要时应另外补充维生素 K。

与其他抗生素一样,长期使用头孢哌酮/舒巴坦可引起不敏感细菌过度生长。因此在治疗过程中应仔细观察患者的病情变化。与其他全身应用的抗生素一样,建议在疗程较长时应定期检查患者是否存在各系统器官的功能障碍,其中包括肾脏、肝脏和血液系统。这一点对新生儿,尤其是早产儿和其他婴儿特别重要。

4. 难辨梭菌相关性腹泻(CDAD) 几乎所有抗菌药物的应用都有难辨梭菌相关性腹泻(CDAD)的报告,其中包括头孢哌酮钠/舒巴坦钠,其严重程度可表现为轻度腹泻至致命性肠炎。抗菌药物治疗可引起结肠正常菌群的改变,导致难辨梭菌的过度生长。难辨梭菌产生的毒素 A 和毒素 B 与 CDAD 的发病有关。高产毒的难辨梭菌导致发病率和病死率升高,这些感染可能对抗菌药物治疗无效,有可能需要结肠切除。对于所有使用抗生素后出现腹泻的患者,必须考虑到 CDAD 的可能。由于曾经有给予抗菌药物治疗之后超过 2 个月发生 CDAD 的报道,因此需仔细询问病史。

二、哌拉西林/他唑巴坦

【妊娠分级】

B 级。哌拉西林和他唑巴坦可以通过人的胎盘。妊娠妇女只有在预期获益超过对妊娠妇女和胎儿的可能危险时才考虑使用。哌拉西林在人乳中低浓度分泌,人乳中的他唑巴坦浓度尚未进行研究。应慎用于哺乳期母亲,哺乳期妇女只有在预期获益超过哺乳期妇女及其婴儿可能受到的风险时才考虑使用。

【适应证】

适用于治疗下列由已检出或疑为敏感细菌所致的全身和(或)局部细菌感染:下呼吸道感染;泌尿道感染(混合感染或单一细菌感染);腹腔内感染;皮肤及软组织感染;细菌性败血症;妇科感染;与氨基苷类药物联合用于患中性粒细胞减少症的患者的细菌感染;骨与关节感染;多种细菌混合感染,包括怀疑感染部位(腹腔内、皮肤和软组织、上下呼吸道、妇科)存在需氧菌和厌氧菌的感染。

治疗由对哌拉西林敏感细菌以及对哌拉西林/他唑巴坦敏感的产 β-内酰胺酶细菌所致的混合感染没有必要增加使用另一种抗生素。

在治疗前应进行适当的细菌培养以及做药敏试验,以便确认引起感染的微生物,并且确定致病菌的敏感程度。严重感染时,可在药敏试验结果报出之前作经验性治疗。

哌拉西林/他唑巴坦与氨基糖苷类抗生素联合治疗铜绿假单胞菌某些菌株的感染有协同作用。特别是在患者宿主防御系统受损的情况下,联合用药的治疗是成功的。两种药物均应使用全治疗剂量。一旦细菌培养和药敏试验结果报出,应调整抗生素的治疗。

在治疗中性粒细胞减少症的患者时,应使用全剂量的哌拉西林/他唑巴坦以及某一种氨基糖苷类抗生素,对于钾储备低下的患者要警惕可能出现低钾血症,在这类患者应定期测定电解质水平。

【用法用量】

1. 剂量 必须缓慢静脉滴注给药(例如,给药时间 20～30 min)。

肾功能正常的成人和青少年的常用剂量为每 8 h 给予 4.5 g。每天的用药总剂量根据感染的严重程度和部位增减，剂量范围可每 6 h，8 h 或 12 h 1 次，从 1 次 2.25 g 至 4.5 g。当哌拉西林/他唑巴坦与另一种抗生素(如：氨基糖苷类药物)合用时，必须分别给药。β-内酰胺类在体外可导致氨基糖苷类药物的大量失活，与氨基糖苷联合用药时应分别配制、稀释，分别给药。

2. 肾功能不全　肾功能不全患者(肌酐清除率≤40 mL/min)或者血液透析患者，应当根据实际的肾功能损害程度调整本品静脉用药的剂量和间隔时间。合用氨基糖苷类治疗的医院获得性肺炎患者，应当根据生产商的建议调整氨基糖苷类的剂量(表 18-4)。

表 18-4　肾功能不全患者使用本品的每日推荐剂量：

内生肌酐清除率(mL/min)	推荐使用量
20～40	2.25 g/次，q6 h
<20	2.25 g/次，q8 h
<10	2.25 g/次，q12 h

血液透析的患者，除医院获得性肺炎外，其他所有适应证的最大剂量为 2.25 g q12 h。医院获得性肺炎的最大剂量为 2.25 g q8 h。因为血液透析可以清除给药剂量的 30%～40%，所以血液透析当天，每次透析操作以后，需要另外加用本品 0.75 g。连续非卧床腹膜透析(CAPD)患者不需要另外加用本品。

3. 疗程　本品的常规疗程为 7～10 d，但是治疗医院获得性肺炎的推荐疗程为 7～14 d。任何情况下，都应当根据感染的严重程度和患者的临床病情及细菌学进展情况，决定治疗的疗程。

【作用机制】

哌拉西林是一种广谱半合成青霉素，对于许多革兰阳性和革兰阴性的需氧菌及厌氧菌具有抗菌活性，它通过抑制细菌的隔膜和细胞壁的合成发挥杀菌作用。他唑巴坦又名三氮甲基青霉烷砜，它是多种 β-内酰胺酶的强效抑制剂。β-内酰胺酶包括质粒和染色体介导的一些酶，常可引起细菌对青霉素类以及包括第三代头孢菌素在内的头孢菌素类药物的耐药。由于他唑巴坦的存在，增强并扩展了哌拉西林的抗菌谱，使之对许多原先对哌拉西林以及其他 β-内酰胺抗生素耐药的产 β-内酰胺酶细菌有效。复方制剂就具备了广谱抗生素以及 β-内酰胺酶抑制剂的双重特征。

【注意事项】

1. 特别警告　在开始哌拉西林和他唑巴坦治疗之前，应该仔细询问既往对青霉素、头孢菌素和其他过敏原引起的过敏反应史。已有报道称，接受青霉素类治疗者可发生严重、偶可致死的过敏(过敏性/类过敏性反应[包括休克])反应。这些反应更可能发生于既往对多种过敏原过敏的患者。严重过敏反应需要中止抗生素治疗，并可能需要应用肾上腺素及采取其他紧急措施，例如，给予吸氧、静脉用皮质类固醇激素、气道处理(包括气管插管)等治疗。

几乎所有抗菌药物，都有发生伪膜性结肠炎的报告。任何抗生素诱导的伪膜性结肠炎可能表现为轻度至危及生命的严重、持续性腹泻。伪膜性结肠炎症状可在抗菌治疗期间或抗菌治疗之后出现。因此，使用抗菌药物后发生腹泻的患者应当注意考虑这一诊断。抗菌药物治疗改变了结肠的正常菌群，可能使梭菌属过度生长。研究表明艰难梭菌产生的一种毒素是引起"抗生素相关结肠炎"的主要原因之一。

伪膜性结肠炎被确诊后，应当开始采取治疗措施。轻度患者只需停用抗生素即可，中重度患者需要考虑保持体液和电解质平衡，补充蛋白质，选用口服甲硝唑、万古霉素等临床上对艰难梭菌结肠炎有效的抗菌药物治疗。

2. 注意事项　使用β-内酰胺类抗生素(包括哌拉西林)治疗的部分患者可有出血表现。这些反应常与凝血试验(如凝血时间、血小板聚集和凝血酶原时间)异常有关，并多见于肾功能衰竭患者。如果有出血的表现，应当停用抗生素治疗，并采取相应的治疗措施。

与其他抗生素制剂一样，使用本品可能会导致非敏感微生物过度生长，包括真菌。治疗期间应当对患者进行密切监测。应留意在治疗过程中出现耐药菌株引起二重感染的可能性。如果出现这种情况，应当采取相应的措施。

和其他青霉素类一样，如果给予高剂量的本品时，患者可能会出现惊厥形式的神经系统并发症，特别是有肾功能衰竭的患者。

本品每克哌拉西林总共包含 64 mg(2.79 mEq)的钠，可引起患者钠总摄入量的增加。当需要限制盐摄入量的患者使用本品治疗时应考虑到这一点。钾储备低者或合并应用可降低血钾水平的药物(用细胞毒药物或利尿剂治疗)的患者可发生低钾血症，因此，建议此类患者定期测定血电解质水平。

在缺乏确诊或高度可疑细菌感染的证据或缺乏预防用药的指征下，处方给予哌拉西林和他唑巴坦可能不会使患者受益却增加耐药菌发生的风险。

本品治疗过程中可出现白细胞减少和中性粒细胞减少，尤其是疗程延长者。因此应该定期检查造血功能。

3. 实验室检查　应当定期检查造血功能，特别是长期治疗(即≥21 d)的患者。

三、亚胺培南/西司他丁

【妊娠分级】

C级。在怀孕妇女使用本品方面，尚未有足够及良好对照的研究资料，只有考虑在对胎儿益处大于潜在危险的情况下，才能在妊娠期间给药。哺乳期妇女，在人乳中可测出亚胺培南，如确定有必要对哺乳期妇女使用本品时，患者需停止授乳。

【适应证】

1. 治疗　本品为广谱抗生素，适用于多种病原体所致和需氧/厌氧菌引起的混合感染，以及在病原菌未确定前的早期治疗。

本品适用于由敏感细菌所引起的下列感染：腹腔内感染；下呼吸道感染；妇科感染；败血症；泌尿生殖道感染；骨关节感染；皮肤软组织感染；心内膜炎。

本品适用于治疗由敏感的需氧菌/厌氧菌株所引起的混合感染。这些混合感染主要与粪便、阴道、皮肤及口腔的菌株污染有关。脆弱拟杆菌是这些混合感染中最常见的厌氧菌，它们通常对氨基糖苷类、头孢菌素类和青霉素类抗生素耐药，而对本品敏感。

已经证明本品对许多耐头孢菌素类的细菌，包括需氧和厌氧的革兰阳性及革兰阴性细菌所引起的感染仍具有强效的抗菌活性；这些细菌耐药的头孢菌素类抗生素包括头孢唑啉、头孢哌酮、头孢噻吩、头孢西丁、头孢噻肟、羟羧氧酰胺菌素、头孢孟多、头孢他啶和头孢曲松。同样，许多由耐氨基糖苷类抗生素（如庆大霉素阿米卡星、妥布霉素）和（或）青霉素类（氨苄西林、羧苄西林、青霉素、替卡西林、哌拉西林、阿洛西林、美洛西林）的细菌引起的感染，使用本品仍有效。

本品不适用于脑膜炎的治疗。

2. *预防*　对那些已经污染或具有潜在污染性外科手术的患者或术后感染一旦发生将会特别严重的操作，本品适用于预防这样的术后感染。

【用法用量】

本品的推荐剂量是以亚胺培南的使用量表示，也表示同等剂量的西司他丁。

本品的每天总剂量根据感染的类型和严重程度而定：并按照病原菌的敏感性，患者的肾功能和体重，考虑将 1 d 的总剂量等量分次给予患者。

对大多数感染的推荐治疗剂量为每天 1～2 g，分 3～4 次滴注。对中度感染也可用每次 1 g，每天 2 次的方案。对不敏感病原菌引起的感染，本品静脉滴注的剂量最多可以增至每天 4 g，或每天 50 mg/kg 体重，两者中择较低剂量使用。当每次本品静脉滴注的剂量低于或等于 500 mg 时，静脉滴注时间应不少于 20～30 min，如剂量大于 500 mg 时，静脉滴注时间应不少于 40～60 min。如患者在滴注时出现恶心症状可减慢滴注速度（表 18－5）。

表 18－5　肾功能正常和体重≥70 kg 的成年人静脉滴注的剂量安排

感 染 程 度	剂量（亚胺培南）	给药间隔时间	每天总剂量
轻度	250 mg	6 h	1.0 g
中度	500 mg	8 h	1.5 g
严重的敏感细菌感染	1 000 mg	12 h	2.0 g
由不太敏感的病原菌所引起的严重和（或）威胁生命的感染（主要为某些铜绿假单胞株）	500 mg	6 h	2.0 g
	1 000 mg	8 h	3.0 g
	1 000 mg	6 h	4.0 g

* 对体重＜70 kg 的患者，给药剂量须进一步按比例降低。

由于本品有高度的抗菌作用，推荐的每天最高总剂量不超过每天 50 mg/kg 体重或每天 4 g，并择较低剂量使用。然而，在治疗肾功能正常的囊性纤维化患者情况下，本品的剂量可用至每天 90 mg/kg 体重，分次给药，但每天不超过 4 g。

本品作为单一用药，已成功治疗了免疫力低下癌症患者的已确定或可疑的感染如脓毒症。

1. *治疗*　肾功能损害的成年患者的剂量安排。

（1）根据感染的特征，从表（18－5）中选定每日总剂量。

（2）根据表（18－5）的每日总剂量和患者肌酐清除率范围，再从表（18－6）中选择合适的剂量。（滴注时间可参阅上述的“治疗”肾功能正常的成年患者的剂量安排。）

表 18-6 肾功能损害和体重≥70 kg 成年患者静脉滴注的剂量降低安排

每天总剂量	肌酐清除率 mL/(min·1.73 m²)		
	41～70	21～40	6～20
1.0 g	250 mg q8 h	250 mg q12 h	250 mg q12 h
1.5 g	250 mg q6 h	250 mg q8 h	250 mg q12 h
2.0 g	500 mg q8 h	250 mg q6 h	250 mg q12 h
3.0 g	500 mg q6 h	500 mg q8 h	500 mg q12 h
4.0 g	750 mg q8 h	500 mg q6 h	500 mg q12 h

* 对体重<70 kg 的患者,给药剂量须进一步按比例降低。

当患者的肌酐清除率为 6～20 mL/(min·1.73 m²)时,使用 500 mg 剂量,引起癫痫的危险性可能增加。

若患者的肌酐清除率≤5 mL/(min·1.73 m²)时,除非患者在 48 h 内进行血液透析,否则不应给予本品静脉滴注。

血液透析:

对治疗肌酐清除率≤5 mL/(min·1.73 m²)且正在进行血液透析的患者,可使用对肌酐清除率为 6～20 mL/(min·1.73 m²)患者的推荐剂量。亚胺培南和西司他丁在血液透析时从循环中清除。患者在血液透析后应予以本品静脉滴注,并于血液透析后以每 12 h 间隔使用 1 次。尤其是患有中枢神经系统疾病的透析患者,应注意监护;对进行血液透析的患者,只有在使用本品静脉滴注治疗的益处大于诱发癫痫发作的危险性时,才推荐使用。目前尚无足够资料推荐本品静脉滴注用于腹膜透析的患者。

2. 预防　为预防成人的手术后感染,可在诱导麻醉时给予本品静脉滴注 1 000 mg,3 h后再给予 1 000 mg。对预防高危性(如结肠直肠)外科手术的感染,可在诱导后 8 h 和 16 h 分别再给予 500 mg 静脉滴注。对肌酐清除率≤70 mL/(min·1.73 m²)的患者的推荐预防剂量尚无足够的资料。

【作用机制】

本药含亚胺培南和西司他丁钠的两种等量成分。亚胺培南属碳青霉烯类β-内酰胺类抗生素,通过与多种青霉素结合蛋白结合,抑制细菌细胞壁的合成,导致细胞溶解死亡,从而起到抗菌作用。亚胺培南对β-内酰胺酶高度稳定,对某些细菌具有抗生素后效应,但是,亚胺培南在体内可被肾脏脱氢酶Ⅰ代谢失活,单独应用时,可受肾肽酶的影响而分解,药效降低。西司他丁是肾脏脱氢酶Ⅰ抑制剂,本身不具抗菌作用,对β-内酰胺酶也无抑制作用,但西司他丁可阻断脱氢肽酶Ⅰ对抗生素的水解,阻断亚胺培南在体内的代谢,保护亚胺培南在肾脏中不被破坏,从而增加尿液中亚胺培南浓度。西司他丁还可阻抑亚胺培南进入肾小管上皮组织,减少亚胺培南的排泄并减轻药物的肾毒性。

【注意事项】

(1) 一些临床和实验室资料表明,本品与其他β-内酰胺类抗生素、青霉素类和头孢菌素类抗生素有部分交叉过敏反应。已报道,大多数β-内酰胺抗生素可引起严重的反应(包括过敏性反应)。因此,在使用本品前,应详细询问患者过去有无对β-内酰胺抗生素的过敏史,若在使用本品时出现过敏反应,应立即停药并作相应处理。

(2) 有文献报道,合并碳青霉烯类用药,包括亚胺培南,患者接受丙戊酸或双丙戊酸钠会导致丙戊酸浓度降低。因为药物相互作用，丙戊酸浓度会低于治疗范围，因此癫痫发作的风险增加。增加丙戊酸或双丙戊酸钠的剂量并不足以克服该类相互作用。一般不推荐亚胺培南与丙戊酸/双丙戊酸钠同时给药。当患者癫痫发作经丙戊酸或双丙戊酸钠良好控制后，应考虑非碳青霉烯类的其他抗生素用于治疗感染。如果必需使用本品，应考虑补充抗惊厥治疗。

(3) 事实上，已有报告几乎所有抗生素都可引起伪膜性结肠炎，其严重程度由轻度至危及生命不等。因此，对曾患过胃肠道疾病尤其是结肠炎的患者，均需小心使用抗生素。对在使用抗生素过程中出现腹泻的患者，应考虑诊断伪膜性结肠炎的可能。有研究显示，梭状芽孢杆菌所产生的毒素是在使用抗生素期间引起结肠炎的主要原因但也应予以考虑其他原因。

(4) 中枢神经系统：本品与其他β-内酰胺类抗生素一样，可产生中枢神经系统的副反应，如肌肉阵挛、精神错乱或癫痫发作，尤其当使用剂量超过了根据体重和肾功能状态所推荐的剂量时。但这些副反应大多发生于已有中枢神经系统疾患的患者(如脑损害或有癫痫病史)和(或)肾功能损害者。因为这些患者会发生药物蓄积，需严格按照推荐剂量安排使用。已有癫痫发作的患者，应继续使用抗惊厥药来治疗。

(5) 如发生病灶性震颤，肌阵挛或癫痫时，应作神经病学检查评价，如原来未进行抗惊厥治疗，应给予治疗。如中枢神经系统症状持续存在，应减少本品的剂量或停药。

(6) 肌酐清除率≤5 mL/(min・1.73 m^2)的患者不应使用本品，除非在48 h内进行血液透析。血液透析患者亦仅在使用本品的益处大于癫痫发作的危险性时才可考虑。

四、美罗培南

【妊娠分级】

B级。尚未确立本药在妊娠期给药的安全性，当判断利大于弊时，才可用于妊娠期或有可能妊娠的妇女。给药期间应避免哺乳。(在动物试验中，发现本药在母乳中有分布。)

【适应证】

由单一或多种敏感细菌引起的下列感染：肺炎及院内获得性肺炎；尿路感染；腹腔内感染；妇科感染(例如子宫内膜炎)；皮肤及软组织感染；脑膜炎；败血症。

对于被推断患有感染的伴中性粒细胞减低的发热患者(成人)，可用美罗培南作为单方经验性治疗或联合应用抗病毒或抗真菌药物治疗。

已经证实，单独或联合应用其他抗微生物制剂治疗多重感染有效。

【用法用量】

治疗的剂量和疗程需根据感染的类型和严重程度及患者的情况决定。

推荐每天剂量：

治疗肺炎、尿路感染、妇科感染例如子宫内膜炎、皮肤及附属器感染：0.5 g q8 h；

治疗院内获得性肺炎、腹膜炎、推定有感染的中性粒细胞减低患者及败血症：1 g q8 h；

治疗脑膜炎：2 g q8 h。

对伴有肾功能障碍的成人患者的剂量安排：对于肌酐清除率小于50 mL/min的严重肾功能障碍的患者，应采取减少给药剂量或延长给药间隔等措施，随时观察患者的情况。

对伴肝功能不全的成人患者的剂量安排：对肝功能不全的患者无须调整剂量。

老年患者的剂量安排：对于肾功能正常或肌酐清除率≥50 mL/min的老年患者无须调整剂量。

给药方法：以100 mL以上的液体溶解0.25 g～0.5 g美罗培南，配制成静脉点滴注射液，可以经15～30 min静脉点滴给药。

可以和本药配伍的液体：0.9%氯化钠注射液、5%或10%葡萄糖注射液、5%葡萄塘加0.02%碳酸氢钠注射液、5%葡萄糖生理盐水注射液、5%葡萄糖加0.225%氯化钠注射液、5%葡萄糖加0.15%氯化钾注射液、2.5%或10%甘露醇注射液。

注意：

(1) 配制好静脉点滴注射液后应立即使用。使用前，先将溶液振荡摇匀。如有特殊情况需放置，用生理盐水溶解时，室温下应于6 h以内使用，5℃保存时应于24 h以内使用。（本药溶液不可冷冻。）

(2) 本药溶解时，溶液呈无色或微黄色透明状液体，颜色的浓淡不影响本药的效果。

【作用机制】

对青霉素结合蛋白(PBPs)有很强的亲和性，阻碍细菌细胞壁(细胞壁肽聚糖的架桥形成)的合成。

【注意事项】

(1) 一些临床和实验室证明，美罗培南与其他碳青霉烯类和β-内酰胺类抗生素、青霉素和头孢菌素有局部交叉过敏反应。已有报告，大多数β-内酰胺类抗生素可引起严重的反应(包括过敏性反应)。因此，在使用本药前，应详细询问患者过去对β-内酰胺类抗生素的过敏史。若对本药有过敏反应，应立即停药并作相应处理。

(2) 严重肾功能障碍的患者，参考“用法用量”。

(3) 严重肝功能障碍的患者，有可能加重肝功能障碍。

(4) 老年人，参考“老年患者用药”。

(5) 进食不良的患者或非经口营养的患者、全身状况不良的患者，有可能引起维生素K缺乏症状。

(6) 有癫痫史或中枢神经系统功能障碍的患者，发生痉挛、意识障碍等中枢神经系统症状的可能性增加。

(7) 给药后第3～5 d应特别注意观察皮疹等不良反应。出现不良反应时，应采取改用其他药物等适当措施。连续给药时，也应随时观察不良反应。

(8) 使用本药前未能确定细菌敏感性时，应在给药开始后第3天确定其对本药是否敏感，然后判断使用本药是否适当。当细菌对本药不敏感时，应立即改用其他药物。

(9) 根据患者情况，在不得已的情况下未确定病原菌便开始使用本药时，若数日内病情未见好转，应采取改用其他药物等适当措施。连续给药时，也应随时观察症状好转情况，不得随意长期给药。

(10) 根据患者情况需连续给药7 d以上时，应明确长期给药的理由，并密切观察是否有皮疹及肝功能异常等不良反应，使用本药不得随意连续给药。

(11) 因有时会出现 AST(GOT)、ALT(GPT)升高，连续给药 1 周以上时，应进行肝功能检查。对有肝脏疾病的患者，应注意监测转氨酶和胆红素水平。

(12) 对实验室检查值的影响：除用试纸检查外，对用班氏试剂、斐林溶液、尿糖试药丸做的尿糖检查，有时出现假阳性，直接库姆斯试验有时呈阳性，有时尿胆素原检查呈假阳性，应注意。

五、万古霉素

【妊娠分级】

C 级。孕妇和怀疑妊娠的妇女，妊娠给药相关的安全性尚未明确。哺乳母亲应避免给药，若必须给药则应停止哺乳(本药可排于母乳中)。

【适应证】

本品适用于耐甲氧西林金黄色葡萄球菌及其他细菌所致的感染：败血症；感染性心内膜炎；骨髓炎；关节炎；灼伤；手术创伤等浅表性继发感染；肺炎；肺脓肿；脓胸；腹膜炎；脑膜炎。

【用法用量】

通常用盐酸万古霉素每天 2 g(效价)，可分为 500 mg q6 h 或 1 g q12 h，每次静滴在 60 min以上，可根据年龄、体重、症状适量增减。老年人 500 mg q12 h 或 1 g q24 h，每次静滴在 60 min 以上。

配制方法为在含有本品 0.5 g 的小瓶中加入 10 mL 注射用水溶解，在以至少 100 mL 的生理盐水或 5%葡萄糖注射液稀释，静滴时间在 60 min 以上。

【作用机制】

万古霉素能够抑制细菌细胞壁的合成，具有杀菌作用，另外还可以改变细菌细胞膜的通透性，阻碍细菌 RNA 的合成。

【注意事项】

1. 基本注意事项

(1) 本品对耐甲氧西林金黄色葡萄球菌所致感染明确有效，但对葡萄球菌肠炎非口服用药，其有效性尚未明确。

(2) 用药期间希望能监测血药浓度。

2. 有关用法和用量

(1) 快速推注或短时内静滴本药可使组胺释放出现红人综合征(面部、颈躯干红斑性充血、瘙痒等)、低血压等副反应，所以每次静滴应在 60 min 以上。

(2) 肾功能损害及老年患者应调节用药量和用药间隔，监测血中药物浓度慎重给药。

(3) 为防止使用本药后产生耐药菌，原则上应明确细菌的敏感性。

3. 配药 目前已明确本品与下列注射剂混合使用引起药物变化，所以不能混注。与氨茶碱、5-氟尿嘧啶混合后可引起外观改变，时间延长药物效价可显著降低。

4. 给药

(1) 因可引起血栓性静脉炎，所以应十分注意药液的浓度和静滴的速度，再次静滴时应更换静滴部位。

(2) 药液渗漏于血管外可引起坏死，所以在给药时应慎重，不要渗漏于血管外。

5. 给药途径　肌肉内注射可伴有疼痛，所以不能肌注。

6. 其他注意事项　国外有快速静滴本药引起心跳停止的报道。

六、利奈唑胺

【妊娠分级】

C级。利奈唑胺及其代谢产物可分泌至哺乳期大鼠的乳汁中。乳汁中的药物浓度与母体的血浆药物浓度相似。利奈唑胺是否分泌至人类的乳汁中尚不明确。由于许多药物者都能随人类的乳汁分泌，因此利奈唑胺应慎用于哺乳期妇女。尚未在妊娠妇女中进行充分的、严格对照的临床研究。只有潜在的益处超过对胎儿的潜在风险时，才建议妊娠妇女应用。

【适应证】

本品用于治疗由特定微生物敏感株引起的下列感染。

万古霉素耐药的屎肠球菌引起的感染，包括伴发的菌血症。

院内获得性肺炎：由金黄色葡萄球菌（甲氧西林敏感或耐药的菌株）或肺炎链球菌（包括多药耐药的菌株，MDRSP＊）引起的院内获得性肺炎。

复杂性皮肤和皮肤软组织感染，包括未并发骨髓炎的糖尿病足部感染，由金黄色葡萄球菌（甲氧西林敏感或耐药的菌株）、化脓性链球菌或无乳链球菌引起的复杂性皮肤和皮肤软组织感染。尚无利奈唑胺用于治疗褥疮的研究。

非复杂性皮肤和皮肤软组织感染，由金黄色葡萄球菌（仅为甲氧西林敏感的菌株）或化脓性链球菌引起的非复杂性皮肤和皮肤软组织感染。

社区获得性肺炎，由肺炎链球菌（包括对多药耐药的菌株，MDRSP*）引起的社区获得性肺炎，包括伴发的菌血症，或由金黄色葡萄球菌（仅为甲氧西林敏感的菌株）引起的社区获得性肺炎。

为减少细菌耐药的发生，保持利奈唑胺及其他抗菌药物的疗效，利奈唑胺应仅用于治疗或预防确诊或高度怀疑敏感菌所致感染。如可获得细菌培养和药物敏感性结果，应当考虑据此选择或调整抗菌治疗。如缺乏这些数据，当地的流行病学资料和药物敏感性状况可能有助于经验性治疗的选择。

利奈唑胺不适用于治疗革兰阴性菌感染。如确诊或疑诊合并革兰阴性菌感染，立即开始针对性的抗革兰阴性菌治疗十分重要。*

【用法用量】

本品治疗感染的推荐剂量见表18－7。

＊ 对多药耐药的肺炎链球菌(MDRSP)是指对于如下两种或更多种抗生素耐药的菌株。抗生素包括：青霉素、二代头孢菌素、大环内酯类药物、四环素和磺胺甲基异恶唑/甲氧苄氨嘧啶。

表 18-7　利奈唑胺推荐剂量成人和青少年(12 岁及以上)

感　染*	剂量和给药途径	建议疗程(d)
复杂性皮肤和皮肤软组织感染 社区获得性肺炎、包括伴发的菌血症 院内获得性肺炎	q12 h,600 mg 静注或口服	10～14
万古霉素耐药的屎肠球菌感染,包括伴发的菌血症	q12 h,600 mg 静注或口服	14～28
非复杂性皮肤和皮肤软组织感染	成人,q12 h 口服 400 mg 青少年,q12 h 口服 600 mg	10～14

* 指由特定病原体引起的感染,口服剂量指利奈唑胺片剂或利奈唑胺口服混悬剂。

MRSA 感染的成年患者应采用利奈唑胺 600 mg q12 h 进行治疗。在对照临床研究中,研究方案所设定的治疗所有感染的疗程均为 7～28 d。总的疗程由治疗医师根据感染部位和严重程度及患者对治疗的反应而制定。

当从静脉给药转换成口服给药时无须调整剂量。对起始治疗时应用利奈唑胺注射液的患者,医师可根据临床状况,予以利奈唑胺片剂或口服混悬液继续治疗。

静脉给药：利奈唑胺静脉注射剂为单次使用的即用型输液袋。静脉给药时,应在使用前目测微粒物质。用力挤压输液袋以检查细微的渗漏。鉴于无菌状况可能受损害,若发现有渗漏应丢弃溶液。利奈唑胺静脉注射剂应在 30～120 min 内静脉输注完毕。不能将此静脉输液袋串联在其他静脉给药通路中。不可在此溶液中加入其他药物。如果利奈唑胺静脉注射需与其他药物合并应用,应根据每种药物的推荐剂量和给药途径分别应用。尤其应注意,利奈唑胺静脉注射剂与下列药物通过 Y 型接口联合给药时,可导致物理性质不配伍。这些药物包括：二性霉素 B、盐酸氯丙嗪、安定、喷他脒异硫代硫酸盐、红霉素乳糖酸酯、苯妥英钠和甲氯苄啶-磺胺甲基异噁唑。此外,利奈唑胺静脉注射液与头孢曲松钠合用可致二者的化学性质不配伍。如果同一静脉通路用于几个药物依次给药,在应用利奈唑胺静脉注射液前及使用后,应使用与利奈唑胺静脉注射剂和其他药物可配伍的溶液进行冲洗(见可配伍静脉注射液)。

可配伍的静脉注射液：5%葡萄糖注射液,0.9%氯化钠注射液,乳酸林格氏液。

在使用时方可拆除输液袋的外包装袋。在室温下贮藏,避免冷冻。利奈唑胺静脉注射液可呈黄色,且随着时间延长可加深,但对药物含量没有不良影响。

【作用机制】

利奈唑胺通过与其他抗菌药物不同的作用机制抑制细菌的蛋白质合成,因此利奈唑胺与其他类别的抗菌药物间不太可能具有交叉耐药性。利奈唑胺与细菌 50S 亚基的 23S 核糖体 RNA 上的位点结合,从而阻止形成功能性 70S 始动复合物,后者为细菌转译过程中非常重要的组成部分。时间-杀菌曲线研究的结果表明利奈唑胺为肠球菌和葡萄球菌的抑菌剂。利奈唑胺为大多数链球菌菌株的杀菌剂。

【注意事项】

(1) 为减少耐药细菌的产生,并确保本品和其他抗菌药物的疗效,利奈唑胺应该仅用于治疗或预防已经证实或者高度怀疑由细菌引起的感染性疾病。

(2) 在应用利奈唑胺的患者中有出现骨髓抑制的报道(包括贫血、白细胞减少、全血细胞减少和血小板减少)。在已知转归的病例中,停用利奈唑胺后血象指标可以上升并回复到治疗前的水平。对应用利奈唑胺的患者应每周进行全血细胞计数的检查,尤其是那些用药超过 2 周,或用药前已有骨髓抑制,或合并应用能导致骨髓抑制的其他药物,或患慢性感染既往或目前合并接受其他抗生素治疗的患者。对发生骨髓抑制或骨髓抑制发生恶化的患者应考虑停用利奈唑胺治疗。

在成年和未成年的狗和大鼠中,曾观察到骨髓抑制、脾脏和肝脏的髓外血细胞生成减少、胸腺、淋巴结和脾脏的淋巴细胞减少的现象。

(3) 利奈唑胺未被批准且不应用于治疗导管相关血流感染或插管部位感染的患者。

(4) 利奈唑胺对革兰阴性病原体没有临床疗效,不适用于治疗革兰阴性菌感染。如确诊或疑诊合并革兰阴性菌病原体感染,立即开始针对性的抗革兰阴性菌治疗十分重要。

(5) 几乎所有抗菌药物(也包括斯沃)使用中都曾有难辨梭菌相关腹泻(CDAD)的报道,严重程度可从轻度腹泻到致命性结肠炎。抗菌药物治疗可改变肠道正常菌群,导致难辨梭菌的过度生长。难辨梭菌产生 A 毒素和 B 毒素,与 CDAD 的发生有关。难辨梭菌的高量产毒株可导致发病率和死亡率升高,这类感染用抗生素治疗困难,有可能需要结肠切除。使用抗生素治疗的患者如果出现腹泻则必须要考虑 CDAD 的可能。

据报道,有时 CDAD 甚至有可能在使用抗菌药物后 2 个月后才出现,故需要详细了解病史。如果疑诊或确诊 CDAD,可能需要停用对难辨梭菌没有直接活性的抗生素。根据临床指征,可适当补液、维持电解质平衡和补充蛋白质,给予针对难辨梭菌的抗生素治疗,并进行外科手术评估。

(6) 乳酸性酸中毒:应用利奈唑胺过程中,有乳酸性酸中毒的报道。在报道的病例中,患者反复出现恶心和呕吐。患者在接受利奈唑胺时,如发生反复恶心或呕吐、有原因不明的酸中毒或低碳酸血症,需要立即进行临床检查。

(7) 5-羟色胺综合征:利奈唑胺合用 5-羟色胺类药物,包括抗抑郁药,例如,选择性 5-羟色胺再摄取抑制剂(SSRl),患者中有关于 5-羟色胺综合征的自发性报告。

当临床上利奈唑胺需与 5-羟色胺类药物合用时,应密切观察患者是否出现 5-羟色胺综合征的症状和体征,如认知障碍、高热、反射亢进和共济失调。如果出现了上述体征或症状,医师应考虑停用其中 1 种药物或 2 种药物均停用。如果停用 5-羟色胺类药物,可出现停药症状。

(8) 周围神经病和视神经病变:在利奈唑胺治疗的患者中有周围神经病和视神经病变的报道,主要为治疗时间超过了 28 d 的最长推荐疗程的患者。在视神经病变进展至视力丧失的病例中,患者治疗时间超过了最长的推荐疗程。在利奈唑胺治疗小于 28 d 的患者中,有视力模糊的报道。

如患者出现视力损害的症状,例如,视敏度改变、色觉改变、视力模糊或视野缺损,应及时进行眼科检查。对于所有长期(≥3 个月)应用利奈唑胺的患者及报告有新的视觉症状的患者,不论其接受利奈唑胺治疗时间的长短,均应当进行视觉功能监测。如发生周围神经病和视神经病变,应进行用药利益与潜在风险的评价,以判断是否继续用药。

(9) 惊厥:在利奈唑胺治疗过程中有惊厥的报道。其中一些病例原有癫痫发作病史或有癫痫发作的危险因素。

(10) 抗生素的应用可能促使非敏感菌株的过度生长。在治疗中如出现二重感染，应采取适当的措施。

(11) 尚未对利奈唑胺用于未控制的高血压、嗜铬细胞瘤、类癌综合征和未经治疗的甲状腺功能亢进的患者进行研究。

(12) 在对照临床研究中，对于应用利奈唑胺制剂超过 28 d 的安全性和有效性尚未进行评价。

(13) 在没有确诊或高度怀疑细菌感染的证据或没有预防指征时，处方利奈唑胺可能不会给患者带来益处，且有增加耐药细菌产生的风险。

患者用药应告知如下信息：

(1) 利奈唑胺在餐后或餐前服用均可；

(2) 如果患者患有高血压病史，应告知医师；

(3) 当应用利奈唑胺时，应避免食用大量高酪胺的食物及饮料。每餐摄入的酪胺量应低于 100 mg。酪胺含量高的食物包括那些通过储存、发酵、盐渍和烟熏来矫味而引起蛋白质变性的食物，例如陈年乳酪(每盎司含 0～15 mg 酪胺)；发酵过或风干的肉类(每盎司含 0.1～8 mg 酪胺)；泡菜(每 8 盎司含 8 mg 酪胺)；酱油(每 1 茶匙含 5 mg 酪胺)；生啤(每 12 盎司含 4 mg 酪胺)；红酒(每 8 盎司含 0～6 mg 酪胺)。如果长时间贮存或不适当的冷藏，任何一种富含蛋白质的食物其酪胺含量均会增加。

(4) 如果患者正在服用含盐酸伪麻黄碱或盐酸苯丙醇胺的药物，如抗感冒药物和缓解充血的药物，应告知医师。

(5) 如果正在应用 5-羟色胺再摄取抑制剂或其他抗抑郁剂时，应告知医师。

(6) 苯酮尿：每 5 mL 规格为 100 mg/5 mL 的利奈唑胺口服混悬剂中含有 20 mg 苯丙氨酸。其他利奈唑胺制剂不含苯丙氨酸。如患此症，请与你的医师或药剂师联络。

(7) 如果患者有癫痫发作病史应当告知医师。

(8) 腹泻是抗生素导致的常见问题，通常随着抗生素停用而停止。有时在抗生素治疗开始后，患者可能发生水样便或血便(伴或不伴胃痉挛和发热)，甚至有可能在停用抗生素后 2 个月或超过 2 个月后发生。如发生上述情况，患者应尽快与医师联系。

(9) 应告知患者抗菌药物包括利奈唑胺应仅用于治疗细菌感染，而不应当用于治疗病毒感染(如感冒)。当利奈唑胺用于细菌感染时，应告知患者在治疗的早期，虽然患者通常会感觉好转，仍应当按照医嘱准确服药。用药的疏漏或没有完成整个治疗过程，可能会降低当时的治疗效果且增加细菌耐药的发生，以及将来可能不能应用利奈唑胺或其他抗菌药物治疗。

药物相互作用：

(1) 单胺氧化酶抑制作用：利奈唑胺为一可逆的、非选择性的单胺氧化酶抑制剂。所以，利奈唑胺与类肾上腺素能和 5-羟色胺类药物有潜在的相互作用。

(2) 肾上腺素能类药物：有些患者接受利奈唑胺可能使非直接作用的拟交感神经药物、血管加压药或多巴胺类药物的加压作用可逆性地增加。已对其与常用的药物如苯丙醇胺和伪麻黄碱的作用进行了研究。肾上腺素能类药物，如多巴胺或肾上腺素的起始剂量应减小，并逐步调整至可起理想药效的水平。

（3）5-羟色胺类物：在Ⅰ期、Ⅱ期和Ⅲ期的临床研究中，未见利奈唑胺与5-羟色胺类药物合用引起5-羟色胺综合征的报道。利奈唑胺合用5-羟色胺类药物，包括抗抑郁药，如：选择性5-羟色胺再摄取抑制剂（SSRl），有5-羟色胺综合征的自发性报告。接受利奈唑胺治疗的患者如同时服用5-羟色胺类药物应当按照一般注意事项中的要求进行严密监测。

（4）强CYP450诱导剂：在一项健康志愿者中的研究，利福平和口服利奈唑胺合用导致利奈唑胺的Cmax降低21%，AUC0－12降低32%。这一相互作用的临床意义不明。其他肝酶强诱导剂（如卡马西平、苯妥英、苯巴比妥），可能引起相似或稍轻的变化。

（5）没有关于本品可干扰实验室检查的报道。

第二节　降 压 药

对于围产期的患者，若收缩压≥160 mmHg和（或）舒张压≥110 mmHg时，应积极降压治疗，以预防子痫、心脑血管意外和胎盘早剥等严重母胎并发症。若该患者无并发脏器功能损伤，收缩压应控制在130～155 mmHg，舒张压应控制在80～105 mmHg；若该患者并发脏器功能损伤，则收缩压应控制在130～139 mmHg，舒张压应控制在80～89 mmHg，降压过程力求下降平稳，不可波动过大，且血压不可低于130/80 mmHg，以保证子宫胎盘血流灌注。

对于孕妇而言，目前没有任何一种降压药物是绝对安全的。多数降压药物在FDA的安全性评价中属于C类水平（即不能排除对母儿具有风险），因此为围产期高血压疾病患者选择降压药物时应权衡利弊。孕妇一般不使用利尿剂降压，以防血液浓缩、有效循环血量减少和高凝倾向，不推荐使用哌唑嗪和阿替洛尔，硫酸镁不可作为降压药使用，禁止使用血管紧张素转换酶抑制剂、血管紧张素Ⅱ受体拮抗剂。对于围产期的患者，常用的口服降压药物有拉贝洛尔、硝苯地平片，但对于危重患者，常需静脉给药，可选择的药物主要有以下几种：

一、拉贝洛尔

【安全性】

妊娠分级C级。本品可安全有效地用于妊娠高血压，不影响胎儿生长发育，乳汁中的浓度为母体血液的22%～45%，对授乳婴儿无副反应。

【适应证】

（1）适用于治疗各种类型高血压，尤其是高血压危象。也适用于伴有冠心病的高血压。

（2）适用于外科手术前控制血压。

（3）适用于嗜铬细胞瘤的降压治疗。

（4）适用于妊娠高血压。

【用法用量】

（1）静脉推注：首次25～50 mg加10%葡萄糖注射液20 mL，于5～10 min内缓慢推注，如降压效果不理想可于 15 min 后重复 1 次，直至产生理想的降压效果。总剂量不应超过 200 mg，一般推注后 5 min 内出现最大作用，约维持 6 h。

(2) 静脉滴注：本品 100 mg 加 5%葡萄糖注射液或 0.9%氯化钠注射液稀释至 250 mL，静脉滴注速度为 1～4 mg/min，直至取得较好效果，然后停止滴注，有效剂量为 50～200 mg，但对嗜铬细胞瘤患者可能需 300 mg 以上。

【作用机制】

本品为具有选择性 α1 和非选择性 β 受体拮抗作用，两种作用均有降压效应，静注时两种作用之比约为 1∶6.9。大剂量时具有膜稳定作用，内源性拟交感活性甚微。本品降压强度与剂量有关，不伴反射性心动过速和心动过缓，立位血压下降较卧位明显。

【药代动力学】

在血浆中与蛋白的结合率约 50%。大多数药物在肝中被代谢。半衰期($t_{1/2}$)为 6～8 h，其原形药物和代谢产物由尿排出。血液透析和腹膜透析均不易清除。

【注意事项】

(1) 有下列情况应慎用：过敏史、充血性心力衰竭、糖尿病、肺气肿或非过敏性支气管炎、肝功能不全、甲状腺功能低下、雷诺综合征或其他周围血管疾病、肾功能减退。

(2) 静脉用药应于卧位，滴注时切勿过速，以防降压过快。注射完毕应静卧 10～30 min。

(3) 本品对下列诊断可能产生干扰：本品尿中代谢产物可造成尿儿茶酚胺和 VMA 假性升高；本品可使尿中苯异丙胺试验呈假阳性。

(4) 本品用量必须强调个体化，不同个体、不同疾病用量不尽相同。

二、乌拉地尔

【安全性】

妊娠分级 C 级。对于孕妇，仅在绝对必要的情况下方可使用本品。目前尚无资料说明本品在妊娠期前 6 个月使用的安全性，妊娠期后 3 个月使用的资料亦很有限。哺乳期妇女禁用。

【适应证】

(1) 用于治疗高血压危象(如血压急剧升高)，重度和极重度高血压以及难治性高血压。

(2) 用于控制围手术期高血压。

【用法用量】

治疗高血压危象、重度和极重度高血压，以及难治性高血压的给药方法。

(1) 静脉注射：缓慢静注 10～50 mg 乌拉地尔，监测血压变化，降压效果通常在 5 min 内显示。若效果不够满意，可重复用药。

(2) 持续静脉点滴或使用输液泵：本品在静脉注射后，为了维持其降压效果，可持续静脉点滴，液体按下述方法配制：

通常将 250 mg 乌拉地尔加入到静脉输液中，如生理盐水、5%或 10%的葡萄糖。如使用输液泵，可将 20 mL 注射液(=100 mg 乌拉地尔)注入输液泵中，再将上述液体稀释到 50 mL。静脉输液的最大药物浓度为每毫升 4 mg 乌拉地尔。输入速度根据患者的血压酌情调整。初始输入速度可达 2 mg/min，维持给药速度为 9 mg/h。(若将 250 mg 乌拉地尔溶解在 500 mL 液体中，则 1 mg 乌拉地尔相当于 44 滴或 2.2 mL 输入液)。

(3) 围手术期高血压的给药方法：缓慢静注 25 mg 乌拉地尔，监测血压变化，若 2 min 后血压无变化可再静注 25 mg，观察 2 min 后血压无变化可再缓慢静脉内注射 50 mg。若 2 min 后血压下降则静脉点滴维持血压，在最初 1～2 min 内剂量可达 6 mg，然后减量。本品单次、重复静脉注射及长时间静脉输入均可，亦可在静脉注射后持续静脉输入以维持血压的稳定。静脉给药时患者应取卧位。

【作用机制】

盐酸乌拉地尔具有中枢和外周双重的作用机制。在外周，它可阻断突触后 α_1 受体、抑制儿茶酚胺的缩血管作用，从而降低外周血管阻力和心脏负荷；在中枢，通过兴奋 5-羟色胺-1A 受体，调节循环中枢的活性，防止因交感反射引起的血压升高及心率加快。

【药代动力学】

静脉注射乌拉地尔后，在体内分布呈二室模型，分布相半衰期约为 35 min。分布容积 0.8(0.6～1.2)L/kg。血浆清除半衰期 2.7(1.8～3.9)h，蛋白结合率 80%。50%～70% 的乌拉地尔通过肾脏排泄，其余由胆道排出。排泄物中约 10%为药物原形，其余为代谢物。主要代谢物为无抗高血压活性的药物羟化形式。

【注意事项】

(1) 本品不能与碱性液体混合，因其酸性性质可能引起溶液混浊或絮状物形成。

(2) 如果本品不是最先使用的降压药，那么在使用本品之前应间隔充分的时间，使先服用的其他降压药显示效应，必要时应适当减少本品的剂量。

(3) 主动脉峡部狭窄或动静脉分流的患者禁用(肾透析时的分流除外)。

(4) 使用本品疗程一般不超过 7 d。

(5) 使用本品后，患者可能出现下列不良反应：头痛、头晕、恶心、呕吐、出汗、烦躁、乏力、心悸、心律不齐、心动过速或过缓、上胸部压迫感或呼吸困难等症状，其原因多为血压降得太快所致，通常在数分钟内即可消失，一般无须中断治疗。

三、尼卡地平

【安全性】

妊娠分级 C 级。对孕妇和哺乳期妇女只有在判断认为有益性高于危险性时才可使用。最好避免对哺乳期妇女给药，不得已给药时要让其避免哺乳。动物实验表明，本药会分布到乳汁中。

【适应证】

(1) 手术时异常高血压的紧急处理。

(2) 高血压急症。

【用法用量】

用生理盐水或 5%葡萄糖注射液稀释，配成浓度为 0.01%～0.02%(1 mL 中含盐酸尼卡地平 0.1～0.2 mg)后使用。

(1) 手术时异常高血压的紧急处理：以 2～10 μg/(kg・min)的剂量给药，根据血压调节滴注速度，必要时可以 10～30 μg/(kg・min)的剂量静脉直接给药。

(2) 高血压急症：以 0.5～6 μg/(kg・min)的剂量给药，根据血压调节滴注速度。

【作用机制】

盐酸尼卡地平为钙拮抗剂，通过抑制钙离子内流而发挥血管扩张作用。盐酸尼卡地平对血管平滑肌的作用比对心肌的作用强 30 000 倍，其血管选择性明显高于其他钙拮抗剂。

【药代动力学】

在人体内主要通过 CYP3A4 代谢。在开始输注尼卡地平后的最初 2 h 可见与剂量有关的尼卡地平血浆浓度迅速增加。在最初几小时后，血浆浓度以缓慢的速度增加，并在 24～48 h 达稳态。速增加。在最初几小时后，血浆浓度以缓慢的速度增加，并在 24～48 h 达稳态。尼卡地平血浆蛋白结合率高(>95%)。

【注意事项】

(1) 高血压急症患者给予此药将血压降至目标血压后，尚需继续治疗且可口服时，应改为同名口服制剂。

(2) 对于高血压急症，停止给药后有时会出现血压再度升高的现象，所以在停止给药时要逐渐减量，停止给药后也要密切注意血压的变化。另外，改为口服给药后也要注意血压的反弹。

(3) 长期给予本品时，注射部位如果出现疼痛、发红等，应改变注射部位。

(4) 药品的作用会有个体差异，所以在给药时应密切注意血压和心率的变化。

(5) 肝、肾功能受损的患者和主动脉瓣狭窄的患者，需慎重给药。

(6) 本品对光不稳定，使用时应避免阳光直射。

四、硝苯地平

【安全性】

(1) 无详尽的临床研究资料。临床上有硝苯地平用于高血压的孕妇。

(2) 硝苯地平可分泌入乳汁，哺乳期妇女应停药或停止哺乳。

【适应证】

(1) 心绞痛：变异型心绞痛；不稳定型心绞痛；慢性稳定型心绞痛。

(2) 高血压(单独或与其他降压药合用)。

【用法用量】

5～10 mg 口服 tid～qid，24 h 总量不超过 60 mg。紧急时舌下含服 10 mg，起效快，但不推荐常规使用。

【作用机制】

硝苯地平为二氢吡啶类钙拮抗剂，可选择性抑制钙离子进入心肌细胞和平滑肌细胞的跨膜转运，并抑制钙离子从细胞内释放，而不改变血浆钙离子浓度，能舒张外周阻力血管，降低外周阻力，可使收缩血压和舒张血压降低，减轻心脏后负荷。

【药代动力学】

口服后吸收迅速、完全。口服后 10 min 即可测出其血药浓度，约 30 min 后达血药峰浓度，嚼碎服或舌下含服达峰时间提前。硝苯地平在 10～30 mg，生物利用度和半衰期无显著差别。吞服、嚼碎服或舌下含服硝苯地平片，相对生物利用度基本无差异。硝苯地平与血浆蛋白高度结合，约为 90%。口服 15 min 起效，1～2 h 作用达高峰，作用持续 4～8 h；舌下给药 2～3 min 起效，20 min 达高峰。$t_{1/2}$呈双相，$t_{1/2\alpha}$ 2.5～3 h，$t_{1/2\beta}$为 5 h。药物在肝脏内转换为无活性的代谢产物，约 80%经肾排泄，20%随粪便排出。肝肾功能不全的患者，硝苯地平代谢和排泄速率降低。

【注意事项】

(1) 常见服药后出现外周水肿(外周水肿与剂量相关，服用 60 mg/d 时的发生率为 4%，服用 120 mg/d 则为 12.5%)；头晕；头痛；恶心；乏力和面部潮红(10%)。一过性低血压(5%)，多不需要停药(一过性低血压与剂量相关，在剂量＜60 mg/d 时的发生率为 2%，而 120 mg/d 的发生率为 5%)。

(2) 妊娠中、晚期常用，除有头痛、面色潮红、心动过速外，无其他明显副反应发生。但长期使用该药有减少子宫血流，胎儿缺氧的可能，故应注意胎心率变化及胎儿生长情况。

五、尼莫地平

【安全性】

(1) 对于孕妇尚无足够的研究，拟在妊娠期应用本品时，必须依临床的严重程度仔细权衡利弊。

(2) 尼莫地平及其代谢物能进入人类乳汁中，浓度与母体中血浆浓度的水平相同。建议哺乳期妇女应用本品时避免喂哺婴儿。

【适应证】

预防和治疗动脉瘤性蛛网膜下腔出血后脑血管痉挛引起的缺血性神经损伤。

【用法用量】

20 mg～60 mg 口服 bid～tid；静脉滴注：20～40 mg 加入 5%葡萄糖溶液 250 mL，每天总量不超过 360 mg。

【作用机制】

二氢吡啶类钙离子通道阻滞剂。可选择性扩张脑血管。尼莫地平对大脑有抗血管收缩和抗缺血作用，尼莫地平体外能防止或消除各种血管活性物质(如 5 -羟色胺、前列腺素和组胺)及其降解产物引起的血管收缩，尼莫地平还有神经和精神药理学特性。

【药代动力学】

口服给药几乎全部吸收，服药 10～15 min 后在血浆中能检测到活性成分及首过效应代谢产物。尼莫地平与血浆蛋白结合率为 97%～99%，通过细胞色素 P450 - 3A4 系统代谢消除，主要通过双氢吡啶环脱氢和氧合代谢进行。血浆中的代谢产物的残留作用对治疗几乎无影响。消除动力学为线性，尼莫地平半衰期为 1.1～1.7 h，终末半衰期 5～10 h，对说明书中建议的给药间隔无参考意义。

【注意事项】

(1) 虽然未显示应用尼莫地平与颅内压升高有关，但推荐对于颅内压升高和脑水肿患者应进行密切的监测。

(2) 尼莫地平注射液中可能含有 23.7%(v/v)乙醇，与乙醇有配伍禁忌的药物亦同本品相互作用。

六、酚妥拉明

【安全性】

需权衡利弊再用。

【适应证】

(1) 用于诊断嗜铬细胞瘤及治疗其所致的高血压发作，包括手术切除时出现的高血压，也可根据血压对本品的反应用于协助诊断嗜铬细胞瘤；

(2) 治疗左心室衰竭；

(3) 治疗去甲肾上腺素静脉给药外溢，用于防止皮肤坏死。

【用法用量】

成人常用量：

(1) 用于酚妥拉明试验，静脉注射 5 mg，也可先注入 1 mg，若反应阴性，再给 5 mg，如此假阳性的结果可以减少，也减少血压剧降的危险性。

(2) 用于防止皮肤坏死，在每 1 000 mL 含去甲肾上腺素溶液中加入本品 10 mg 作静脉滴注，作为预防之用。已经发生去甲肾上腺素外溢，用本品 5～10 mg 加 10 mL 氯化钠注射液作局部浸润，此法在外溢后 12 h 内有效。

(3) 用于嗜铬细胞瘤手术，术时如血压升高，可静脉注射 2～5 mg 或滴注 0.5～1 mg/min，以防肿瘤手术时出现高血压危象。

(4) 用于心力衰竭时减轻心脏负荷，静脉滴注 0.17～0.4 mg/min。

【作用机制】

甲磺酸酚妥拉明是短效的非选择性 α-受体($α_1$、$α_2$)阻滞剂，能拮抗血液循环中肾上腺素和去甲肾上腺素的作用，使血管扩张而降低周围血管阻力；拮抗儿茶酚胺效应，用于诊治嗜铬细胞瘤，但对正常人或原发性高血压患者的血压影响甚少；能降低外周血管阻力，使心脏后负荷降低，左心室舒张末压和肺动脉压下降，心搏出量增加，可用于治疗心力衰竭。

【药代动力学】

肌内注射 20 min 血药浓度达峰值，持续 30～45 min，静脉注射 2 min 血药浓度达峰值，作用持续 15～30 min。静注的 $t_{1/2}$ 约 19 min。静脉注射后约有 1 次给药量的 13%以原形自尿排出。

【注意事项】

(1) 作酚妥拉明试验时，在给药前、静脉给药后至 3 min 内每 30 秒、以后 7 min 内每

1 min测1次血压，或在肌内注射后30～45 min内每5 min测1次血压。

(2) 对诊断的干扰，降压药、巴比妥类、鸦片类镇痛药、镇静药都可以造成酚妥拉明试验假阳性，故试验前24 h应停用；用降压药必须待血压回升至治前水平方可给药。

(3) 较常见的有直立性低血压，心动过速或心律失常，鼻塞、恶心、呕吐等；晕厥和乏力较少见；突然胸痛(心肌梗死)、神志模糊、头痛、共济失调、言语含糊等极少见。

七、硝酸甘油

【安全性】

妊娠分级C级。尚不知是否引起胎儿损害或者影响生育能力，故仅当确有必要时方可用于孕妇。亦不知是否从人乳汁中排泌，故孕妇静脉用药时应谨慎。

【适应证】

主要用于合并心力衰竭和急性冠脉综合征时高血压急症的降压治疗。

【用法用量】

该注射液用5%葡萄糖注射液或氯化钠注射液稀释后静脉滴注，开始剂量为5 μg/min，最好用输液泵恒速输入。用于降低血压或治疗心力衰竭，可每3～5 min增加5 μg/min，如在20 μg/min时无效可以10 μg/min递增，以后可20 μg/min。患者对本药的个体差异很大，静脉滴注无固定适合剂量，应根据个体的血压、心率和其他血流动力学参数来调整用量。

【作用机制】

硝酸甘油释放一氧化氮(NO)，激活鸟苷酸环化酶，使平滑肌和其他组织内的环鸟苷酸(cGMP)增多，导致肌球蛋白轻链去磷酸化，调节平滑肌收缩状态，引起血管扩张。

硝酸甘油扩张动静脉血管床，以扩张静脉为主，其作用强度呈剂量相关性。外周静脉扩张，使血液潴留在外周，回心血量减少，左室舒张末压(前负荷)降低。扩张动脉使外周阻力(后负荷)降低。动静脉扩张使心肌耗氧量减少，缓解心绞痛。对心外膜冠状动脉分支也有扩张作用。

【药代动力学】

静脉滴注即刻起作用。主要在肝脏代谢，迅速而近乎完全，中间产物为二硝酸盐和单硝酸盐，终产物为丙三醇。两种主要活性代谢产物1,2-二硝酸甘油和1,3-二硝酸甘油与母体药物相比，作用较弱，半衰期更长。代谢后经肾脏排出。

【注意事项】

(1) 应使用能有效缓解急性心绞痛的最小剂量，过量可能导致耐受现象。

(2) 小剂量可能发生严重低血压，尤其在直立位时。

(3) 应慎用于血容量不足或收缩压低的患者。

(4) 发生低血压时可合并心动过缓，加重心绞痛。

(5) 加重肥厚梗阻型心肌病引起的心绞痛。

(6) 易出现药物耐受性。

(7) 如果出现视力模糊或口干，应停药。

(8) 剂量过大可引起剧烈头痛。

(9) 静脉使用该药时须采用避光措施。

八、硝普钠

【安全性】

妊娠分级C级。硝普钠可增加胎儿氰化物中毒风险，除非其他药物疗效不佳时，否则不建议使用。

【适应证】

(1) 用于高血压急症，如高血压危象、高血压脑病、恶性高血压、嗜铬细胞瘤手术前后阵发性高血压等的紧急降压，也可用于外科麻醉期间进行控制性降压。

(2) 用于急性心力衰竭，包括急性肺水肿。亦用于急性心肌梗死或瓣膜(二尖瓣或主动脉瓣)关闭不全时的急性心力衰竭。

【用法用量】

用前将本品50 mg溶解于5 mL 5%葡萄糖溶液中，再稀释于250～1 000 mL 5%葡萄糖液中，在避光输液瓶中静脉滴注。成人常用量：静脉滴注，开始按体重0.5 μg/(kg・min)。根据治疗反应以0.5 μg/(kg・min)递增，逐渐调整剂量，常用剂量为按体重3 μg/(kg・min)，极量为按体重10 μg/(kg・min)。总量为按体重3.5 mg/kg。

【作用机制】

硝普钠为一种速效和短时作用的血管扩张药。通过血管内皮细胞产生NO，对动脉和静脉平滑肌均有直接扩张作用，但不影响子宫、十二指肠或心肌的收缩。血管扩张使周围血管阻力减低，因而有降压作用。血管扩张使心脏前、后负荷均减低，心排血量改善，故对心力衰竭有益。后负荷减低可减少瓣膜关闭不全时主动脉和左心室的阻抗而减轻反流。

【药代动力学】

静滴后立即达血药浓度峰值，其水平随剂量而定。硝普钠由红细胞代谢为氰化物，在肝脏内氰化物代谢为硫氰酸盐，代谢物无扩张血管活性；氰化物也可参与维生素 B_{12} 的代谢。本品给药后几乎立即起作用并达到作用高峰，静滴停止后维持1～10 min。本品经肾排泄。肾功能正常者半衰期为7 d(由硫氰酸盐测定)。肾功能不良或血钠过低时延长，经肾排泄。

【注意事项】

(1) 本品可通过胎盘，尚无人类致畸的研究报道，但在理论上药物代谢可能在胎儿肝脏积累，有氰化物形成，使胎儿中毒，颅内压增高；用量过大可使血压下降过快，影响胎盘灌注量，危及胎儿，一般不用，必要时产前应用不应超过4 h。

(2) 本品对光敏感，溶液稳定性较差，滴注溶液应新鲜配制并迅速将输液瓶用黑纸或铝箔包裹避光。新配溶液为淡棕色，如变为暗棕色、橙色或蓝色，应弃去。溶液的保存与应用不应超过24 h。溶液内不宜加入其他药品。

(3) 配置溶液只可静脉慢速点滴，切不可直接推注。最好使用微量输液泵，这样可以精确控制给药速度，从而减少不良反应发生率。

(4) 应用本品过程中，应经常测血压，最好在监护室内进行；肾功能不全而本品应用超过 48～72 h 者，每天须测定血浆中氰化物或硫氰酸盐，保持硫氰酸盐不超过 100 μg/mL；氰化物不超过 3 μmol/mL，急性心肌梗死患者使用本品时须测定肺动脉舒张压或嵌压。

(5) 药液有局部刺激性，谨防外渗，推荐自中心静脉给药。

(6) 如静滴已达 10 μg/(kg · min)，经 10 min 而降压仍不满意，应考虑停用本品，改用或加用其他降压药。

(7) 用本品过程中，偶可出现明显耐药性，此应视为氰化物中毒的先兆征象，此时减慢滴速，即可消失。

除了以上降压药外，围产期高血压患者还可使用甲基多巴，该药进入中枢神经系统后，转变为 α-甲基去甲肾上腺素，兴奋血管运动中枢的 α 肾上腺能受体，抑制外周的交感神经，导致周围血管阻力下降，使血压下降。不影响肾血流量和肾小球滤过率，无水钠潴留。口服吸收个体差异较大(24%～74%)，生物利用度为 20±10%，2～4 h 起效，6～8 h 作用达高峰，可持续 24 h。蛋白结合率 1%～16%，2/3 由肾排出，24 h 排出口服量的 50%。$t_{1/2}$为 7～16 h。甲基多巴适用于中、重度妊娠高血压综合征。常用剂量为：口服 250～500 mg tid。偶可发生一过性中枢神经、心血管等系统紊乱。甲基多巴能透过胎盘屏障，很少通过乳汁分泌，目前尚未发现胎儿毒性、致畸性或新生儿副反应的报道，因此孕期可应用。2000 年美国国家高血压教育计划有关妊娠期高血压的报告中推荐首选 α 肾上腺能激动剂甲基多巴，其证据来自一项随访时间长达 7.5 年的大规模对照研究。但是由于此药在我国内市场很少供应，因此我国实际应用甚少。

第三节　保 肝 药 物

保肝药物是指具有改善肝脏功能、促进肝细胞再生、增强肝脏解毒功能等作用的药物。引起肝细胞损伤的病因有很多，因此，在保肝治疗中，首先应去除病因，然后再进行保肝药物治疗，方能奏效。

一、还原型谷胱甘肽

【妊娠分级】

妊娠分级 B 级。尽管试验研究没有证据表明谷胱甘肽对胚胎有毒性作用，但孕妇只有在必要情况和医疗监护下才能使用此药。

【适应证】

用于酒精及某些药物，如化疗药、抗肿瘤药、抗结核药、精神抑郁药、抗抑郁药、扑热息痛导致的中毒的辅助治疗。用于酒精、病毒、药物及其他化学物质导致的肝损伤的辅助治疗。用于电离射线所致治疗性损伤的辅助治疗。用于各种低氧血症的辅助治疗。

【用法用量】

可用于化疗(顺铂、环磷酰胺、阿奇霉素、柔红霉素、博来霉素)的辅助用药,可以减轻化疗造成的损伤而不影响疗效,从而增加化疗的剂量。首次给药剂量 1 500 mg/m^2 溶 100 mL生理盐水或 5%GS,15 min 内静脉输注,在第 2~5 天,肌注,600 mg qd。

环磷酰胺治疗后,应立即静脉 15 min 输注以减轻化疗对泌尿系统的影响。对于顺铂治疗,还原型谷胱甘肽剂量不超过 35 mg/mg 顺铂,以免影响化疗。或遵医嘱。可用于酒精、病毒、药物及其他化学物质导致的肝损伤的辅助治疗。对于病毒性肝炎,1 200 mg, qd. iv,30 d;重症肝炎,1 200~2 400 mg,qd. iv,30 d;活动性肝硬化 1 200 mg,qd. iv,30 d;脂肪肝,1 800 mg,qd. iv,30 d;酒精性肝炎,1 800 mg,qd. iv,14~30 d;药物性肝炎,1 200~1 800 mg,qd. iv,14~30 d。用于放疗辅助用药,照射后给药,剂量 1 500 mg/m^2,或遵医嘱。对于低氧血症的治疗,剂量 1 500 mg/m^2 溶于 100 mL 生理盐水,静脉给药,以后每天 300~600 mg 肌注维持。

肌注时必须完全溶于溶解液,溶解液需清澈无色。静脉注射给药,药物能够被溶解液溶解然后缓慢注射,静脉滴注给药至少需要 20 mL 溶解液。

【作用机制】

还原型谷胱甘肽是含有巯基(SH)的三肽类化合物,在人体内具有活化氧化还原系统,激活 SH 酶、解毒作用等重要生理活性。

本品参与体内三羧酸循环和糖代谢,促进体内产生高能量,起到辅酶作用。是甘油醛磷酸脱氢酶的辅基,又是乙二醛酶及磷酸丙糖脱氢酶的辅酶。本品能激活体内的 SH 酶等,促进碳水化合物,脂肪及蛋白质的代谢,以调节细胞膜的代谢过程。本品参与多种外源性,内源性有毒物质结合生成减毒物质。

【药代动力学】

小鼠肌注 5 h 达血液浓峰位,$t_{1/2}$约 24 h,在肝、肾、肌肉分布最多,人体药代动力学试验表明,还原型谷胱甘肽大部分存在于细胞中,仅有少量存在于细胞外表,血液中的谷胱肝肽主要来源于肝脏。静脉注射给药的还原型谷胱甘肽主要存在于血细胞中,而血浆中的谷胱甘肽在 γ-谷氨酰基转肽酶和 γ-谷氨酰基环转移酶作用下迅速降解。

【注意事项】

(1) 在医师的监护下,医院内使用本品。

(2) 注射前必须完全溶解,外观澄清、无色、溶解后的本品在室温下可保存 2 h,0~50℃保存 8 h。放在儿童不易触及的地方。

二、腺苷蛋氨酸

【安全性】

妊娠分级 A 级。本品可用于妊娠期和哺乳期。

【适应证】

适用于肝硬化前和肝硬化所致肝内胆汁瘀积。适用于妊娠期肝内胆汁瘀积。

【用法用量】

初始治疗:使用注射用丁二磺酸腺苷蛋氨酸,每天 500~1 000 mg,肌内或静脉注射,共两周。静脉注射必须非常缓慢。

维持治疗：使用丁二磺酸腺苷蛋氨酸肠溶片，每天 1 000～2 000 mg，口服。

【作用机制】

腺苷蛋氨酸是人体组织和体液中普遍存在的一种生理活性分子。它作为甲基供体（转甲基作用）和生理性巯基化合物（如半胱氨酸、牛磺酸、谷胱甘肽和辅酶 A 等）的前体（转巯基作用）参与体内重要的生化反应。在肝内，通过使质膜磷脂甲基化而调节肝脏细胞膜的流动性，而且通过转巯基反应可以促进解毒过程中硫化产物的合成。只要肝内腺苷蛋氨酸的生物利用度在正常范围内，这些反应就有助于防止肝内胆汁淤积。

现已发现，肝硬化时肝脏腺苷蛋氨酸的合成明显下降，这是因为腺苷蛋氨酸合成酶（催化必需氨基酸蛋氨酸向腺苷蛋氨酸转化）的活性显著下降（约 50%）所致。这种代谢障碍使蛋氨酸向腺苷蛋氨酸转化减少，因而削弱了防止胆汁淤积的正常生理过程。结果使肝硬化患者饮食中的蛋氨酸血浆清除率降低，并造成其代谢产物，特别是半胱氨酸、谷胱甘肽和牛磺酸利用度的下降。而且这种代谢障碍还造成高蛋氨酸血症，使发生肝性脑病的危险性增加。有研究证明体内蛋氨酸累积可导致其降解产物（如硫醇，甲硫醇）在血中的浓度升高，而这些降解产物在肝性脑病的发病机理中起重要作用。由于腺苷蛋氨酸可以使巯基化合物合成增加，但不增加血循环中蛋氨酸的浓度，给肝硬化患者补充腺苷蛋氨酸可以使一种在肝病时生物利用度降低的必需化合物恢复其内源性水平。

肝内胆汁淤积可能是急性和慢性肝病的并发症，而且不管它们的病因如何，这种并发症都可能发生。这是由于肝细胞分泌胆汁减少，因而本应随着胆汁被清除的物质在血液中聚积，特别是胆红素、胆盐和各种酶。肝内胆汁淤积临床表现为黄疸和（或）瘙痒，生化改变特点是血液中胆汁的成分（主要是总胆红素和结合胆红素、胆盐）和胆管酶（碱性磷酸酶和 γ-谷氨酰转移酶）升高。补充腺苷蛋氨酸可以消除因腺苷蛋氨酸合成酶活性降低而造成的代谢阻滞，恢复胆汁排泌的生理机制。事实上各种实验模型证明，腺苷蛋氨酸抗胆汁淤积的活性应归于：通过依赖腺苷蛋氨酸合成膜磷脂（降低胆固醇与磷脂的比例）恢复细胞膜的流动性；通过转巯基途径合成参与内源解毒过程的含硫化合物。

本品没有致突变作用，也不影响动物的生育能力。在整个孕期本品既不干扰动物胚胎的形成，也不影响胎仔的发育。

【药代动力学】

静脉注射本品在人体的药代动力学属于双指数型，分为两个阶段：一个阶段是迅速分布到各组织，另一个阶段是消除阶段，其半衰期大约为 90 min。口服后本品大约一半以原形从尿液排泄。肌内注射后本品几乎完全吸收（96%）：45 min 后腺苷蛋氨酸的血浆值达到最高水平。本品只有极少量与血浆蛋白结合。口服本品在肠道吸收，并使腺苷蛋氨酸的血浆浓度明显提高。用同位素方法进行动物实验表明，口服本品后促使肝脏甲基水平升高。此外还证实，口服本品通过内源性代谢途径（转甲基反应，转巯基反应，脱羧基反应等）被机体利用。

【注意事项】

（1）注射用冻干粉针须在临用前用所附溶剂溶解，静脉注射必须非常缓慢。

（2）请不要使用过期药品。请远离热源，若粉针由于储存不当而有微小裂口或暴露于热源，结晶由白色变为其他颜色时，应将本品连同整个包装去药房退换。

（3）对驾驶或操作机械的能力无影响。

（4）配伍禁忌：本品不应与碱性溶液或含钙溶液混合。

三、多烯磷脂酰胆碱

【安全性】

妊娠分级D级。注射液中含有苯甲醇，而因为苯甲醇可能穿过胎盘，孕妇应慎用本品。

【适应证】

各种类型的肝病，如：肝炎、慢性肝炎、肝坏死、肝硬化、肝昏迷（包括前驱肝昏迷）、脂肪肝（也见于糖尿病患者）。胆汁阻塞、中毒。预防胆结石复发。手术前后的治疗，尤其是肝胆手术。妊娠中毒，包括呕吐、银屑病、神经性皮炎、放射综合征。

【用法用量】

缓慢静脉注射或静脉输注。

（1）静脉注射：成人和青少年一般每天缓慢静注1～2安瓿，严重病例每天注射2～4安瓿。1次可同时注射2安瓿的量。只可使用澄清的溶液。不可与其他任何注射液混合注射。

（2）静脉输注：严重病例每天输注2～4安瓿。如需要，每天剂量可增加至6～8安瓿。

严禁用电解质溶液（生理氯化钠溶液，林格液等）稀释。若要配置静脉输液，只可用不含电解质的葡萄糖溶液稀释（如：5%、10%葡萄糖溶液；5%木糖醇溶液）。

若用其他输液配制，混合液pH不得低于7.5，配制好的溶液在输注过程中保持澄清。只可使用澄清的溶液。

在进行静脉注射或静脉输注治疗时，建议尽早口服多烯磷脂酰胆碱胶囊进行治疗。

【作用机制】

多烯磷脂酰胆碱注射液可提供高剂量多烯磷脂酰胆碱，这些多烯磷脂酰胆碱在化学结构上与内源性磷脂一致。它们主要进入肝细胞，并以完整的分子与肝细胞膜及细胞器膜相结合，另外，这些磷脂分子尚可分泌入胆汁。多烯磷脂酰胆碱注射液具有以下生理功能：通过直接影响膜结构使受损的肝功能和酶活力恢复正常；调节肝脏的能量平衡；促进肝组织再生；将中性脂肪和胆固醇转化成容易代谢的形式；稳定胆汁。

【药代动力学】

未见相关研究报告。

【注意事项】

（1）只可使用澄清的溶液。

（2）缓慢静脉注射。

（3）制剂中含有苯甲醇，新生儿和早产儿禁用。

（4）2～8℃贮存。

四、复方甘草酸苷

【安全性】

妊娠分级 D 级。孕妇及哺乳期妇女，应在权衡治疗利大于弊后慎重给药。

【适应证】

治疗慢性肝病，改善肝功能异常。可用于治疗湿疹、皮肤炎、荨麻疹。

【用法用量】

成人通常 qd 5～20 mL 静脉注射。可依年龄、症状适当增减。

慢性肝病 qd 40～60 mL 静脉注射或者静脉点滴。可依年龄、症状适当增减，增量时用药剂量限度为 1 天 100 mL。

【作用机制】

(1) 抗炎症作用：抗过敏作用：甘草酸苷具有抑制兔的局部过敏坏死反应(Arthus phenomenon)及抑制施瓦茨曼现象(Shwartzman phenomenon)等抗过敏作用。对皮质激素，有增强激素的抑制应激反应作用，拮抗激素的抗肉芽形成和胸腺萎缩作用。对激素的渗出作用无影响。

对花生四烯酸代谢酶的阻碍作用：甘草酸苷可以直接与花生四烯酸代谢途径的启动酶-磷脂酶 A2(phospholipase A2)结合以及与作用于花生四烯酸使其产生炎性介质的脂氧合酶(lipoxygenase)结合，选择性地阻碍这些酶的磷酸化而抑制其活化。

(2) 免疫调节作用：甘草酸苷在体外实验(*in vitro*)具有以下免疫调节作用：① 对 T 细胞活化的调节作用；② 对 γ 干扰素的诱导作用；③ 活化 NK 细胞作用；④ 促进胸腺外 T 细胞分化作用。

(3) 对实验性肝细胞损伤的抑制作用：在体外初代培养的大白鼠肝细胞系，甘草酸苷有抑制由四氯化碳所致的肝细胞损伤作用。

(4) 肝细胞增殖促进作用：甘草酸苷和甘草次酸对大鼠初代培养肝细胞体外实验显示有对肝细胞增殖的促进作用。

(5) 抑制病毒增殖和对病毒的灭活作用：在小白鼠 MHV(小白鼠肝炎病毒)感染实验中，给予甘草酸苷可延长其生存日数。在兔的牛痘病毒(Vaccinia virus)发痘阻止实验中，有阻止发痘作用；在体外实验中，也观察到了抑制疱疹病毒等的增殖作用，以及对病毒的灭活作用。

甘氨酸及盐酸半胱氨酸可以抑制或减轻由于大量长期使用甘草酸苷可能出现的电解质代谢异常所致的假性醛固酮症状。

【药代动力学】

血中浓度：健康成人静脉注射本品 40 mL(含甘草酸苷 80 mg)时，血中甘草酸苷浓度在给药 10 h 后迅速下降，以后呈逐渐减少。甘草酸苷加水分解物甘草次酸在给药后 6 h 出现，24 h 达高峰，48 h 后几乎完全消失。

尿中排泄：健康成人静脉注射本品时，尿中甘草酸苷含量随时间逐渐减少，27 h 的排泄量为给药量的 1.2%。6 h 后尿中出现甘草次酸，并在 22～27 h 后达高峰值。

【注意事项】

（1）慎重给药：对高龄患者应慎重给药（高龄患者低钾血症发生率高）。

（2）重要注意事项：① 为防止休克的出现，问诊要充分。② 事先准备急救用品，以便发生休克时能及时抢救。③ 给药后，需保持患者安静，并密切观察患者状态。④ 与含甘草的制剂并用时，由于本品亦为甘草酸苷制剂，容易出现假性醛固酮增多症，应予注意。

（3）给药时注意：用酒精棉消毒安瓿切口后，再切瓶口。静脉内给药时，应注意观察患者的状态，尽量缓慢速度给药。

（4）有报道口服甘草酸苷及含甘草的制剂时，可出现横纹肌溶解症。

第四节　糖皮质激素

产前肾上腺皮质激素（antenatal corticosteroids，ACS）治疗应用于有早产征兆或需要提前终止妊娠的患者，其次是母体本身疾病治疗需要。肾上腺皮质激素应禁用于临床已有宫内感染证据者，可应用于妊娠未满 34 周而 7 d 内有早产分娩可能者；或孕周＞34 周但临床证据证实胎肺未成熟者；或妊娠期糖尿病血糖控制不满意者。

目前国际常用 ACS 治疗方案是：用药方式以肌注为首选，不推荐口服和静脉注射。推荐多胎妊娠方案为地塞米松 5 mg 肌内注射 q8 h，连续 2 d，或倍他米松 12 mg 肌注 q12 h，连续 3 次。

对于存在全身性感染包括结核的孕妇应该禁用，如同时患有绒毛膜羊膜炎，使用 ACS 治疗前应充分评估风险利益比。对于胎膜早破不合并绒毛膜羊膜炎的孕 24～32 周孕妇可以考虑使用 ACS 治疗。合并孕前糖尿病或妊娠糖尿病的孕妇如考虑早产高风险或需要提前结束妊娠，可以使用一个疗程 ACS 治疗。但是需要密切监测以避免用药时的严重高血糖发生。基于目前的研究结果，无法明确多少剂量或疗程对于胎儿是安全的。

脓毒血症休克时很多患者会伴发危重症相关性皮质醇不足（critical illness-related corticosteroid insufficiency，CIRCI）：CIRCI 是一种前炎症状态，表现为皮质激素抵抗，其发生率与基础疾病及其严重程度和病程有关。部分学者认为在基础血皮质醇水平低于 150 mg/L 或给予促肾上腺皮质激素后皮质醇升高小于 90 mg/L 时可以静脉给予氢化可的松（200～300 mg/d，tid～qid）。但一个多中心随机对照研究发现，氢化可的松虽然可以加快休克纠正患者的休克纠正速度，但不能改善存活率。

理论上母体全身使用激素治疗可能导致胎儿下丘脑-垂体-肾上腺轴抑制，但目前缺乏临床实践或文献研究证据支持。建议接受大于泼尼松龙 7.5 mg/d 相当量的激素超过 2 周时，应在分娩前开始胃肠道给予氢化可的松 100 mg q6～8 h，维持至分娩完成。

原卫生部办公厅关于印发《糖皮质激素类药物临床应用指导原则》的通知卫办医政发〔2011〕23 号中指出"哺乳期妇女应用生理剂量或维持剂量的糖皮质激素对婴儿一般无明显不良影响。但若哺乳期妇女接受中等剂量、中程治疗方案的糖皮质激素时不应哺乳，以避免经乳汁分泌的糖皮质激素对婴儿造成不良影响"。泼尼松龙可以通过乳汁分泌，但是乳汁浓度仅为血浆浓度的 5%～25%，乳汁中泼尼松龙剂量低于口服或静脉剂量的

0.1%，给予哺乳期妇女20 mg qd或bid，对于婴儿的激素暴露量没有临床意义上的风险（表18-8）。

表18-8 常用糖皮质激素类药物

类别	药物	对糖皮质激素受体的亲和力	水盐代谢（比值）	糖代谢（比值）	抗炎作用（比值）	等效剂量（mg）	血浆半衰期（min）	作用持续时间（h）	FDA妊娠分级
短效	氢化可的松	1.00	1.0	1.0	1.0	20.00	90	8～12	C;D—如在妊娠早期用药
	可的松	0.01	0.8	0.8	0.8	25.00	30	8～12	C;D—如在妊娠早期用药
中效	泼尼松	0.05	0.8	4.0	3.5	5.00	60	12～36	C;D—如在妊娠早期用药
	泼尼松龙	2.20	0.8	4.0	4.0	5.00	200	12～36	C;D—如在妊娠早期用药
	甲泼尼龙	11.90	0.5	5.0	5.0	4.00	180	12～36	C;D—如在妊娠早期用药
	曲安西龙	1.90	0	5.0	5.0	4.00	>200	12～36	C;D—如在妊娠早期用药
长效	地塞米松	7.10	0	20.0～30.0	30.0	0.75	100～300	36～54	C;D—如在妊娠早期用药
	倍他米松	5.40	0	20.0～30.0	25.0～35.0	0.60	100～300	36～54	C;D—如在妊娠早期用药

注：表中水盐代谢、糖代谢、抗炎作用的比值均以氢化可的松为1计；等效剂量以氢化可的松为标准计。

第五节 低分子肝素在产科中的应用

低分子肝素(low molecular weight heparin, LMWH)是20世纪70年代发展起来的新型抗凝药物，与肝素相比，低分子肝素在出血、血小板减少、骨质疏松等方面的副反应明显减少，且半衰期长，作用持久，无须监测出凝血指标和血小板，安全性更好，因此逐渐取代肝素。目前，LMWH已广泛用于临床预防和治疗肾静脉血栓、肺栓塞、不稳定型心绞痛和弥散性血管内凝血等。近年LMWH在产科领域的应用也在增加，已有LMWH治疗重度子痫前期、习惯性流产、FGR和ICP的报道，提高了临床疗效。DIC是产科大出血、胎盘早剥、羊水栓塞等严重产科并发症的最危重结局，合理应用LMWH是抢救DIC成功与否的关键。

LMWH是由普通肝素(unfractionated heparin, UH)通过化学或酶解聚方法获得的肝素组分与片段，临床已使用的有达肝素钠、那屈肝素钙、依诺肝素钠、舍托肝素钠、亭扎肝素钠、瑞肝素钠等品种，其相对分子质量为4 500～6 000 Da。UH与ATⅢ结合后可同时抑制凝血酶和FⅩa；然而LMWH与ATⅢ结合后不能同时结合凝血酶，因此不能加强ATⅢ抗凝血酶的作用，所以主要保留了抗FⅩa的作用，可使ATⅢ阻断凝血因子Ⅹa(FⅩa)的作用加强1 000倍。此外，LMWH具有分子量较低和多糖链长度较短的特点，在保持抗凝血活性的能力的同时，因其结合于细胞表面(如巨噬细胞、内皮细胞、血小板和成骨细胞)和血浆蛋白的能力较低，所以具有生物利用度高、血浆半衰期长、出血倾向较少、血小板减少和骨质疏松可能性较低的优点，因而在临床应用中可每日一次或两次皮下给药，对多数患者无须实验室监测。表 18－9 为 UH 与 LMWH 的药物动力学与临床药理学区别。

表 18－9　UH 与 LMWH 的药物动力学与临床药理学区别

UH	LMWH
主要抑制凝血酶(Ⅱa)	主要抑制因子Ⅹa，部分抑制Ⅱa
主要用于体外循环抗凝，被鱼精蛋白拮抗	不用于体外循环抗凝，不易被鱼精蛋白拮抗
可被肝素酶、血小板第 4 因子、其他血浆蛋白和内皮细胞中和	可被肝素酶中和，不易与内皮细胞结合
皮下注射生物利用度 30%	皮下注射生物利用度 90%
剂量-效应(dose-effect)反应不佳	剂量-效应反应尚可
常可导致肝指数暂时性升高	可能引发肝指数暂时性升高
可增加血管通透性	较少增加血管通透性
血小板活化增强，与 von Willebrand 因子结合较强	较少活化血小板，较不易与 von Willebrand 因子结合，对血小板功能的影响小
常会引起血小板减少症	较少诱发血小板减少症

(一) LMWH 在重度子痫前期的应用

近年的研究认为，血管内皮损伤导致促凝因子和抗凝因子的平衡失调，出现血液高凝状态，血管内微血栓形成是重度子痫前期发病的机理之一。研究表明，重度子痫前期阶段往往伴有凝血功能障碍，而抗凝治疗在国内外多项研究中都证明能改善重度子痫前期患者母婴的结局。

1. 孕期应用 LMWH 的安全性　LMWH 没有胎儿毒性及致畸性，美国食品与药品管理局(FDA)将其定为 B 类药物，普通肝素则为 C 类药物。Ensom 等分析数个研究证实，LMWH 在妊娠期、分娩期用于预防血栓是安全、有效的，LMWH 不通过胎盘，也不分泌于乳汁。

2. LMWH 治疗重度子痫前期的理论依据

(1) LMWH 有抗凝、抗血栓、增强纤溶活性的作用：妊娠期血液处于高凝状态，正常妊娠晚期妇女有高凝倾向，而子痫前期患者有明显血栓前状态，容易引起止血、凝血、抗凝和纤溶系统功能失调或障碍，这为用抗凝剂预防及治疗子痫前期的发生提供了依据。但多数学者认为，LMWH 用于子痫前期的治疗并非治本，而是对症治疗，以改善全身脏器血液循环而达恢复各受累脏器：肾脏、心脏、大脑、胎盘等器官功能的目的。

(2) LMWH 改善子宫胎盘循环、围产儿预后：LMWH 降低脐血流阻力，促进胎儿生长发育的机制是：① 与抗凝血酶Ⅲ结合形成复合物，阻断凝血连锁反应；② 抑制血小板凝聚并促使血管内释放内源性氨基酸糖醛酸和组织型纤溶酶原；③ 恢复受损内皮细胞表面的负电荷起保护血管内皮细胞的作用，降低血液黏度；④ 灭活血管紧张素和血管活性物质并抑制由它们介导的血管收缩；⑤ 有胰岛素样生长因子－1 生物活性转变成游离型，促进胎儿发育的作用。

(3) LMWH 补充内源性肝素的不足：正常人体内肝素与肝素酶处于动态平衡状态，妊娠期胎盘产生大量的肝素酶，使血液呈高凝状态。研究表明，子痫前期患者胎盘滋养细胞的肝素酶表达增强；血清中的基础肝素水平及抗凝活性比正常孕妇下降 50%。LMWH 可以补充内源性肝素的不足，拮抗肝素酶的作用，从而治疗子痫前期。

(4) LMWH 保护肾脏、减少尿蛋白：LMWH 有早期抑制肾小球肥大、基底膜增厚的作用，对子痫前期大鼠的肾脏损伤有一定的保护作用，可显著降低尿蛋白，这与 LMWH 下调细胞增殖相关的细胞外信号调节激酶(ERK)有关。LMWH 可抑制肾小球系膜细胞和内皮细胞增殖，减少尿蛋白的排出，促进肾病综合征的早期缓解。肾小球滤过屏障由内向外分为 3 层：多孔的血管内皮细胞，网状结构的肾小球基底膜(GBM)及脏层上皮细胞足突间的裂孔隔膜。电镜下 GBM 厚约 100 nm，分为内、外疏松层和中间的致密层。它由 N 型胶原、层黏蛋白、巢蛋白及硫酸肝素蛋白聚糖等物质组成。硫酸肝素(heparin sulfate，HS)是硫酸肝素蛋白聚糖的侧链，主要功能是发挥电荷屏障作用，此外，它还是机械屏障的组成成分。蛋白尿的发生与 HS 减少有关。LMWH 保护肾脏、降低尿蛋白的机制是：其本身具有大量阴电荷能改善基底膜电荷屏障的损伤，减少白蛋白漏出；直接与肾小球基底膜的肝素受体结合，替代 HS，维持 GBM 的完整性；促进肾小球细胞产生内源性 HS 的合成。

(5) LMWH 有降压、利尿和消肿作用：LMWH 能结合并灭活血管紧张素和血管活性物质，并抑制由它们介导的血管收缩，从而起到降压作用，增加脏器的灌流量；同时具有抗醛固酮和增加肾小球滤过率的作用，利尿消肿。LMWH 能利尿消肿还与其本身带负电荷，能减少肾脏白蛋白的滤过有关。

3. *重度子痫前期治疗中 LMWH 的临床应用* 第六次美国临床药师会(ACCP)发表了孕期抗凝药物应用指南：在抗血栓及治疗深静脉血栓时 LMWH 推荐剂量见表 18－10。

表 18－10 LMWH 的推荐剂量

LMWH	预防剂量	治疗剂量
依诺肝素	40 mg/d	1.0 mg/kg 一天两次或 1.5 mg/kg 一天一次
达肝素钠	2 500 (5 000)抗 Ⅹa 单位/d	200 units/kg 一天一次
抑曲肝素钠		200 units/kg 一天一次
亭扎肝素		175 units/kg 一天一次

目前国外用 LMWH 治疗重度子痫前期的剂量与持续时间国外尚无统一的标准，可用上表推荐的剂量。此外，由于 LMWH 通过肾脏代谢，严重肾功能不全者使用 LMWH，应测定抗Ⅹa 因子活性，避免出血增加。有学者认为，由于血浆 FⅩa 活性与 LMWH 有良好的量效关系，治疗时可监测血浆 FⅩa 活性并根据患者的体重调整治疗剂量，以取得理想的治疗效果。

(二) LMWH 在预防和治疗胎儿生长受限中的作用

胎儿生长受限(fetal growth restriction，FGR)是严重危害胎儿生存质量的产科并发症之一，积极预防和减少 FGR 的发生对改善围生儿预后，提高人口素质具有重要意义。目前临床上常用补充营养物质如氨基酸、脂肪乳及右旋糖酐加丹参等促进细胞代谢，改善微循环的方法治疗 FGR，虽在一定程度上有利于维持胎盘功能，但部分患者治疗后并无改善。近年研究表明，FGR 患者血液的高凝状态及胎盘局部梗死与 FGR 的发生密切相关；而 LMWH 能改善血液高凝状态、降低血液黏滞度，减少血管阻力，改善胎盘血供，促进胎儿生长发育；并且 LMWH 不通过胎盘屏障，无致畸作用，对母儿较安全，从而利用 LMWH 治疗 FGR 成为可能。

1. FGR 病理生理变化　第 2 次绒毛滋养细胞迁移未完成，是发生 FGR 的重要病理生理变化之一。

2. 凝血机制异常　胎儿生长受限时，通过电镜可观察到螺旋小动脉末端在进入绒毛间隙前有血管硬化和纤维沉着及血栓形成，造成血管部分或完全阻塞，致使子宫-胎盘间血液循环不足。研究表明，FGR 孕妇血小板计数高于正常孕妇，而其血小板寿命短于正常妊娠孕妇。因此认为，血小板计数、血小板寿命测定及降解产物（FDP）增高，可作为因螺旋动脉栓塞而导致子宫-胎盘间隙血液循环不足的指标。同时，FGR 孕妇血中凝血酶-抗凝血酶复合物，组织纤维蛋白溶酶原活化剂水平升高，纤维蛋白溶酶原活化抑制剂水平较正常低，表明 FGR 孕妇凝血系统部分激活，处于高凝高纤溶相互代偿的状态。

3. 胎盘功能异常　FGR 时，胎盘功能减退，镜检可见胎盘绒毛内血管床减少，间质纤维增加，绒毛间血栓，胎盘梗死等一系列胎盘老化现象，子宫-胎盘供血不足，导致物质转换能力下降。胎盘组织化学研究表明，绒毛上皮细胞质 RNA 及绒毛间基质酸性黏多糖体含量低于正常妊娠的胎盘值，蛋白合成功能障碍，间质基质物质通过受到障碍及绒毛间质血管间物质转运受阻，造成胎儿缺血缺氧，新陈代谢减慢，生长障碍。

4. 胎盘酶活性降低　正常妊娠时，胎盘中许多酶代谢极为活跃，其活性比肝酶强。一旦发生 FGR，胎盘中的调节酶活性明显下降（如丙酮酸激酶、葡萄糖-磷酸脱氢酶、磷酸葡萄糖醛酸脱氢酶、磷酸烯丙酸羟化酶等），胎盘老化，糖原合成酶及分解酶减少，使绒毛主动转运功能减退，蛋白合成受阻，影响胎儿生长发育。从而造成子宫-胎盘供血不足，导致营养物质转换能力下降，供给胎儿的营养物质减少，影响胎儿生长发育。越来越多的证据表明，凝血机制异常与 FGR 的发生密切相关。

5. LMWH 治疗 FGR 可能的作用机制

（1）与抗凝血酶Ⅲ结合形成复合物，抑制 FⅡa、激肽释放酶、FⅫa、FⅪa、FⅨa、FⅩa 等，阻断内源性凝血连锁反应，对 FⅡa、FⅩa 的抑制作用尤强。

（2）抑制血小板凝聚，并促使血管内释放内源性氨基酸糖醛酸和组织型纤溶酶原。

（3）恢复受损内皮细胞表面的负电荷起到保护血管内皮细胞的作用，降低血液黏度。

（4）增强血细胞表面负电荷，防止血细胞聚集，降低血脂。

（5）结合并灭活血管紧张素和血管活性物质，并抑制由它们介导的血管收缩。

（6）具有抗醛固酮作用，增加肾小球滤过率。

（7）有胰岛素样生长因子 21 生物活性转变成游离型，促进胎儿发育的作用。

6. LMWH 预防和治疗 FGR

（1）LMWH 预防 FGR：Naghmeh Riyazi 等研究了 276 例有妊娠期高血压病史或 FGR 史，再次妊娠有血栓形成倾向的患者，发现 LMWH 联合小剂量阿司匹林能显著改善妊娠结局，防止 FGR 发生。其具体用法是：小剂量阿司匹林（80 mg）加皮下注射

LMWH 7 500 U qd。LMWH 从证实有生机儿起开始用，直至产后 3 周停药；阿司匹林从孕 10～12 周起开始用，到孕 36 周停药。

(2) LMWH 治疗 FGR：治疗时间越早越好，最好在孕 30～32 周时开始，孕 36 周后开始治疗效果差。

治疗方案：在常规侧卧位休息及加强营养、吸氧、补充微量元素的基础上，提倡小剂量、短疗程(7～10 d)、间歇性用药；具体用法：皮下注射 LMWH 0.2～0.4 mL(5 000～10 000 U) qd 10 d 为 1 个疗程，每个疗程结束后休息 1 周，再继续下一疗程。同时加强护理宣教、避免意外创伤，术前或产前 4～6 h 停药，产后 12～24 h 方可用药。但 LMWH 不能与右旋糖酐配伍，以免降低药效。此外，肝、肾功能衰竭、严重高血压、消化道溃疡或出血倾向、高血钾倾向、正在服抗凝剂如阿司匹林者应慎用。

(三) LMWH 在产科 DIC 中的应用

1. 产科 DIC 的病理生理学特点与分类　弥漫性血管内凝血(disseminated intravascular coagulation, DIC)是以血液凝血-抗凝血与纤溶-抗纤溶失衡为病理特征的临床血栓-出血综合征。DIC 是多种基础性疾病导致的内、外源性凝血系统激活、抗凝系统和纤溶系统的调节障碍；病情进展到一定程度，毛细血管和小血管内广泛微血栓形成，血管内纤维蛋白沉积和继发性纤维蛋白溶解亢进；在病情的终末阶段出现广泛出血、休克和微循环障碍导致的器官功能衰竭。近年国际血栓与止血学会(ISTH)将 DIC 分为非显性 DIC(止血机制处于代偿状态)和显性 DIC(止血机制失代偿，即临床典型的 DIC)两类，这种分类方法已获得普遍认同并在临床实践中逐步推广。

产科是 DIC 的高发科，多种未受控制的产科并发症(胎盘早剥、死胎综合征、羊水栓塞、子痫前期、严重的产科出血)和合并症(妊娠合并重症感染、肝病)可最终导致产科 DIC，进而造成孕产妇和围生儿的不良预后。

2. LMWH 在产科 DIC 中应用的探讨　由于病因的异质性、病理生理过程的复杂性和伦理学因素，不可能对各种治疗方法进行真正意义上的临床随机对照试验，因此目前尚无具体指导产科救治 DIC 的临床指南。Bakhshi 等及 Cunningnam 等针对发病特点和阶段进行综合治疗是提高产科 DIC 存活率的关键。主要措施包括：① 及时处理原发病；② 合理补充血容量；③ 抗凝治疗；④ 抗纤溶治疗；⑤ 凝血因子和血小板的替代治疗；⑥ 重要器官的支持治疗和功能保护。其中，在 DIC 高凝期阶段实施抗凝治疗，有利于终止微血管内广泛血栓的形成，进而提高器官灌注量和氧供，在疾病的早期阶段切断其发展通路。该治疗策略符合 DIC 病理生理学的特点和规律，获得了广大学者的高度重视，在临床实践中也积累了一定的经验。

近年，对 LMWH 抗 DIC 的机制研究不断深入，其机制包括：① 与 ATⅢ结合，增强 ATⅢ对丝氨酸蛋白酶的灭活作用；② 刺激内皮细胞(VEC)释放组织因子途径抑制物，抑制组织因子途径；③ 刺激 VEC 释放组织型纤溶酶原激活物，促进纤溶活性；④ 抑制单核细胞的肿瘤细胞坏死因子和组织因子表达。因此，LMWH 抗 DIC 可能有综合效应，不仅包括抗凝作用，而且可能与促纤溶和抑制炎症反应密切相关。

根据产科 DIC 的病因学特点，多数学者不主张并存胎盘早剥、大量出血和严重感染时使用肝素类药物；死胎综合征和子痫前期并发的 DIC 则进展往往较为缓慢，多伴有明显的微血管血栓形成，似为肝素类药物(尤其是LMWH)的较好适应证，但也应谨慎使用；由于羊水栓塞并发的DIC往往病情发展迅速，很快进入纤溶亢进状态，故一般不单独使用肝素，必要时可在补充凝血因子和全血的基础上用药。

3. 使用方法　参照UH用于DIC的经验，LMWH似乎在DIC高凝期应用较为恰当。目前比较一致的看法认为肝素抗凝血疗法的要点是“尽早应用、适可而止”。早期应用小剂量[75 U/(kg・d)]LMWH不但能阻断DIC的发展，而且有免疫调节作用，可以取得良好效果；病情得到控制、出血明显减少即可逐渐停药，用药一般不超过5 d。除少数研究外，多数学者均用皮下注射作为LMWH的给药途径，每天给药1～2次。目前，尚未见到LMWH与其他药物配伍治疗产科DIC的大样本临床试验结果。目前尚无针对围分娩期接受LMWH治疗孕产妇的详细研究结果。一般认为，应在分娩前6～12 h停药；如果治疗过程中突然临产或需要手术结束妊娠，可立即停药并用鱼精蛋白对抗。早在1998年，美国药品与食品管理局(FDA)就已发出警告，用药期间可能进行腰麻/硬膜外麻醉的患者，临床医师必须与麻醉师充分讨论，制定合理的用药和停药方案。对于需要行麻醉的孕产妇，美国局部麻醉协会颁布了下述指南：如果皮下注射LMWH，可以进行椎管内神经阻滞，但应考虑在操作完成后进行。使用LMWH的患者，椎管内穿刺应在上次应用LMWH后10～12 h，术中恢复使用至少应在置管2 h后；如果操作时曾反复穿刺或出血，应推迟24 h恢复使用LMWH；拔出硬膜外导管应在上次使用LMWH10～12 h后，恢复使用至少应在拔管2 h后。如果椎管内阻滞较其他麻醉方式更适合此类患者，应考虑使用单次蛛网膜下腔阻滞，术后密切监测神经系统功能。

4. LMWH使用的监测、副反应与对策　LMWH的各种制品因分子量、血浆清除率、剂量、用法及临床疗效和安全性不同，彼此间应视为明显不同的制剂，不可混用。尽管多数患者应用LMWH时无须实验室监测，但也有部分学者认为，妊娠妇女仍应考虑进行专门的抗FⅩa活性检测，这是因为妊娠期间全血容量增大，而肾血浆清除率增高；产科DIC患者合并肾功能不全可能导致药物积聚。因此，妊娠和继发肾功能不全患者使用LMWH时要监测血浆抗Ⅹa活性。其中，治疗作用所需抗Ⅹa活性为(0.3～1.0 U/mL)，预防作用所需抗Ⅹa活性为(0.1～0.4 U/mL)。测定活化部分凝血酶原时间无助于监测LMWH的抗凝血功能。LMWH的最主要副反应是出血、药物过敏和罕见的血小板减少症。① 出血：观察皮肤黏膜出血点、瘀斑、穿刺点出血情况，以及阴道流血变化，必要时应用鱼精蛋白对抗(0.6 mL鱼精蛋白中和0.1 mL LMWH)；② 药物过敏：详细询问药物过敏史，应用时注意不适主诉，必要时换用与前次来源不同的LMWH；③ 血小板减少症：尽管少见，仍有可能在用药5～8 d后发生，故在用药的第1个月定期复查血小板计数。

5. 安全性和副反应　美国FDA将肝素定为B类药，肝素和LMWH均不能通过胎盘，目前未发现它有致畸作用，也未观察到用肝素治疗后新生儿异常的情况。经过近20年的临床实践表明，只要掌握好应用指征及使用方法，小剂量LMWH治疗FGR较为安全。肝素的主要副反应是出血，但LMWH对血小板功能和血小板黏附性的影响较小，因而不延长凝血时间，很少出现普通肝素治疗过程中引发的凝血异常、血小板减少症及骨质疏松等并发症。同时LMWH还有与血浆蛋白非特异性结合力低，半衰期长，生物利用度高等优点。如果患者有与肝素相关的血小板减少症病史，用LMWH治疗期间应定期监测血小板计数，若血小板计数至正常值的30%～50%，应立即停药。若发生出血，可用等量鱼精蛋白对抗，0.6 mL鱼精蛋白中和大约0.1 mL LMWH。

参考文献

1. ACOG. Use of Prophylactic Antibiotics in Labor and Delivery. Practice Bulletin, 2011;117: 1475.
2. 陈新谦，金有豫，汤光. 新编药物学. 第17版. 北京：人民卫生出版社，2011.
3. 卫生部合理用药专家委员会. 中国医师药师临床用药指南. 重庆：重庆出版社，2009.
4. 《中国国家处方集》编委会. 中国国家处方集. 北京：人民军医出版社，2010.
5. 中华医学会妇产科分会妊娠期高血压疾病学组. 妊娠期高血压疾病诊治指南. 中华妇产科杂志，2012，47(6).
6. 樊庆泊，盖铭英. 围产期降压和镇静药物的选择. 实用妇产科杂志，2002，18(3).
7. 中国医师协会高血压专业委员会. 妊娠期高血压疾病血压管理中国专家共识. 中华高血压杂志，2012，20(11).
8. Report of the national high blood pressure education program working group on high blood pressure in pregnancy. Am Jobstet Gynecol, 2000, 183(1): S1 - S22.
9. 蒋式时，邵守进，陶如风. 妊娠期哺乳期用药. 第2版. 北京：人民卫生出版社，2010.
10. 王荥，常青. 妊娠期药物使用管理. 实用妇产科杂志，2012，28(2)：89 - 90.
11. 郑亮. 妊娠期合理用药. 临床合理用药杂志，2011，9.
12. 陈新谦，金有豫，汤光. 新编药物学. 第17版. 北京：人民卫生出版社，2011.
13. 中华医学会. 临床诊疗指南-妇产科学分册，2011.
14. 王庆林，程友斌. 2010年版《中华人民共和国药典》妊娠禁忌相关中成药品种变化统计与分析. 中国中医药信息杂志，2011(10)：100 - 102.
15. 戴钟英. 妊娠期用药FDA五级分类法. 中国实用妇科与产科杂志，2004(6)：60 - 61.
16. 戴钟英. 妊娠期用药的基本原则. 实用妇产科杂志，2007(10)：581 - 582.
17. Mahutte NG, Murphy-Kaulbeck L, Le Q, Solomon J, Benjamin A, Boyd ME. Obstetric admissions to the intensive care unit. Obstet Gynecol, 1999, 94(2): 263 - 266.
18. Madan I, P uri I, Jain NJ, Grotegut C, Nelson D, Dandolu V. Characteristics of obstetric intensive care unit admissions in New Jersey. J Matern Fetal Neonatal Med, 2009, 22(9): 785 - 790.
19. Hazelgrove JF, Price C, Pappachan VJ, Smith GB. Multicenter study of obstetric admissions to 14 intensive care units in southern England. Crit Care Med, 2001, 29(4): 770 - 775.
20. Honiden S, Abdel-Razeq SS, Siegel MD. The Management of the Critically Ill Journal of Intensive Care Medicine Obstetric Patient. J Intensive Care Med, 2011, (00): 1 - 14.
21. Liggens GC, Howie RN. A controlled trial of antepartum glucocorticoid treatment for prevention of the respiratory distress syndrome in premature infant. Pediatrics, 1972, 50: 515 - 525.
22. Roberts D, Dalziel SR. Antenatal corticosteroids for accelerating fetal lung maturation for women at risk of preterm birth. Cochrane Database Syst Rev, 2006, 3: CD004454.
23. Guideline for the use of antenatal corticosteroids for fetal maturation. World Association of Perinatal Medicine (WAPM). 2007 aveilable from url: http: //www. wapm. info/Portals/0/recommendations_perinatal. pdf.
24. 廖华，曾蔚越. 产前皮质激素促胎肺成熟研究进展. 国际妇产科学杂志，2012，39(6)：578 - 582.
25. Xavier Miracle, Gian Carlo Di Renzo, Ann Stark et al. Guideline for the use of antenatal corticosteroids for fetal maturation. J Perinat Med, 2008, 36: 191 - 196.

26. Caroline A Crowther，Fariba Aghajafari，Lisa M Askie et al. Repeat prenatal corticosteroid prior to preterm birth：a systematic review and individual participant data meta-analysis for the PRECISE study group (prenatal repeat corticosteroid international IPD study group：assessing the effects using the best level of evidence) — study protocol Crowtheret al. Systematic Reviews，2012，1：12.

27. Antenatal Corticosteroids Revisited：Repeat Courses. NIH Consens Statement，August 17-18,2000 17(2)：1-10.

28. Honiden S，Abdel-Razeq SS，Siegel. The management of the critically ill obstetric patient. J Intensive Care Med. 2013，28(2)：93-106.

29. Walker ML. Critical Illness Related Corticosteroid Insufficiency in Trauma — A Review. J Trauma Treat，2012，1：139.

30. Munnur U，Bandi V，Guntupalli KK. Management Principles of the Critically Ill Obstetric Patient. Clin Chest Med，2011，32(1)：53-60.

31. Pharmacological management of asthma. Evidence table 4.19：Allergic bronchopulmonary aspergillosis. Edinburgh：SIGN，2002.

32. British Thoracic Society Scottish Intercollegiate Guidelines Network. British Guideline on the Management of Asthma. Thorax，2008，63 Suppl 4：iv1-121.